正畸早期矫治临床病例集萃

Clinical Cases in Early Orthodontic Treatment: An Atlas of When, How and Why to Treat

主　编　〔阿根廷〕Julia Harfin
　　　　〔　泰　〕Somchai Satravaha
　　　　〔巴　西〕Kurt Faltin Jr
主　审　金作林
主　译　武俊杰

世界图书出版公司

西安　北京　上海　广州

图书在版编目（CIP）数据

　　正畸早期矫治临床病例集萃 / （阿根廷）朱丽亚·哈芬（Julia Harfin），（泰）颂猜·萨特拉瓦哈（Somchai Satravaha），（巴西）小库尔特·法尔丁（Kurt Faltin Jr）主编；武俊杰主译 . — 西安：世界图书出版西安有限公司，2022.6
　　书名原文：Clinical Cases in Early Orthodontic Treatment：An Atlas of When, How and Why to Treat
　　ISBN 978-7-5192-7916-5

　　Ⅰ.①正… Ⅱ.①朱… ②颂… ③小… ④武… Ⅲ.①口腔正畸学 Ⅳ.① R783.5

　　中国版本图书馆 CIP 数据核字（2021）第 196466 号

First published in English under the title

Clinical Cases in Early Orthodontic Treatment: An Atlas of When, How and Why to Treat

edited by Julia Harfin, Somchai Satravaha, Kurt Faltin Jr, edition 1

Copyright © 2017 Springer International Publishing Switzerland

This edition has been translated and published under licence from Springer International Publishing AG, part of Springer Nature

书　　名	**正畸早期矫治临床病例集萃**
	ZHENGJI ZAOQI JIAOZHI LINCHUANG BINGLI JICUI
主　　编	［阿根廷］Julia Harfin　　［泰］Somchai Satravaha
	［巴　西］Kurt Faltin Jr
主　　译	武俊杰
责任编辑	马元怡
装帧设计	新纪元文化传播
出版发行	**世界图书出版西安有限公司**
地　　址	西安市锦业路 1 号都市之门 C 座
邮　　编	710065
电　　话	029-87214941　029-87233647（市场营销部）
	029-87234767（总编室）
网　　址	http://www.wpcxa.com
邮　　箱	xast@wpcxa.com
经　　销	新华书店
印　　刷	陕西金和印务有限公司
开　　本	889mm×1194mm　　1/16
印　　张	19.5
字　　数	390 千字
印　　次	2022 年 6 月第 1 次印刷
版　　次	2022 年 6 月第 1 版
版权登记	25-2018-111
国际书号	ISBN 978-7-5192-7916-5
定　　价	288.00 元

医学投稿　xastyx@163.com ‖ 029-87279745　029-87279675
☆如有印装错误，请寄回本公司更换☆

译者名单
Translators

主　审　金作林

主　译　武俊杰

译　者（按姓氏笔画排序）

王　帅　文　艺　刘　珂

刘宁宁　祁祎喆　许益蒙

李沐嘉　张　浩　胡晓宇

高　洁　郭长刚

原著作者
Editors

Julia Harfin

Lic Ana Delia Vassallo

Maria Florencia Mana

Kurt Faltin Jr

Somchai Satravaha

Jose Cortes Bedon

Elsa Pérez Ruiz

Ricardo D. Bennun

　　随着时代的进步和科技的迅猛发展，口腔正畸领域也发生了巨大的变化，儿童早期矫治受到广大口腔医生的重视。然而，目前开展早期矫治的医生水平参差不齐，学术界对于一些问题也仍有争议。同时，基层医生也希望能够了解、掌握一些早期矫治方面的知识，从而更好地为患儿们服务。因此，出版一本具备科学性、严谨性、可读性和实用性的有关早期矫治的专著就成为广大口腔医生的迫切需求。"他山之石，可以攻玉"，笔者有幸拜读了 Julia Harfin 等最新主编的 *Clinical Cases in Early Orthodontic Treatment: An Atlas of When, How and Why to Treat* 一书，深感欣喜。该书书名直译过来就是《早期矫治病例图谱——何时治疗、如何治疗及为何治疗》，为了简便起见，笔者将其译为《正畸早期矫治临床病例集萃》。

　　该书以典型病例为中心，详细讲述了语音治疗，肌功能训练，开殆的早期矫治，儿童牙周问题的早期治疗，扭转及埋伏中切牙的治疗，Ⅱ类、Ⅲ类错殆的早期治疗，横向问题的治疗，不对称畸形的治疗，儿童颞颌关节病的治疗，唇腭裂的多学科治疗以及早期矫治中有争议的问题。本书便于国内同行学习研讨，从而推动国内儿童早期矫治的健康发展。

　　本书的翻译主要由空军军医大学口腔医院正畸科的优秀青年学者团队完成，他们是张浩博士、文艺博士、高洁博士、郭长刚医生、胡晓宇医生、许益蒙医生、李沐嘉医生、王帅医生、刘珂医生、祁祎喆医生、刘宁宁医生。特别荣幸的是，中华口腔医学会口腔正畸专委会主任委员、空军军医大学口腔医院正畸科主任金作林教授在百忙中担任本书的主审。在此，笔者对他们的支持和巨大贡献表示衷心的感谢！

同时，还要衷心感谢世界图书出版公司西安有限公司马元怡编辑的辛勤付出！没有她严谨认真的工作，就没有本书的问世。

由于水平所限，翻译不妥之处请批评指正。

武俊杰

2022 年 2 月

目　录
Contents

第 1 章

概 述

Julia Harfin

本书的主要内容是儿童正畸的常见问题。

替牙期采用合适的阻断性治疗会使牙齿建立最佳的咬合或者使后续的治疗变得简单、简短（DiBiase，2002）。

毫无疑问的是，如果可以为患者带来额外的好处，那么早期治疗就是合理的。

本书主要回答了所有早期矫治临床病例中时机、方式和病因的问题。早期矫治的主要目标是功能和骨骼的矫治，而不仅仅是牙齿的矫正。

医生要明确诊断标准以及什么类型的病例应该早期矫治。只有这样，临床医生才能为每一位患者提供最有效的解决方案。一般情况下，在混合牙列期的早期进行第一阶段治疗，之后在恒牙列期开展第二阶段治疗。

虽然患儿生长时机及生长量很难预测，但生长方向是可以调控的（Sureh）。临床医生通过早期诊断和治疗来阻断某些问题的发展是很重要的。

部分病例只需要观察监控，待恒牙萌出后再行正畸治疗。医生必须以正确的诊断作为标准，在恒牙萌出之前进行功能和骨骼不协调的矫治。

早期混合牙列矫治的一个重要优势在于骨骼的生长改良。持不同观点的医生建议在第二磨牙萌出以后进行治疗（Behrents，2006），但此时生长改良已非常有限。

早期治疗的适应证包括Ⅱ类和Ⅲ类错𬌗，比如，面中部的发育不足、前牙和后牙的反𬌗（单侧和双侧）、由于牙齿的过早脱落造成的中线偏斜、严重的前牙开𬌗、咬至上腭的深覆𬌗、不良的吮指习惯、拥挤导致的恒牙异位等（Dugoni，1998）。

但不是每一种情况都是非黑即白的，每一位患者都是一个独特的个体。

例如，对于治疗Ⅱ类错𬌗的最佳时机是有争议的（Cozzani et al，2013）。一些临床医生提倡在混合牙列期或者乳牙列期开始第一阶段治疗，但是，也有其他的医生更倾向于在第二磨牙萌出后再进行治疗。

此外，预防性治疗的时机会受错𬌗的严重性、年龄以及患者成熟情况的影响。

由于没有一种通用的托槽和弓丝可以适用临床中每个诊断正确的患者。因此我们应该强调使用不同类型的托槽和弓丝治疗患者的重要性。

正畸医生应用最有效的方法做出精准的诊断并解决问题。对于因生物、功能、社会因素造成的不良咬合最好进行早期治疗。

后续的章节中会详述不同错𬌗畸形的治疗方法。

J. Harfin
Department of Orthodontics, Maimonides University,
Buenos Aires, Argentina
e-mail: harfinjulia@gmail.com

正畸医生必须非常清楚地理解青少年生长发育，这样才能制定更好的治疗计划。

由于颌面部生长发育的方向和速率的多样性，相同的正畸治疗在不同患者身上会有不同的反应。仅仅由生长的实际年龄作为开始治疗最佳时间的参考显然是不合适的，因为大多数的错𬌗畸形在混合牙列期的治疗原因是多方面的。

一般来说，纠正伴或不伴前牙反𬌗的错𬌗畸形的最佳治疗时间是混合牙列期。此时，治疗效果是可以预期的。

8~10岁的患者必须要进行全景X线片检查，来查看是否存在牙列发育不全、多生牙、囊肿及异形牙等。

最后一章的内容对最常见的争议做了深度的分析。

初始的病理状态、生长方向以及正常的功能性问题（如鼻呼吸和在休息位和吞咽时舌的位置）决定了治疗时机的重要性。

尽管骨性和牙性Ⅲ类在刚开始按照相似生物型进行治疗，但是长期治疗的结果却是完全不同的。

这位6岁患者的父母询问患者的最佳治疗时间，他们很乐意接受早期矫治，从而避免正颌手术。正面照证实了前牙区明显的反𬌗和反覆盖（图1.1a，b）。

从病因学的角度出发，他的两个姐姐尖磨牙均是Ⅰ类，但是他的2个堂兄弟是Ⅲ类，并且通过正颌手术进行了治疗。

牙齿的前侧面照显示下切牙与上颌的龈组织接触，并且在此之前由于不明原因，他只吃软食。

侧位X线片显示前牙反𬌗。Ricketts分析法显示正常的面突度，伴有上唇后缩和下唇前突。面轴增大为95°，前下面高较短为41°（图1.2a，b）。

真正的问题是开始矫治Ⅲ类错𬌗的最佳时机是什么时候，是立刻开始还是等到11~12岁或者18岁？

毫无疑问，前牙反𬌗及早纠正将有助于上颌正常生长发育以及改善软组织侧貌。

这是戴用功能矫治器26个月以后的结果（图1.3a，b）。反𬌗和覆盖得到了改善，中线也基本上对正了，完成了第一阶段的矫治目标。改善舌的位置同样很重要。

然而，最重要的问题是治疗结果是否会长期保持稳定。

这些是治疗9年后的照片。尽管在上尖牙区的牙龈有退缩，但是治疗结果维持的很好甚至较之前有所改善（图1.4a，b）。幸运的是，在这个独特的临床病例中，没必要进行下一阶段的治疗。

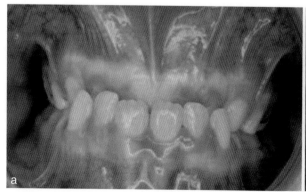
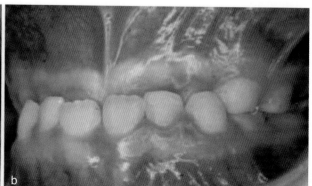

图1.1 正位（a）和侧位（b）初诊照片，出现明显的反𬌗

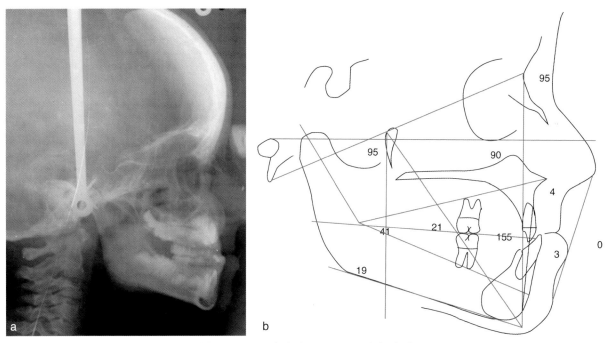

图 1.2　侧位片（a）和 Rickets 分析（b）

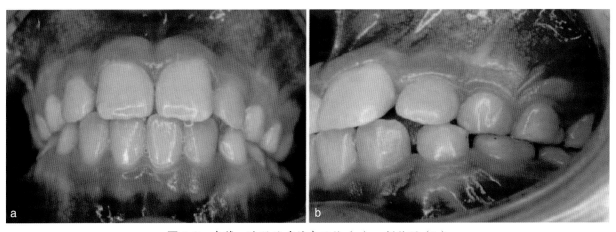

图 1.3　在第一阶段治疗结束正位（a）、侧位照（b）

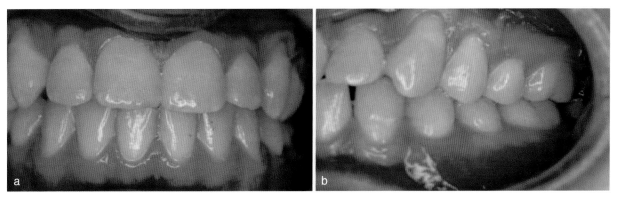

图 1.4　在治疗后随访到 9 岁，治疗结果保持良好。覆盖、覆𬌗和中线均改善

患者初诊时和9岁时微笑照的对比是最好的证据，说明在患者的童年和青春期治疗效果得到很好的维持（图1.5）。

综上所述，可以肯定的是，伴有前段反𬌗的年轻安氏Ⅲ类患者的治疗结果相比于伴有开𬌗的年轻安氏Ⅲ类患者的治疗效果要更稳定，如观察的第二个患者。

下面的病例和第一个病例明显不同。很明确的是，尽管早期矫治是必须的，但是生长的类型以及生长的方向导致的治疗结果不同。患者4岁9个月，口腔病史显示除了姐姐，她的父母都是骨性Ⅲ类。

正面像显示患者为明显的Ⅲ类关系，伴前牙区开𬌗，后牙区反𬌗。

由于舌的位置靠前下，下颌牙弓有明显的散隙（图1.6a，b）。纠正不良舌习惯是一件特别困难的事，需要患者和他们的父母共同努力。

虽然Ricketts分析法适用9岁以上患者，但该患者的侧位片提示有明显的牙性和骨性开𬌗，是开张生长型的Ⅲ类错𬌗。这种情况的长期预后最差。

笔者意识到Ⅲ类开𬌗的患者相比于Ⅲ类反𬌗更难治疗。使舌头在休息位和功能位时处于正常位置对于避免复发至关重要（图1.7a，b）。

真正的问题是，在这些Ⅲ类患者中，何时有可能改变下颌骨的生长方向，以及如何在早期知道下颌骨将如何发育。

对整体治疗和治疗后变化的评估证实，在第一阶段矫治是值得推荐的（Baccetti，Franchi，2006）。

这些是上颌快速扩弓配合面具治疗3年的结果。尽管大多数的治疗目标都实现，在第一阶段矫治结束后最好是深覆𬌗、深覆盖，但是患者和他们的父母由于个人的原因结束这一阶

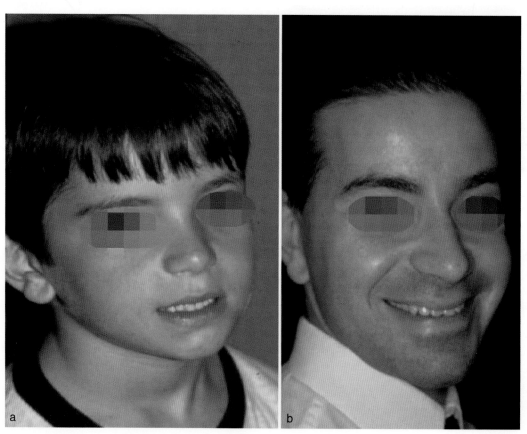

图1.5 治疗前（a）和治疗后（b）9年的微笑相对比

段的矫治，故而没能实现深覆𬌗。没有语音治疗的记录。

在第一阶段治疗结束后，后牙的反𬌗没有被完全解除，中线也没有对齐。上颌中切牙颜色的改变是外伤所致（图 1.8a，b）。

第一阶段治疗结束后的侧位 X 线片证实了临床结果（图 1.9a，b）。

患者 5 年后就诊，之前没有任何随访。父母承认由于一些私人原因，他们忽视了治疗，停止了患者的语音治疗，并且从来没有佩戴保持器，造成了完全出乎意料的结果。

临床照片清晰地显示患者骨性Ⅲ类的开𬌗更加严重（图 1.10a，b）。

侧位片和 Rickketts 分析法显示了骨性Ⅲ类开𬌗。治疗计划必须包含患者在 20 岁时候的正颌外科治疗（图 1.11a，b）。

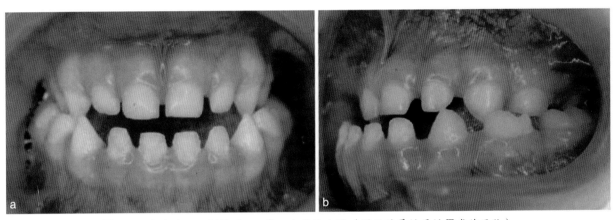

图 1.6　治疗前正、侧位照。4 岁 9 个月的女孩（明显的骨性牙性Ⅲ类伴开𬌗）

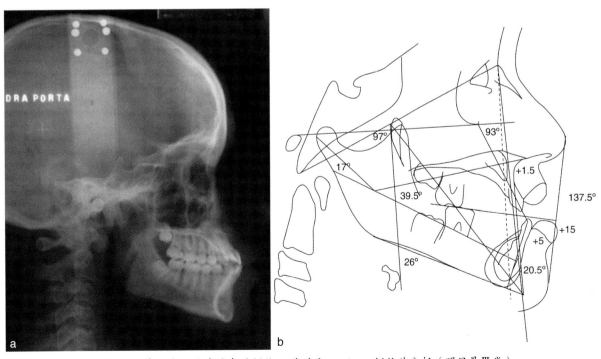

图 1.7　第一阶段治疗结束的侧位 X 线片和 Rickketts 侧位片分析（明显骨Ⅲ类）

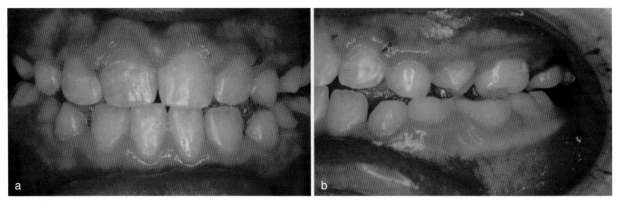

图 1.8 这一阶段治疗结束后的正位（a）、侧位照（b）

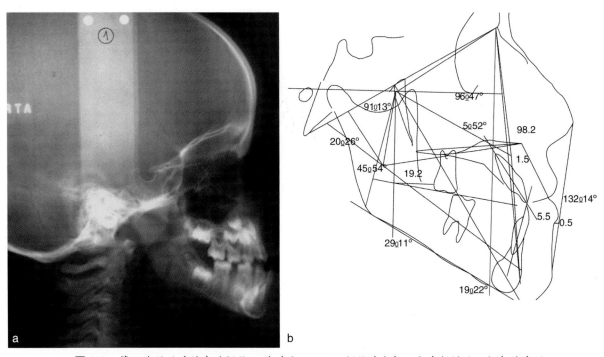

图 1.9 第一阶段治疗结束的侧位 X 线片和 Ricketts 侧位片分析。大多数矫治目标都被实现

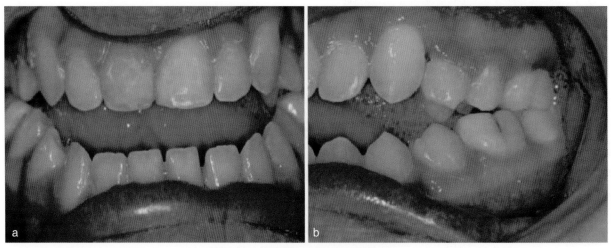

图 1.10 5 年无任何随访的前侧位照

这两个临床病例清楚地说明了功能正常化的重要性，表明引导正常的生长发育是在第一阶段治疗的目标之一。

相同的正畸治疗方案会在两个年轻Ⅲ类患者身上出现不同的反应，这是由于颅面部生长方向和生长速率的不同产生的。

当考虑生长方向和生长量时，医生就能做出基于综合诊断最佳治疗方案。

保持是很重要的，这取决于以下几个方面：面部生长型、生长方向、遗传以及习惯等。

图1.12中的患者应该尽早进行早期矫治，不仅是因为他的面型，而且是由于上颌切牙的位置和凸度。

第一阶段的矫治目标包括使上中切牙的位置和倾斜度正常，以避免在学校或者家里发生意外时产生牙齿或者牙槽骨的折断。同时，改善下唇的位置也是必要的（Franchi）。

同时还需要请耳鼻喉科医生会诊，确定患者是否存在口呼吸，从而改善患者的上唇短缩及纠正不良舌习惯。

真正的问题是伴有上前牙前突的患者，应该尽早开始矫治还是在恒牙期开始矫治，这个问题的答案因人而异。

上前牙前突的治疗的目标之一是避免上前牙的折断，因此需要尽早开始。

耳鼻喉科医生的会诊是最基本的，要让患者学会使用鼻子呼吸。

在为患者选择最好的治疗方案之前，医生有必要确定患者Ⅱ类错𬌗畸形的类型。

如果医生不知道错𬌗畸形的病因，就很难制定正确的个性化治疗方案。

功能性因素会促进下颌在三维方向的第三次生长。因此，在混合牙列的早期，纠正不良习惯是促进牙齿萌出到正常位置的基础。

为了完善诊断方案，患者因夜间打呼应该先去儿科就诊（图1.12）。该患者属于鼻唇角较锐的凸面型，上下唇很难闭合，有呼吸系统的问题，同时存在吮指和咬下唇的不良习惯。

为了制订最好的和最有效的治疗方案，医生必须考虑患者是前后向的问题还是横向的问题（Subtelny，2000）。最佳矫治方案的目标是限制上颌向前生长的同时刺激下颌正常生长。

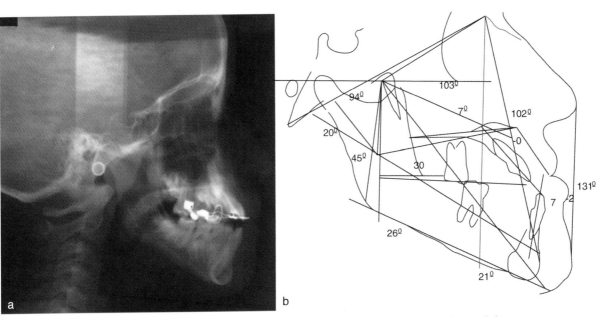

图1.11 5年后的侧位片（a）及Ricketts分析（b）（显示不利的生长方向）

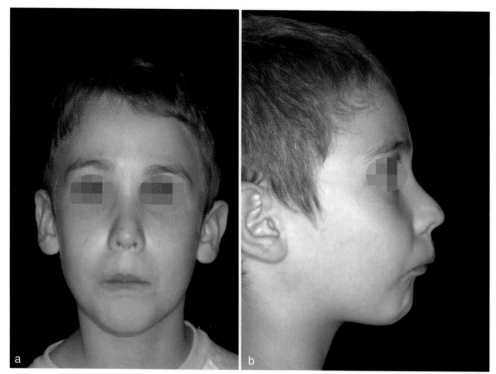

图 1.12　治疗前的正面（a）、侧面（b）照（闭口困难较明显）

功能性问题导致伴有下前牙舌倾的下颌骨后缩以及左下尖牙萌出间隙的缺失（图 1.13a，b）。

曲面断层片显示患者其他恒牙均有正常的萌出位置。侧位片显示上颌切牙向前移位。患者面中部的凸度是 9mm。上下中切牙夹角为 135°，面轴角为 85°（图 1.14a，b）。

统计结果表明，相比于青春期接受正畸治疗的患者，接受早期治疗的儿童前突的上前牙受损伤的概率降低了（Thiruvenkatachari et al，2014）。

为了使患者能正常鼻呼吸并且有一个良好的口唇肌的位置，可使用肌功能调节器进行矫治。

患者和他的母亲对于治疗的意愿都非常强烈，因为其他的医生建议在 18 周岁以后进行正颌外科手术来纠正错𬌗。

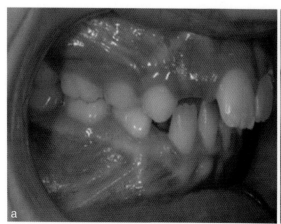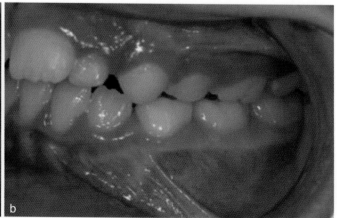

图 1.13　治疗前口内侧位照（舌侧倾斜的下切牙导致左下颌尖牙完全没有萌出间隙）

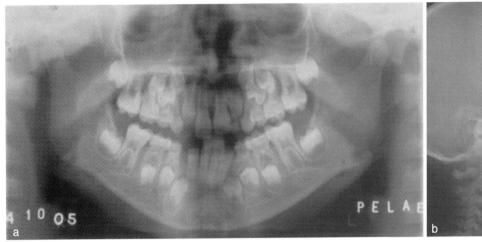
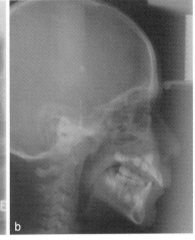

图 1.14　术前曲面断层片（a）和侧位片（b）（上颌切牙前部前凸）

患者每两个月进行一次复诊，第一年里每周需要进行两次语音治疗，随后就只需要每周一次。

建议患者白天 2h 以及整个晚上佩戴矫治器。

采用功能矫治器治疗 3 年后，患者建立正常的功能，并且重新获得了牙齿萌出的间隙（图 1.15a，b）。

患者在随后的 3 个月内，每天晚上都佩戴矫治器。在这个过程中没有进行托槽粘接，患者母亲证实患者打鼾的习惯消失。

患者的面型比预期改善明显。在整个第二阶段的治疗中，都没有粘接托槽。

自从患者的呼吸正常以后，他在学校和家里的行为都发生了改变（图 1.16a，b）。患者前牙的位置和面型均有明显的改善。

经过 6 个月的保持，治疗结果维持良好。切牙的位置正常，并且建立正常的覆𬌗、覆盖，牙龈线和𬌗平面平行（图 1.17a，b）。

尽管在开始治疗前下尖牙没有足够的间隙，但是侧面像显示尖牙正常萌出（图 1.18a，b）。

口颌肌功能可以促使上下颌牙弓形态正常。现在上下牙弓有足够空间使所有牙齿萌出（图 1.19a，b）。

为了保持矫治的效果，并且控制舌头的位置以及上下牙弓的正常宽度，需要使用一个新

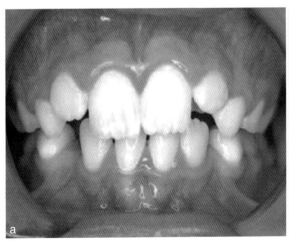
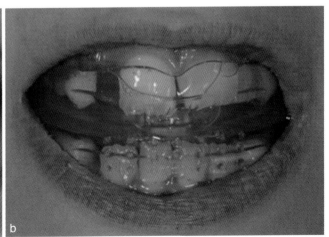

图 1.15　3 年后佩戴和不佩戴矫治器的正位像

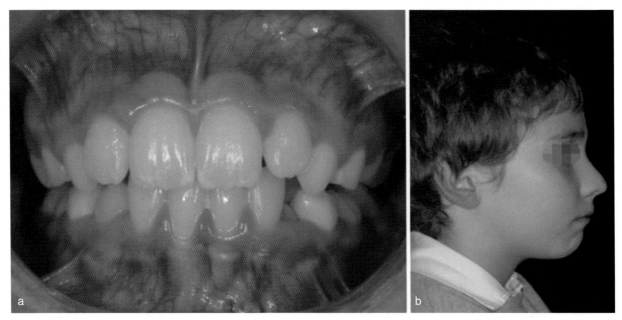

图 1.16　阶段正面𬌗关系和侧位照（前牙咬合和下唇的位置正常）

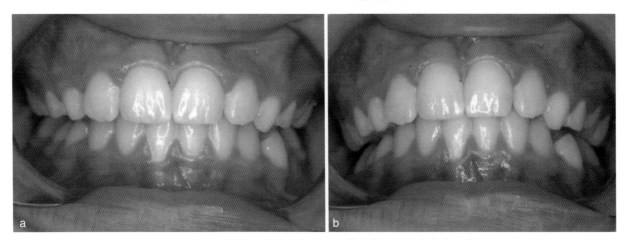

图 1.17　治疗 6 个月正面照（中线，深覆盖和深覆𬌗都基本正常）

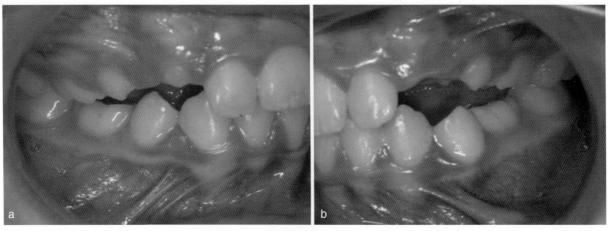

图 1.18　左右侧的𬌗关系。Ⅰ类磨牙关系被维持，左右侧尖牙有充足的萌出空间

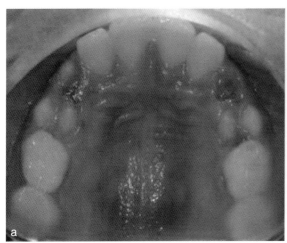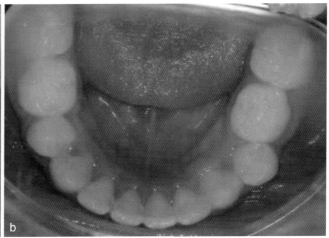

图 1.19 阶段殆面照（有正常的前后向和横向宽度）

的、精细的矫治器（图 1.20a，b）。

在分析这个患者的类型后，笔者发现早期混合牙列期是最佳矫治时间，并且非常可控有效。

最后的照片清楚地显示：不仅前牙位置正常，而且软组织也正常。此时患者没有任何肌肉张力，可以轻松闭嘴，而且鼻唇角也到了正常的角度（图 1.21a，b）。

在治疗 1 年后的正面照及殆面照发现，所有的牙齿都萌出到了正常的位置。尖牙和磨牙关系为 I 类，并且牙齿排列整齐。患者在整个治疗期间口腔卫生保持良好（图 1.22a，b）。

当功能恢复正常后，治疗前后两张照片的

对比是对结果最好的证明。上颌显示没有拔牙（图 1.23a，b），口颌系统功能的正常使患者鼻唇角的改变比预期的还要好。

这个临床病例明显的说明了两个或者三个阶段的治疗是非常有利的。达到患者要求的最好矫治效果，不管在哪个阶段，早期精准的诊断很重要，可以避免正颌外科治疗。

另一个需要早期进行治疗的错殆畸形是前牙的深覆殆，因为在治疗前中后以及治疗结束后的保持阶段，肌肉系统都扮演了重要的角色。矫正深覆殆的早期治疗方案被分为三个方面：压低前牙、伸长磨牙和两者都有。

为了设计最好的治疗计划，应该在休息位

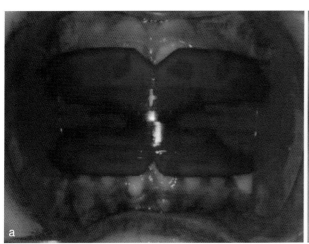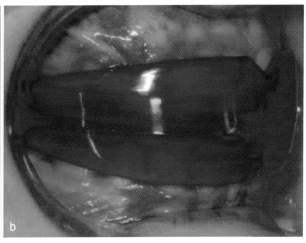

图 1.20 保持治疗效果的第二阶段

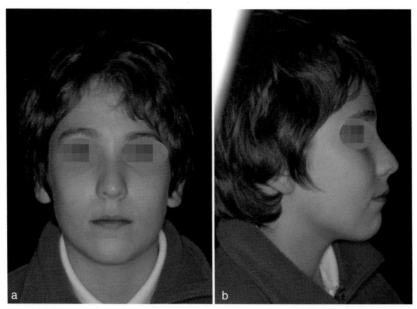

图 1.21　矫治后的正侧位照（闭唇没有肌张力，鼻唇角完全正常）

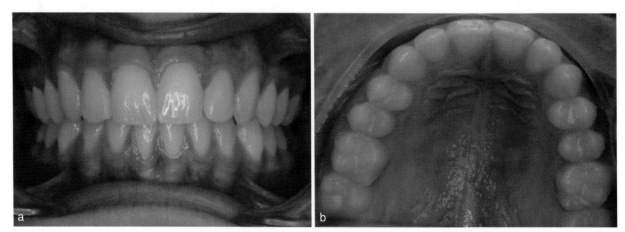

图 1.22　治疗 1 年后的正位及上颌照（照片显示口腔卫生较好，中线、覆𬌗、覆盖保持良好）

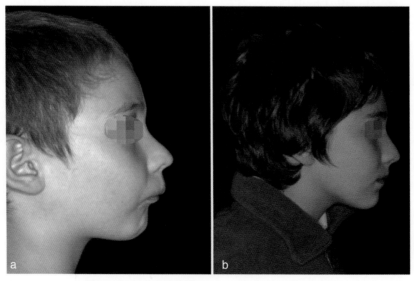

图 1.23　对比治疗前（a）、后（b）的侧位照

和功能位时分析微笑的位置。上颌切牙在微笑时的位置决定了上颌切牙是否需要压低。

下文的病例中，患者9岁6个月。患者母亲是一位知名的儿科医生，据家长讲述患者从来没有使用活动的功能矫治器来矫治前牙深覆𬌗。

正面照及侧位片中显示中切牙100%的深覆𬌗。上下中线对正，上颌左侧切牙相比于右侧伸长。下前面高明显减小（41°）（图1.24a，b）。

侧面照显示明显的深覆𬌗以及舌倾的上切牙。上下颌的第一磨牙均显示萌出不足（图

1.25a，b）。牙龈边缘与𬌗平面平行。

该患者的治疗方案中优先考虑纠正前段垂直向的高度，四个舌侧托槽平行粘接在上颌中切牙与侧切牙的腭侧。间接法可以使托槽的粘接位置更加精确。在磨牙上没有放置弓丝和颊面管，这样可以容许磨牙的正常萌出以建立正常的覆𬌗和覆盖（图1.26a，b）。

侧面照显示后牙段开𬌗（图1.27a，b）。磨牙的萌出伴随着牙槽骨的升高，此期间没有使用其他矫治器。

在接下来的4个月中，仅仅使用前牙的固定矫治器就可以发现前牙的深覆𬌗有明显的改

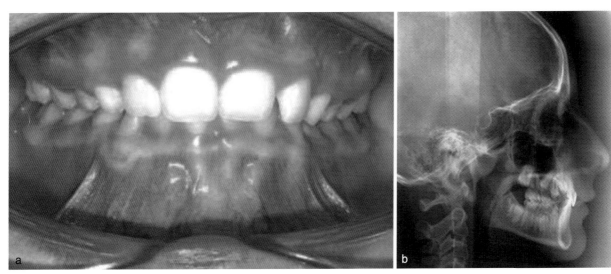

图1.24 深覆𬌗的正位照和侧位X线片

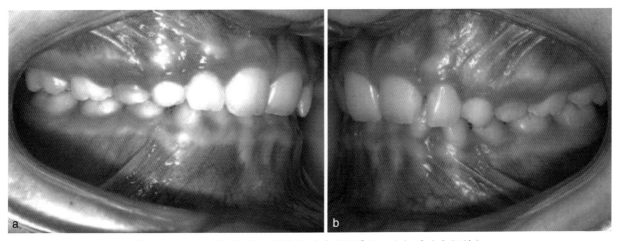

图1.25 尖、磨牙均是Ⅰ类关系（前牙深覆𬌗，上切牙舌向倾斜）

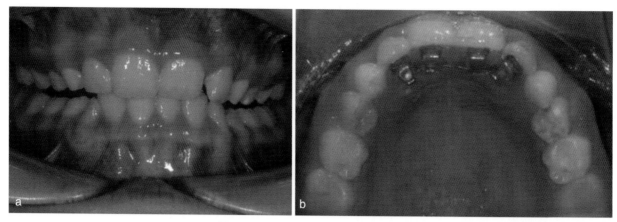

图 1.26　托槽粘接在上切牙的腭侧

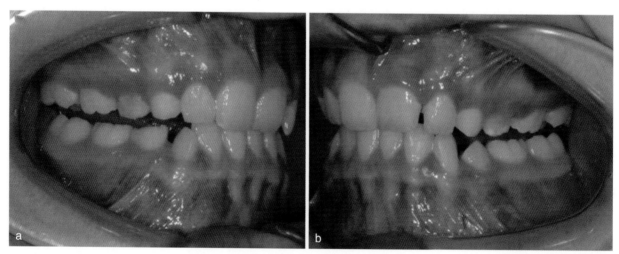

图 1.27　粘接舌侧托槽后伴后牙开𬌗的侧位照

善（图 1.28a，b）。

左右侧区域牙齿的萌出是非常明显的。由于萌出的过程比较缓慢，所以与之伴随的肌功能的复发就可以避免（图 1.29a，b）。

治疗前后的比较显示治疗有效。由于肌肉系统的适应性是可以预测的，所以第一阶段是非常重要。当所有恒牙萌出后，可能需要进行第二阶段的治疗。尽管后牙段有明显的萌出，但是中线稳定（图 1.30a，b）。

这名患者治疗的关键是每天 24h 使用固定的功能矫治器，这种方式可以使口颌系统适应新的垂直向高度和正常的功能𬌗。保持包括功能矫治器，直到所有恒牙萌出很好的维持矫治效果。

早期矫形治疗的优势毫无疑问，所以多阶段的治疗非常有必要。由于每个患者都是唯一的，所以医生需要对治疗的反应进行监控。

结　论

早期治疗的一个优势是提高患者的自信心，因为这个阶段患者在学校和同学的互动非常重要。不同的患者使用不同类型的托槽和弓丝，直到现在还没有能适合每个患者的智能托槽。

早期的正常神经肌肉系统相比于牙齿的位置更重要。因此，早期治疗可以避免错𬌗导致的神经肌肉的问题。

正畸医生的角色是掌握有效的方法做出更

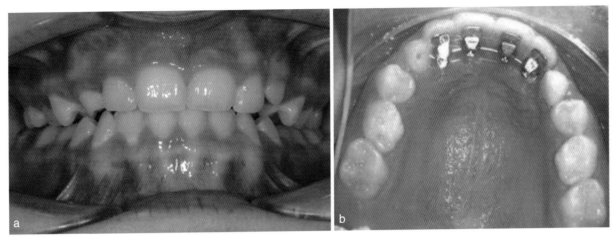

图 1.28　治疗 4 个月后的正位及上颌照

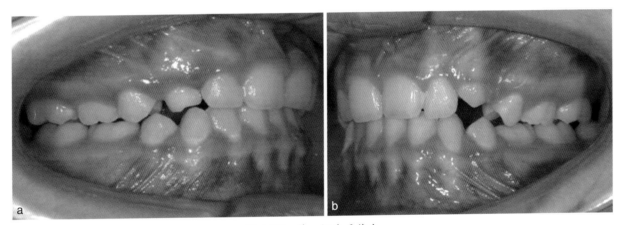

图 1.29　第一恒磨牙萌出

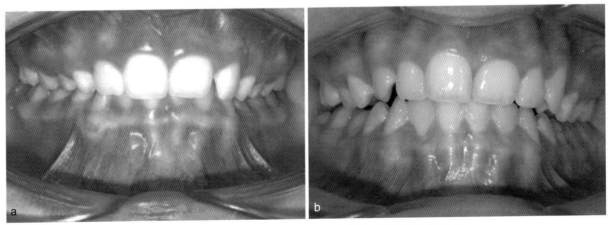

图 1.30　固定矫治器作为功能矫治器治疗 6 个月前后的对比

好的诊断、预防、治疗和保持计划。

没有一种矫治器能适合所有相同年龄的错殆患者。一般来说，治疗计划会被分为一个、两个甚至是多个阶段。第一阶段是在乳牙列阶段或者早期混合牙列阶段矫正不良习惯并减轻功能问题。第二、三阶段是在恒牙列阶段使用固定矫治器。这个问题的关键在于诊断，治疗的时机以及有效性。

最好治疗的选择是基于现有的证据。

早期治疗不能避免下一阶段的治疗，但是可以减少Ⅱ期治疗的时间和复杂程度。

参考文献

Baccetti T, Franchi L, 2006. The long term perspective on orthopedic treatment of Class Ⅲ malocclusion//Early Orthodontic Treatment: is the benefit worth the burden. Thirty-third Annual Moyers Symposium, Ann Harbor.

Behrents Rr, 2006. The decisión of when to intervene: the nature of the question in terms of faith, passion and evidence// Early Orthodontic Treatment: is the benefit worth the burden. Thirty-third Annual Moyers Symposium, Ann Harbo.

Bowman SS, 1998. One stage vs two stages treatment: are two really necessary? Am J Orthod Dentofacial Orthop, 113:111–116.

Cozzani M, Mazzota L, Cozzani P, 2013. Early interceptive treatment in the primary dentition. A case report. J Orthod, 40:345–351.

DiBiase A, 2002. The timing of orthodontic treatment. Dent Update, 29:434–441.

Dugoni S, 1998. Comprehensive mixed dentition treatment. Am J Orthod Dentofacial Orthop, 113:75–84.

Dugoni S, Aubert M, Baumrind S, 2006. Differential diagnosis and treatment planning for early mixed dentition malocclusions. Am J Orthod Dentofacial Orthop, 129(4 Suppl 1):S80–81.

Franchi L, Baccetti T, Giuntini V, et al, 2011. Outcomes of two-phase orthodontic treatment of deepbite malocclusions. Angle Orthod, 81:945–952.

Jang JC, Fields H, Vig KWL, et al, 2005. Contro-versies in the timing of orthodontic treatment. Semin Orthod, 11:112–118.

Subtelny JD, 2000. Early orthodontic treatment. Chicago: Quintessence Publishing Co.

Suresh M, Ratnaditya A, Kattimanis VS, et al, 2015. One phase versus two phase treatment in mixed dentition: a critical review. J Int Oral Health, 7: 144–147.

Thiruvenkatachari B, Harrison JE, Worthington HV, et al, 2014. Early orthodontic treatment reduced incisal trauma in children with class Ⅱ maloccusions. Evid Based Dent, 15: 18–20.

第 2 章

语音治疗在阻断性治疗和肌功能治疗阶段的重要性

Lic Ana Delia Vassallo

颌面区域是不同专业的共同区域，长期以来被命名为口颌面系统。在详细分析了组织器官的复杂性以及整体考虑了解剖和功能因素后，研究者们认为口颌面系统的命名是不全面的。这就是在现代颌面区域被称为头颈口颌面系统的原因（Moyano）。

这个系统是组织和器官组成的异质系统。解剖或者功能的改变能帮助儿童、青少年和成人适应不健康、不平衡的功能。在生长发育的整个阶段，不同肌肉活动产生不同的骨骼形态而形成个体化的形态。笔者所感兴趣的口颌面系统也包含在内（Soulet，1989）。毕竟，口颌面的形态是由成骨决定，而成骨受到周围组织微小压力的影响。这是因为颅颌面是膜内成骨，受遗传因素和环境因素影响的同时，也受到软组织压力的影响。

不是所有的骨骼结构都有相同的致密度。密度与患者骨的生长型相关。研究者意识到一些因素的重要性，如基因、母亲在孕期所进食的食物质量、妊娠是否正常，以及服用过什么药物（Moyano）。

头颈颌面系统的功能：

· 吞咽（吮吸）

L.A.D. Vassallo
Assistant Professor, Department of Orthodontics, Maimonides
University, Buenos Aires, Argentina
e-mail: anavassallo@yahoo.com.ar

· 呼吸

这些都属于重要的功能。

与沟通有关的功能：

· 演讲 / 语言

· 富有表现力的模仿

2.1 头颈颌面系统的功能

2.1.1 吞 咽

吞咽是复杂的生物学功能。通过吞咽将唾液、固体（经过咀嚼的食物）、液体以及其他物质从口腔安全地输送到胃里。吞咽是消化过程的开始，可以促进胃肠道有效吸收食物。这个生理性习惯的目的是产生能量，以提供儿童生长、发育以及成熟的需要；也满足成人日常活动的需要。

2.1.2 吞咽的进化

2.1.2.1 胎儿时期的吞咽

胎儿期吞咽是由基因操控的生理过程，这个功能在子宫里就已经开始了。胎儿吞下羊水，这有助于母亲和胎儿之间液体量的调节（Moyano）。开口反应、嘴唇刺激、手到嘴的接近这些明显的活动说明神经系统的成熟。一旦吮吸反射出现，吮吸和吞咽就相互关联直到出生。这对于新生儿的喂养是至关重要的，所有的脑干运动核都参与了这一活动。

2.1.2.2 新生儿和哺乳期儿童的吞咽

哺乳是刺激上唇和上颌黏膜而产生吮吸的结果。吮吸产生吞咽，两者不可分割。在这个阶段，吞咽仍然是一个从口腔到胃的单纯反射，这完全是解剖结构产生的结果。

舌与其他周围的组织有很大的关系。舌位于前牙区，在牙龈处刺激牙齿的发育（Juri）。

吞咽功能始于哺乳。下颌的运动和神经肌肉口颌运动协调发生，有利于颌面部的协调发展。哺乳对于孩子的发育非常重要，不仅仅是因为母乳的成分对孩子有益，而且哺乳可以加固母亲与孩子之间的关系，保证孩子心理情感的发展。患者的健康包括生理健康和心理健康，很多人认为哺乳是情感的起点。

2.1.2.3 儿童的吞咽

当牙齿开始萌出的时候，新的咬合接触开始形成，从开始的单侧咀嚼到形成新的咀嚼模式。这些改变在 3 岁的时候逐渐形成，因为这时所有的乳牙都已经萌出，不需要唇紧紧闭合。此外，从前部区域到后部区域，舌头位于上腭，与乳磨牙有接触，吞咽的模式被改变。由于解剖结构的生长以及中枢神经系统的成熟使这一转变被巩固。

对于 3~5 岁的儿童，如果吞咽或者休息时舌头一直位于上下牙之间，将影响乳牙和恒牙的位置。这种异常的吞咽习惯会影响牙颌的协调生长。

2.1.2.4 功能性吞咽和成熟的吞咽

精细的神经肌肉协调有利于上、下颌牙弓形态的平衡，与生长、肌肉解剖结构以及中枢神经系统相协调。

成熟的吞咽有以下的特点：

上下唇轻接触，无肌肉收缩；

牙齿咬合；

舌尖位于（切牙舌侧）腭皱襞；

舌背紧靠上腭；

舌根部向下 45°。

功能性吞咽与鼻的呼吸密切相关。任何阻塞气道的疾病都将引起吞咽时舌头行为的改变，从而导致咀嚼的改变（Moyano）。

2.1.3 功能性吞咽的阶段

功能性吞咽被分为四个阶段，但重要的是要明白吞咽是一系列快速发生的动作连接（Gardiner）。

2.1.3.1 口腔的准备阶段

准备阶段主要是加工固体食物，品尝半固态食物，并且取代流体食物。这个过程持续多长时间依赖于每个人的个性、情感、食物的大小和密度，唾液的分泌以及殆关系。这是个自主的过程，当食物太热，味道不佳或者含有奇怪的颗粒时，进食被中断（Segovia）。

品尝食物时的愉悦与嗅觉关系密切。舌背和软腭接触，当口腔中咀嚼食物时，呼吸通过鼻子进行。这可以增强对气味或者香气的捕捉而使进食更加愉悦。视觉也有这方面的作用。

口腔开始进食时，切割以及转移食物至前磨牙和磨牙区进行磨碎，会有唾液分泌。当食物被充分咀嚼后就会产生吞咽动作（图 2.1）。这一进食的阶段要求协调的肌肉运动和充分的咬合，以完成复杂的咀嚼运动。

充分的双侧咀嚼可以刺激上下颌骨的发育，咬合的稳定以及口腔卫生（Moyano）。

一旦食物伴着唾液被磨碎，食物被移至舌头的后部以便于往后推，此时第二阶段就开始了。

2.1.3.2 单独口腔阶段或食物转移阶段

一旦食物被准备好并放置在舌头的后面，由于蠕动，食物开始转移，蠕动运动将食物向后移动以推动食物到达口咽（图 2.2）。在这个阶段，舌头是至关重要的。尖端靠在切牙的舌面，背部与软腭接触，对腭中缝施加压力。此时，产生负的口内压力，有利于腭的下降以及食物的多向扩展。这时，牙齿咬合，嘴唇和肌肉不接触；软腭抬高接触咽部。

这两个阶段（口腔的准备和转移）都是有意识和自主的，这将影响牙槽骨的生长和发育。

2.1.3.3　咽阶段

当食物到达口咽峡部时，开始吞咽反射。这包括（图 2.3）软腭的抬高和收缩，为了接触后软咽和外侧软咽，峡镰闭合。抬高和关闭喉部以阻止食物进入气道，并且放松上食管瓣膜。

这一阶段是至关重要的，防止食团反流回鼻子、口内或者进入气道。

咽的动作会推动食团向后和使口腔内压力增加。这需要几秒钟，它是自觉的而非自愿的，在这时，会产生呼吸暂停（Segovia）。

2.1.3.4　食管阶段

这个阶段开始于食物通过上食管括约肌，结束于食物进入下食管括约肌（图 2.4）。

这是无意识的且非自愿的。需要 8~20s。

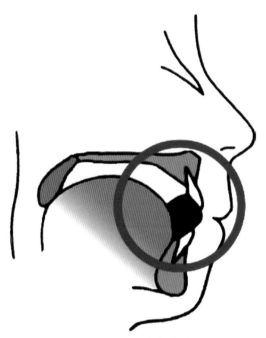

图 2.1　口腔准备阶段

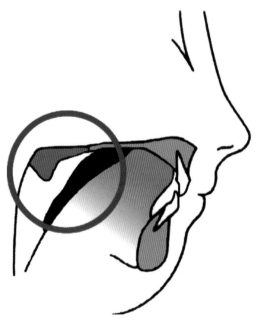

图 2.3　吞咽阶段

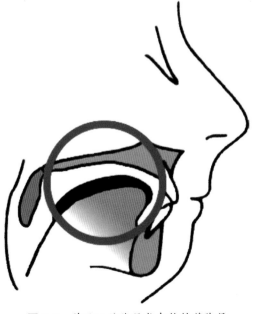

图 2.2　单独口腔阶段或食物转移阶段

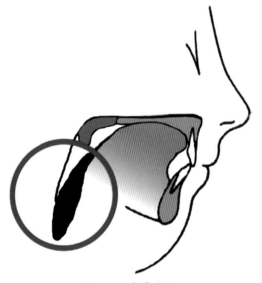

图 2.4　食管阶段

19

2.1.3.5 吞咽障碍或舌的功能障碍

休息位或者吞咽时舌发生功能障碍。舌的这种障碍会影响口腔的生长发育。如果不治疗并且继续，将会是导致颌面部不和谐的最常见病因之一。这种障碍可以恶化并产生错𬌗，医生应该明白，如果形状不合适，就不可能有合适的功能。不管怎样，舌头的功能障碍必须加以考虑和治疗。

高位舌（前牙开𬌗）（图2.5）。

一般来说，异常的舌位置会对前颌骨施加压力，导致开𬌗。另一种情况是扁桃体肥厚导致吞咽功能失调和低位舌（图2.6）。

其他患者有合并吞咽功能障碍和低位舌的倾向（图2.7）。

其他患者有吞咽功能紊乱伴咬下唇习惯（图2.8）。

吞咽障碍是一种口面部神经肌肉失衡，其特点是，在休息时吞咽过程中会产生咬下唇，同时发出双唇音P、B、M。这种咬下唇习惯对颌面部的生长发育是不利的。许多人称之为口唇陷阱。唇的这种功能障碍有时伴有舌的推力，因此更影响牙颌关系。

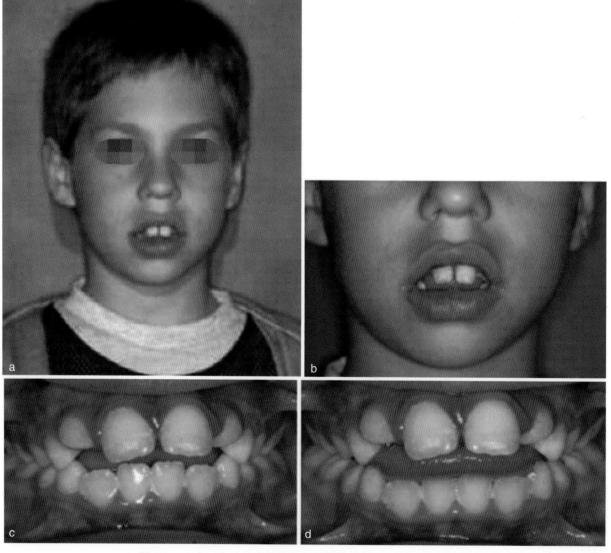

图2.5 a.高位舌。b.休息位时舌头位置不良。c.不正常的吞咽

2.1.3.6　吞咽功能障碍的病因学

吮指。如果这种习惯在 2.5~3 岁之后继续，这种情况通常被认为是病理性的，并且会破坏正常咬合。

吮指也被认为是口面部肌肉失衡的一个诱发因素，这反过来又导致前牙的开𬌗（Melsen et al，1979，1987）（图 2.9）。

吐舌习惯。上切牙白天和晚上都咬在舌背上，刺激上颌下部的移位，导致开𬌗。

这种习惯会导致严重的畸形，并且在牙科治疗和肌功能治疗期间必须优先考虑心理因素（图 2.10）。

使用奶瓶（图 2.11）。长期使用奶瓶改变吞咽模式。当使用奶瓶超过 3 岁时，舌头功能失调行为会影响牙齿的关系。

另一个重要因素是持续使用安抚奶嘴（图 2.12）。使用安抚奶嘴超过 3 岁时，就不再是生理的，而是病理性的，这将使口腔的生长发育和牙齿的位置产生变化。

肥大的扁桃体会引起功能上的问题。由于扁桃体肿胀，容易使舌头向后前方向移位，从而在吞咽时伸舌（图 2.13）。

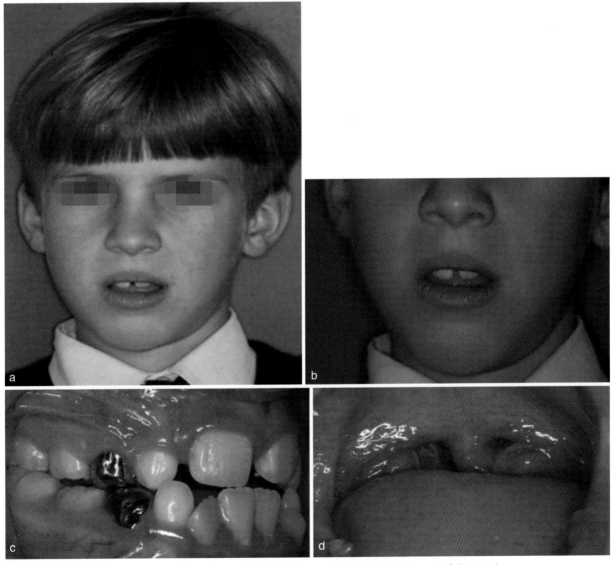

图 2.6　a. 面部偏斜。b. 低位舌推力。c. 舌低位导致的咬合。d. 扁桃体肥大

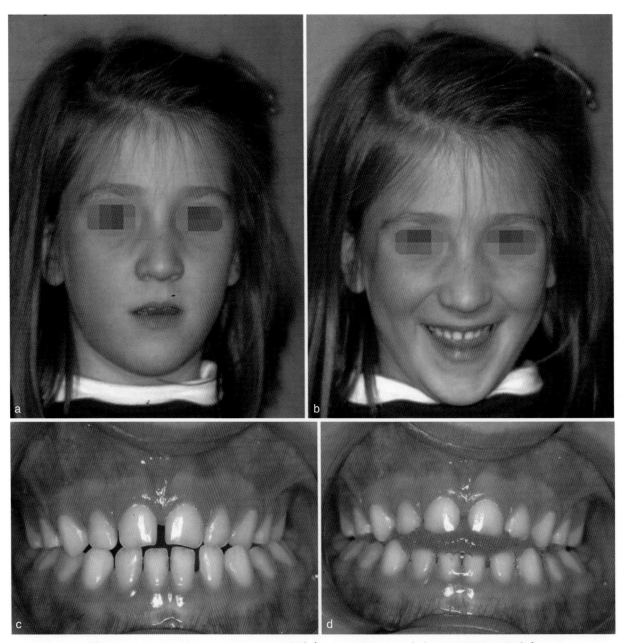

图 2.7　a. 舌的习惯位。b. 微笑时舌位置异常。c. 改变的咬合关系。d. 舌吞咽功能异常

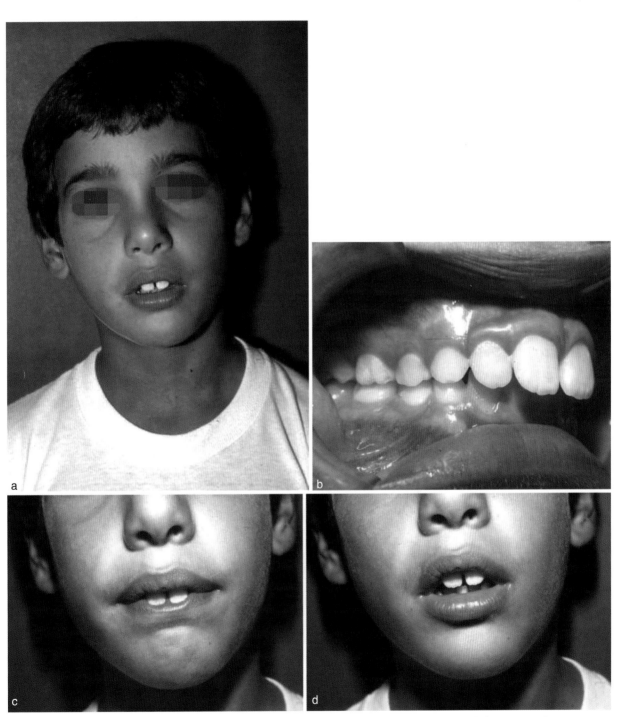

图 2.8　a. 休息位时习惯位置。b. 唇位置改变导致的咬合。c. 吞咽时唇的位置。d. 休息位时唇闭合不全

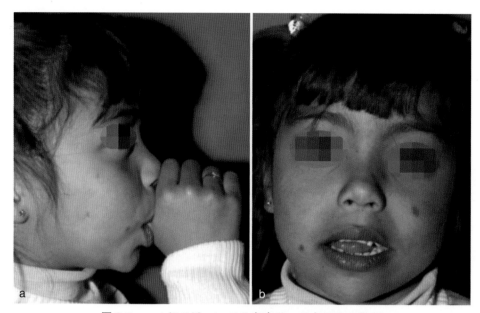

图2.9 a.吮指习惯。b.开𬌗患者的口面部肌肉不协调

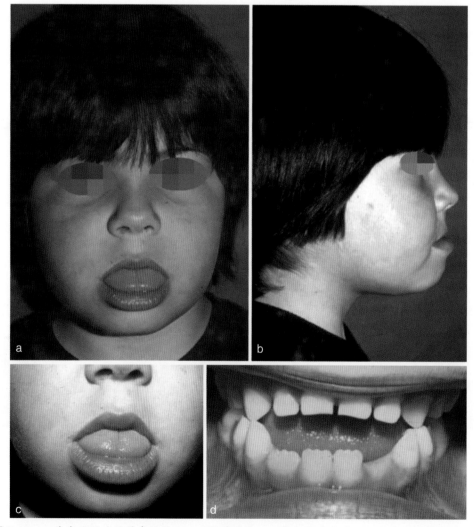

图2.10 a.休息位时舌的异常位置。b.下颌骨前伸。c.休息位时吐舌。d.吐舌习惯导致的开𬌗

肥大的腺样体会导致鼻部呼吸困难，这就改变了舌头在静止时的位置。此外，吞咽也会变得异常。另外，情绪因素引起的嘴唇运动和适应困难也会导致吞咽困难。。

舌系带短限制了舌头的活动性，使得舌头

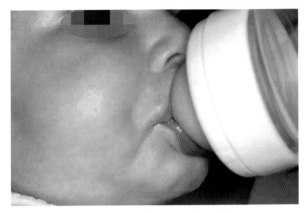

图 2.11　长期使用奶瓶喂养

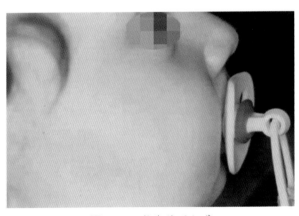

图 2.12　长期使用奶嘴

不能与腭部接触，从而改变了吞咽和说话时的行为（图 2.14）。

当出现切牙过早脱落时，吞咽时舌尖不能止于切牙乳突处。舌前伸导致牙性或功能性开𬌗。

鼻塞。无论是因为鼻中隔偏移还是其他原因，都会影响肌肉平衡，改变牙槽发育，导致吞咽功能障碍（图 2.15）。

吮吸两个手指。这种习惯被认为是病理性的，扰乱了正常咬合关系。患者会有精神肌肉的高度收缩或吞咽功能障碍，导致唇部受压以及咬合关系的改变（图 2.16）。

上述原因会影响牙槽边缘钙化。这种不正常的压力会产生儿童面部和牙齿发育的变化。对牙弓、牙齿和软组织的作用力会在口腔颌面系统中产生牙和口颌面系统的功能紊乱。

2.1.4　呼吸系统的功能

呼吸是一种化学和生物学机制，它为细胞提供充足的氧气，排出二氧化碳并控制通气。新生儿在通过鼻子呼吸时激活呼吸系统。

空气通过鼻孔的机械运动激活神经末梢，从而产生反应；其中最重要的是控制胸腔的运动、通气、鼻孔的三维发育、上颌骨底部、鼻窦的大小以及对身体至关重要的其他刺激。

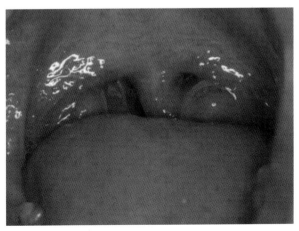

图 2.13　扁桃体肥大

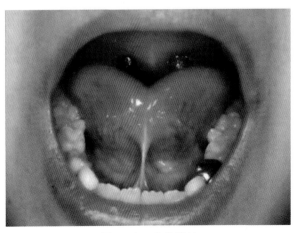

图 2.14　舌系带短

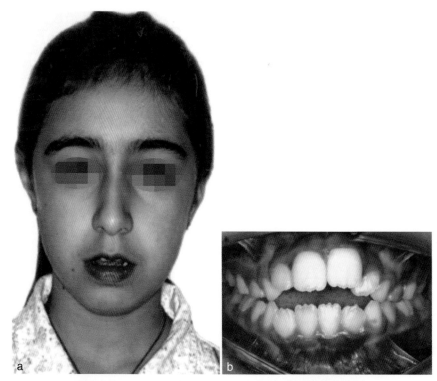

图 2.15　a. 口呼吸导致的面型。b. 不良吞咽导致的开牙合

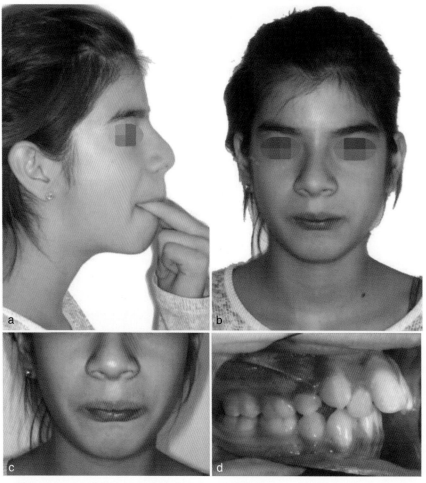

图 2.16　a. 咬手指。b. 肌肉过度收缩。c. 异常吞咽。d. 改变的牙齿位置关系

鼻呼吸能提供儿童和青少年的成长、发育和成熟所需的能量，也为成年人提供智力和身体活动所需的能量（Juri）。

当空气通过鼻孔时会被加湿、加热、消毒。

鼻子吸气和呼气的运动是由面部骨缝和嘴部区域的收缩和扩张产生的形态变化共同作用的。这些骨是由膜内成骨而来并被骨缝连接，他们对功能性刺激作出反应。特别是呼出空气时，是其中的一种刺激，使上颌骨面部横向生长。窦腔有助于发展面部中上三分之一。这个区域类似于蜂窝状，有许多呼出的热空气进入小细胞，产生压力，导致膨胀、发育，甚至迁移。

这就是为什么空气被认为是决定脸型的原因。它的存在有助于面部的和谐生长和发育。

呼出的空气向鼻孔底部施加压力。因为舌靠在上腭，所以每次吞咽时，舌就会压在硬腭上，产生口腔内负压，从而造成上腭下降。由于嘴唇闭合，它导致上唇牵引前鼻棘，有助于上腭的推进和下降（Myayo）。

2.1.5　口呼吸的影响

重要的是去除在呼吸系统中存在的疾病，尤其是上呼吸道的疾病。建议转诊耳鼻喉专科医生（图 2.17）。

在休息和吞咽期间，口呼吸伴随着嘴唇的挤压，导致上颌前突和下切牙唇倾。此类患者可以看到苍白的脸和黑眼圈（Sabaschi）。

此外，口呼吸会导致嘴唇干燥，同时伴有牙龈肥大（图 2.18）。

由于口呼吸改变了整个颅颌面系统，几乎所有的患者都可以观察到胸椎后凸和肩胛骨突出倾向的姿势改变（Hanson，Barrett，1988；Hanson，Mason，2003）（图 2.19）。

与理疗师合作对于通过矫正姿势来实现这些儿童的正常生长非常重要。

肌功能疗法是语言疗法中一个特殊疗法，旨在纠正呼吸、吞咽、咀嚼和语言功能，以实现影响牙弓肌肉平衡的因素。

肌功能治疗是口腔正畸学中的一门学科。

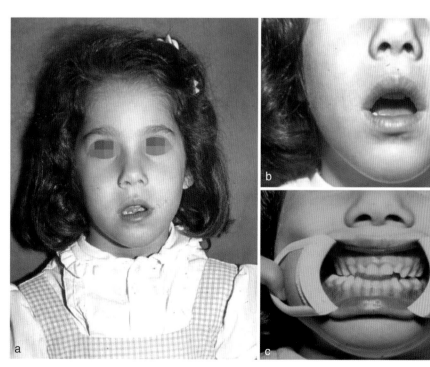

图 2.17　a. 口呼吸面容。b. 舌头位于口底。c. 反殆

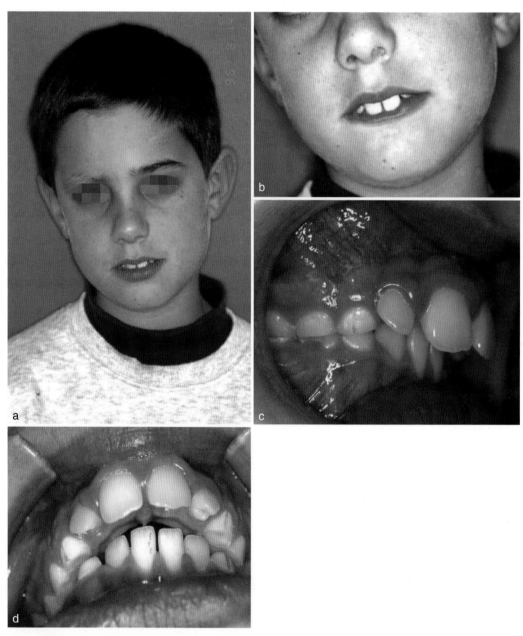

图2.18　a.唇无力。b.休息及吞咽时的唇位置异常。c.上颌骨前突。d.下切牙唇倾

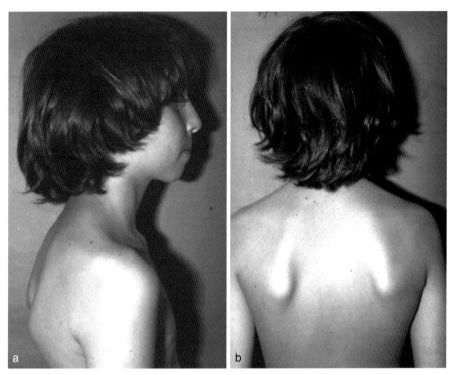

图 2.19　a. 胸后凸的倾向。b. 突出的肩胛骨

此类专家对正畸术语很熟悉，这些术语使他们能够在一个跨学科的团队中工作，在不忘记生物、社会和心理的情况下，对患者中存在的不同方面的功能障碍进行治疗。

结　论

面部形态是由周围软组织施加最小压力引起的。功能性刺激（如鼻呼吸）、吞咽和功能性咀嚼有效协作，优化骨生长和发展。

当功能性或解剖变异存在时，头颈口颌系统具有补偿和适应一定比例结构畸形的能力，从而产生骨生长的增加或减少。

上颌骨是产生面部横向生长的原因。它包含膜内成骨的骨，这些骨可以使面部横向生长。

肌功能治疗师也是专业的语音治疗师，可以评估、预测和纠正这些功能的改变，因而肌功能的跨学科团队必须尽可能以最有效的方式达到治疗目标。耳鼻喉专家将负责和解决与上呼吸道相关的问题。物理治疗师可以参与纠正姿势以达到和谐、灵活和足够的肌张力（Zickefoose，2000）。

心理学家可以在习惯受情绪困扰的情况下提供咨询。

当考虑其他学科时，正畸学的目标不仅仅是单纯的牙齿治疗：

1. 准确的病因诊断、治疗方案和预后必不可少。

2. 跨学科团队合作。

3. 专业的团队成员确定要干预的项目顺序和优先事项，并确保治疗标准统一。

4. 恢复和谐的形态和功能。

5. 与患者家属良好沟通，确保治疗目标的实现。

6. 最重要的目标是患者的健康。

早期治疗促进口颌面部整体的正常生长，其重要性不可否认。

参考文献

Garliner D, 1973. Myofunctional therapy in dental practice. Florida Ed. Institute for myofunctional therapy: 21–149.

Garliner D, 1979. Swallow right or else. Florida Ed: Institute for myofunctional therapy. Coral Gables.

Hanson M, Barrett R, 1988. Fundamentals of orofacial myology. Springfield: Charles C. Thomas Publisher.

Hanson ML, Mason RM, 2003. Orofacial myology. International perspectives. Springfield: Charles C. Thomas Publisher.

Melsen B, Stensgeaard K, Pedersen J, 1979. Sucking habits and their influence on swallowing pattern and prevalence of malocclusion. Eur J Orthod, 1:271–280.

Melsen B, Attina L, Santuari M, et al, 1987. Relationship between swallowing pattern, mode of respiration, and development of malocclusion. Angle Orthod, 57:113–120.

Moyano H, Ronconi T, Importancia de la interrelación entre Deglución-Respiración-Postura en niños, 2002. Talleres gráficos de imprenta Acosta Hnos, SH. Ciudad de Santa Fé- República Argentina.

Sabashi K, Washino K, Saitoh I, et al, 2011. Nasal obstruction causes a decrease in lip-closing force. Angle Orthod, 81:705–753.

Soulet A, 1989. Èducation neuro-musculaire des fonctions oro-faciales. Rev Orthop Dento Faciale, 23:135–175.

Zickefoose W, Zickefoose J, 2000. Orofacial myofunctional therapy. A manual for complex cases. Sacramento: OMT Materials.

第 3 章

开𬌗的早期治疗

Julia Harfin

早期正畸治疗的主要目标之一是恢复正常功能。

青少年患者前牙开𬌗与错𬌗的主要病因之一是口腔不良习惯。

最常见的不良习惯是吮吸拇指、咬嘴唇、咬指甲、吐舌和口呼吸。

正常情况下，所有这些习惯都可能干扰口腔周围肌肉和舌内外压力平衡，导致它们发展成不可改变的上、下牙弓形态。

当然，这些习惯的持续时间、频率和强度在诊断和治疗计划中，以及在整个保持阶段中都起着重要作用。

由于吮指和延长使用安抚奶嘴的原因不止一个，所以治疗方法不止一种。控制 2 岁以后的不良习惯很重要，一些患者会需要心理医生的帮助。

吮指是引起上颌骨和下颌骨生长期显著变化的原因。

一般来说，上颌骨变窄呈"V"形，下颌骨趋向于后退，导致上切牙唇倾，下切牙后退，形成明显开𬌗。

由于上切牙过度唇倾，嘴唇变得无力，舌在吞咽过程中被置于上切牙和下切牙之间，使之更加恶化。

面部肌肉异常收缩，呼吸模式、面部生长方向与错𬌗（后牙反𬌗和前牙开𬌗）的发展之间存在显著联系。

肥大的淋巴组织、鼻炎、腺样体肥大、扁桃体肥大是鼻炎和口呼吸常见的原因，这是因为疼痛和舌后间隙的减少而推舌向前。

这种不典型的吞咽模式以及静止时的舌前部姿势阻碍前牙的萌出，并且促使患者吞咽时咬下唇。

一般来说，这些年轻的患者被送到语音治疗师那里是为了改善某些单词的发音，但重要的是，前牙开𬌗是鼻炎和开口呼吸的结果，不是原因。

此外，口腔颌面和言语功能障碍合并颞下颌关节紊乱会导致开𬌗恶化。

除了颞下颌关节紊乱外，开𬌗还会导致睡眠呼吸暂停。如果孩子在夜间睡眠中停止呼吸每小时 20~40 次，他（她）会觉得白天嗜睡、头痛、疲劳，会出现肥胖、人格改变，在学校注意力不集中等。

由于睡眠呼吸暂停是一种渐进性障碍，从发病第一天起与专家的咨询就非常重要，以便执行多学科和跨学科的治疗计划并避免复发（Pascualil，et al）。

要注意儿童梦游和遗尿症通常与开𬌗问题有关。

J. Harfin
Department of Orthodontics, Maimonides University,
Buenos Aires, Argentina
e-mail: harfinjulia@gmail.com

真正的问题是谁需要治、何时、为什么以及如何治。

环境因素与遗传因素的比例越高，预后越好。在不良习惯中，长时间使用安抚奶嘴、口呼吸或吮吸拇指是决定因素。在一些患者中，心理医生的帮助是控制习惯的基础。

开𬌗治疗可以选择不同类型的矫治器。矫治器选择必须与患者的病因、年龄、严重程度有关。正畸医生负责选择适当的矫治器。

选择可摘、固定矫治器还是二者的结合使用与病因和骨骼成熟度有关，以便使正畸治疗的效果最大化。

规范化垂直向控制对于正畸医生极具挑战性，尤其是高角口呼吸的患者。

如果导致开𬌗的问题能够早期诊断和治疗，则可能把不利的生长模式最小化或者消除。

根据受影响的部位，前牙开𬌗可分为三大类：牙性、牙槽性和骨性。

牙性和牙槽性开𬌗是前牙和牙槽突的正常垂直向生长被机械因素长期阻碍而引起的（Torres et al，2012）。

相反，骨性特征是显著的垂直骨骼差异，具有如下特征：上颌骨逆时针旋转，下面高和下颌角增大，下颌支短，下颌和上颌后牙牙槽骨高度增加。

诊　断

临床与牙科分析

患者主诉

生长评价

功能分析

影像和放射学评价

垂直面型

不利增长方式

治疗目标应包括去除遗传病因和环境因素，

使前段颌骨、牙槽骨及牙齿生长发育正常化。

到目前为止，开始矫形 / 正畸治疗最佳时机还没有达成共识。尽管如此，人们还是认为开𬌗越早矫治越好。此外，早期治疗有助于避免复发。

肌功能治疗是治疗口呼吸的最佳选择。

控制和减少磨牙伸长是允许下颌逆时针旋转并保持治疗结果的基础。

不良习惯未控制可能是复发的最重要原因。

诊断和病例交流过程中，耳鼻喉科医生改善和规范鼻呼吸最重要。

一般而言，前牙或早期混合牙列前牙开𬌗与吮指习惯和舌位于上下牙间有关。纠正这些习惯非常重要，否则会使问题恶化，导致骨骼改变。

嘴唇的大小和长度对于白天和晚上保持适当的唇部密封也很重要。

此外，还必须规范舌的位置和功能。

正常情况下，口呼吸的儿童上牙弓狭窄、上前牙前突、Ⅱ类咬合、凸面型、眼袋、唇闭合不全和狭窄的鼻孔。

多学科治疗的重要性不容否认。

治疗策略与病因学、面部生长类型、患者年龄、临床经验密切相关。

吐舌和口呼吸治疗包括阻断不良习惯。首先，医生必须确定患者可以使用鼻子来呼吸。

重要的是，不正常的呼吸习惯会影响整个口腔颌面系统、身体姿势等，而不仅仅是牙齿的位置。

根据患者的年龄和病史可以使用不同的矫治器，以建立一种新的神经肌肉模式。根据病因及错𬌗畸形的分类可选择使用可摘矫治器、固定矫治器或两种类型组合使用。

正畸医生有最终决定权。

下面的病例将详细描述。

病例1

一位6岁8个月的患者因前牙开𬌗就诊。

4个月前进行腺样体切除术。尽管如此，患儿口呼吸和吐舌仍存在。她很难把嘴唇闭上并保持封闭。直到4岁一直在使用奶嘴（图3.1）。

凸面型，鼻唇角较锐。尽管她只有6岁8个月，但有双下巴。临床检查中发现唇肌紧张并伴有吐舌，同时伴有异常的舌姿势。正面照显示前部区域明显的开𬌗，并伴有中线偏斜。此时只有上下中切牙萌出（图3.2）。

无后牙反𬌗。无论白天和晚上，舌都放置在上下切牙之间，导致牙齿萌出异常。由于存

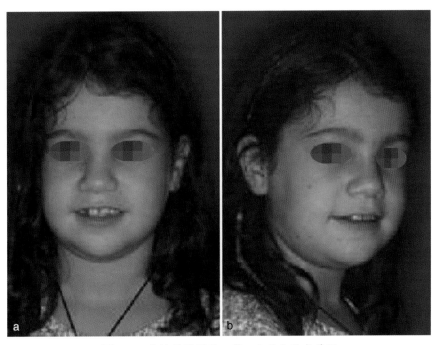

图3.1 有闭唇问题的6岁8个月女孩术前照

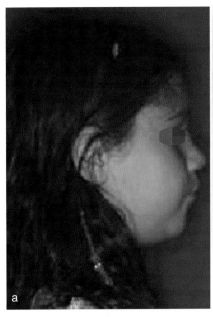
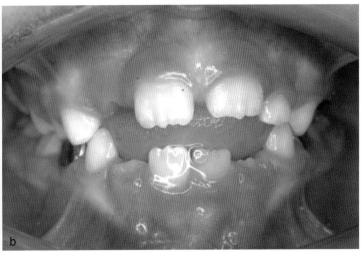

图3.2 伴有前牙开𬌗的凸面型

在较多的龋齿，一些乳牙上放置不锈钢预成冠（图3.3）。

（I期）建立正常覆𬌗和覆盖，维持I类磨牙关系，控制吐舌习惯，改善唇张力，并改善面型。

为了实现这一目标，决定使用功能性矫治器。在所有可能的选择中，选择了一种预制的功能矫治器，也称为训练系统MRC（澳大利亚肌功能训练系统）。它是用一种特殊类型的聚氨酯制造，有助于肌肉功能障碍的矫正。该矫治器设计用于刺激前部和外侧肌肉并帮助实现正常的鼻呼吸。由于该材料较软，所以患者更容易适应（图3.4）。

建议在开始治疗时，白天使用功能矫治器几个小时（2~3h），夜间连续使用（图3.5）。

9个月后，患者上下颌骨关系明显改善。前牙完全闭合，中线对正（图3.6）。

在一些患者中观察到前庭盾可能促进横向发育。前庭盾与Frankel调节器具有相同的原理，可以刺激外侧肌肉。

治疗目标完全实现，不使用其他矫治器。

在分析正面照和侧面照时，面部下三分之一显著改善。患者可以在没有张力的情况下闭口，舌在静止和活动状态都处于正确的位置（图3.7）。

18个月后显示I类磨牙关系，I类尖牙关系。覆𬌗、覆盖正常，中线正常。口腔卫生好（图3.8）。

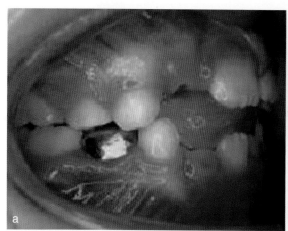
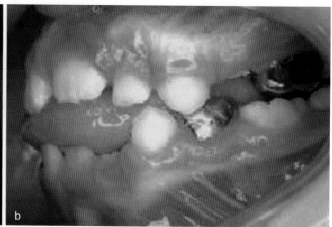

图3.3　术前左右侧口内照。上颌第二乳磨牙6月前已萌出

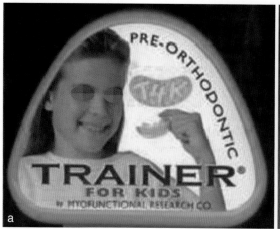
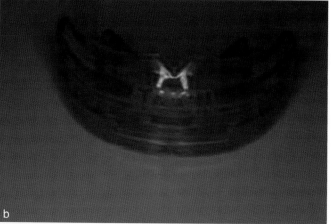

图3.4　为了实现鼻通气，采用正畸前装置，一般建议白天佩戴2~3h，夜晚整夜佩戴

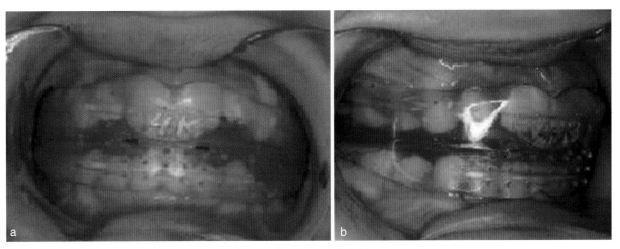

图 3.5 戴用矫治器的前侧位照

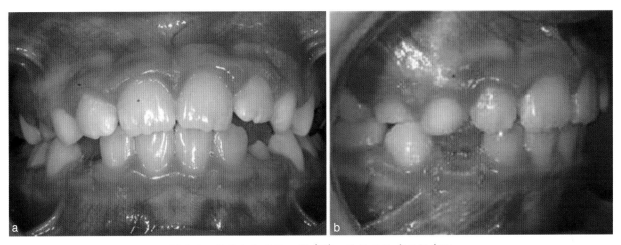

图 3.6 治疗 9 个月后，所有第一阶段的治疗目标实现

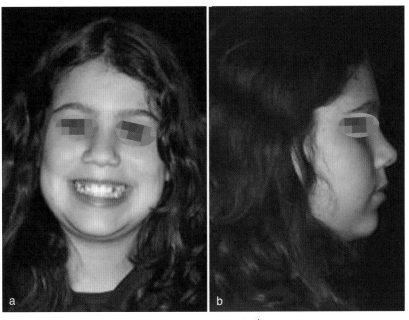

图 3.7 面下 1/3 改善

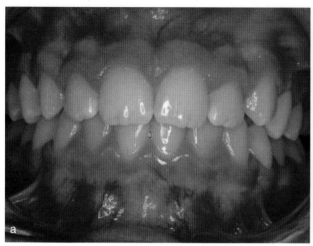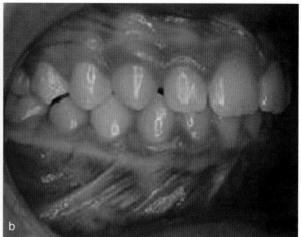

图 3.8　18个月，覆𬌗、覆盖正常

　　侧面和侧面微笑像显示：嘴唇松弛，双下巴消失。建议6个月后随访（图3.9）。开𬌗建议尽早治疗，以此恢复正常的口腔和呼吸功能，以减少复发的可能性。在较小年龄的开𬌗患者中，训练器（T4K）是一种有效的替代疗法。有助于改善早期和晚期混合牙列的发育，最重要的是，这个矫治器能帮助纠正不良习惯。

　　此外，可以根据正畸医生的喜好使用其他类型的功能矫治器。正确的诊断比选择矫治器更重要。

　　治疗前后前牙照片的比较显示，前牙开𬌗恢复正常，咬合平面和牙龈平面平行。不用托槽即达到预期的结果。

　　理想的矫治结果是能够形成超覆𬌗、超覆盖（图3.10）。

　　建议保持6个月，直到所有第二磨牙萌出。面下三分之一和鼻唇角显著改善。此外，嘴唇更放松，双下巴消失（图3.11）。

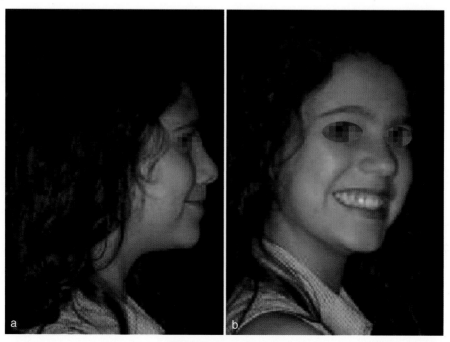

图 3.9　随访18个月

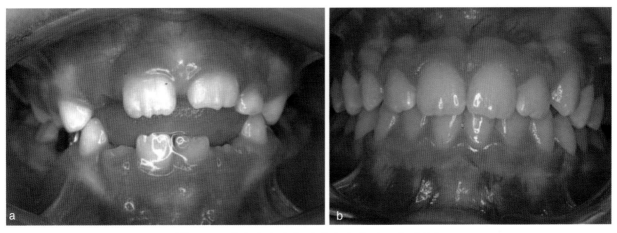

图 3.10 治疗前（a）与治疗后（b）的口内照对比

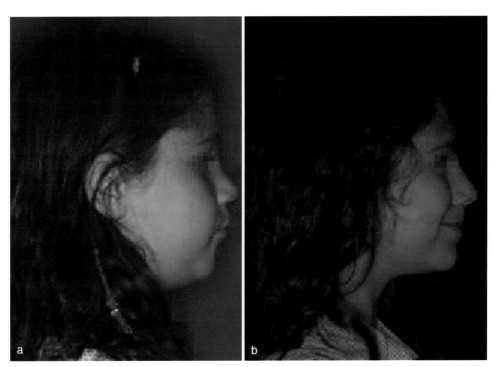

图 3.11 治疗前（a）和随访18个月后（b）的对比

应该进行进一步的研究来分析这种治疗方案的使用是否会对前牙开𬌗患者产生骨骼效应。

一般来说，前部开𬌗的患者具有高角面型，并且在前后向和横向上也有差异。保持方案中必须对舌的位置和功能严格控制。

病例2

这位9岁2个月的患者是她的家庭牙医建议矫治，因为她有明显的中线偏斜和轻微

Ⅲ类倾向。直面型、鼻唇角正常、夜间打鼾（图3.12）。

牙齿前部照片清晰显示前牙开𬌗和中线偏斜（3mm）。"V"形的上颌骨（图3.13）。

右侧第二乳磨牙有Ⅲ类倾向，左侧有明显的反𬌗。在此之前没有颞下颌关节病（TMJ）症状，但她更喜欢吃软食品。牙齿卫生相当好，没有龋齿（图3.14）。

曲面断层显示无缺牙或多生牙，根据年龄，

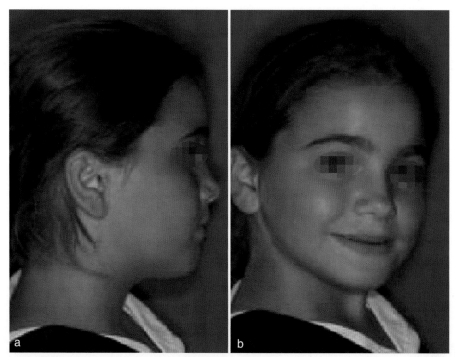

图 3.12　治疗前

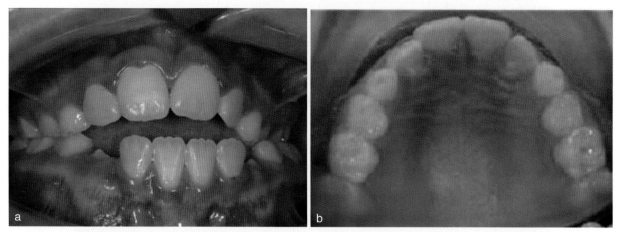

图 3.13　术前中线不调的正位及上颌照

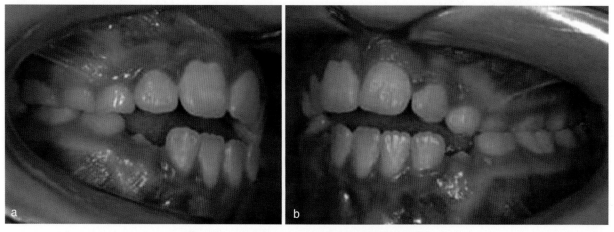

图 3.14　初诊侧位照。左侧反殆右侧Ⅲ类倾向

侧位 X 线片显示发育正常。前牙开殆清晰可见（图 3.15）。

治疗目的是：

1. 排齐整平牙列。

2. 矫正横向问题。

3. 建立正常覆殆覆盖。

4. 达到 I 类尖牙磨牙关系。

5. 控制吐舌。

6. 长期保持。

为了实现这些目标，设计了以下治疗计划：

第一阶段

1. 上颌快速扩弓治疗解决横向问题。

2. 言语治疗控制吐舌习惯。

第二阶段

如有必要，将使用 0.022# 托槽，以使托槽转矩充分表达。

为了纠正横向不足，提出改良的 Hyrax 矫治器。一天加力两次。侧臂用复合材料粘接到乳磨牙上，以提高稳定性。

2 周后，中切牙出现间隙，腭中缝打开（图 3.16）。纠正狭窄的上颌骨常常是开殆患者（McNamara，Brudon，1993）的治疗目标。

1 个月后，牙间隙自动关闭，建议每月随访。在一位语音治疗师的帮助下，前牙咬合完全正

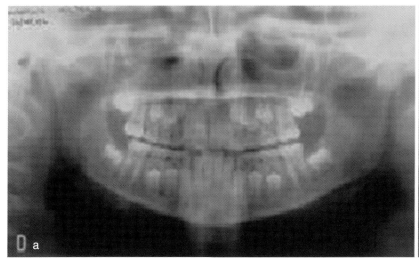
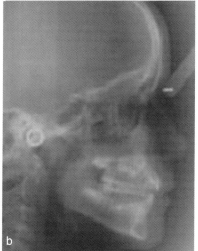

图 3.15　初诊曲面断层及侧位片

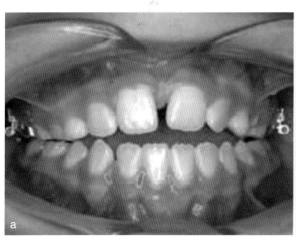
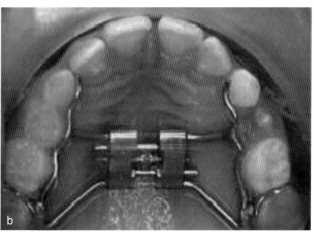

图 3.16　安装快速扩弓器（RME）的正位及上颌照

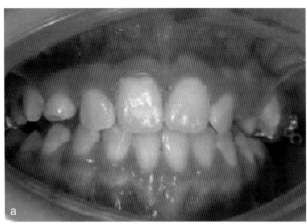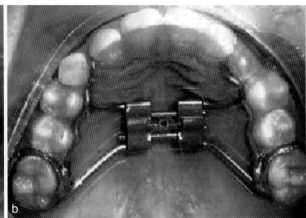

图 3.17　6个月后中线对正，RME 作为一个支抗装置

常。中线已纠正。在此情况下，强烈建议继续佩戴快速扩弓（RME）矫治器至少6个月以防止复发（图 3.17）。

第一阶段治疗结束，所有的目标都实现。磨牙覆𬌗、覆盖关系正常。建议在夜间使用可拆卸的保持器保持，直到第二磨牙和上尖牙萌出（图 3.18）。

侧面和微笑照显示治疗效果，唇无张力，鼻唇角正常（图 3.19）。

20个月后，患者回到医院寻求改善尖牙位置。为了达到效果，使用 0.022# 系统的美学托槽与 0.016# 的不锈钢丝（图 3.20）。

左上第一前磨牙与第一磨牙之间置放镍钛螺旋推簧（图 3.21）。

7个月后，去除上颌美学托槽并完全纠正吐舌习惯（图 3.22）。

第二阶段治疗结束前照片。面部对称，比例均衡、上颌牙齿暴露量正常。微笑时舌的位置完全正常（图 3.23）。

侧面照片显示：患者能够轻柔地闭唇，良好的侧貌和唇部闭合（图 3.24）。

比较治疗前和治疗后的牙齿正面照显示治疗目标完全实现。牙齿中线对正，覆𬌗、覆盖正常。牙龈和咬合平面平行，口腔卫生良好（图 3.25）。

通过对患者矫治过程的分析，可以清楚地了解恢复正常功能的重要性。

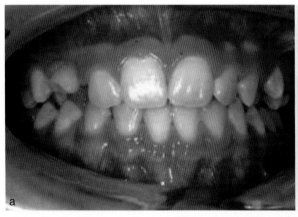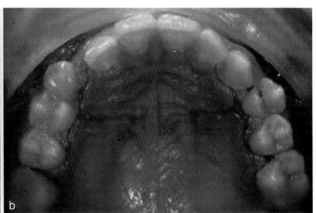

图 3.18　第一阶段矫治结束，所有的矫治目标实现

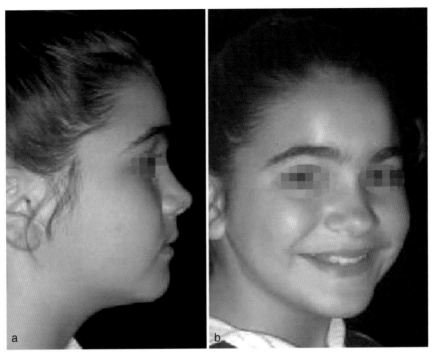

图 3.19 第一阶段矫治结束的侧面照（a）及微笑照（b）

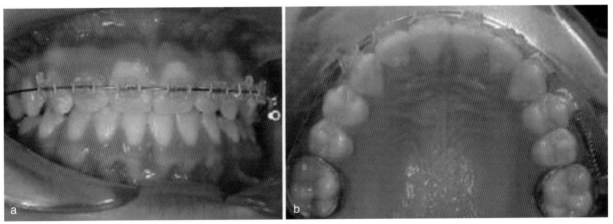

图 3.20 第二阶段美学陶瓷托槽

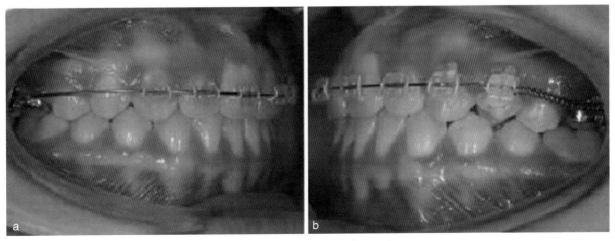

图 3.21 左侧使用镍钛推簧的口内照

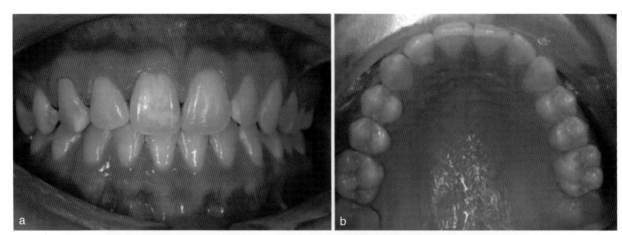

图 3.22　矫治结束时的正位及上颌

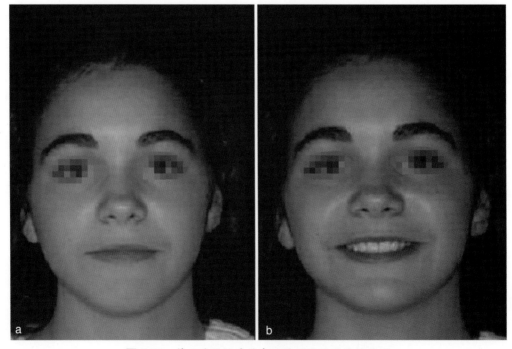

图 3.23　第二阶段治疗结束后的正面及正面微笑照

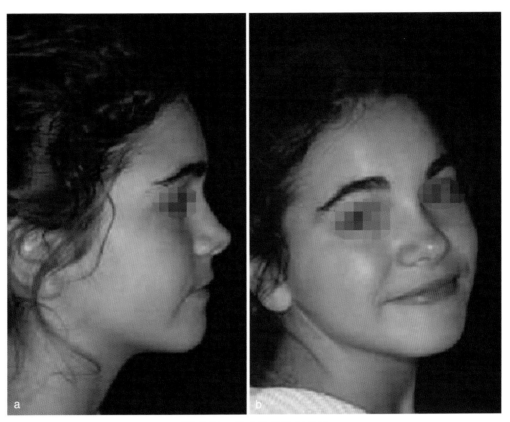

图 3.24 治疗结束的侧位照

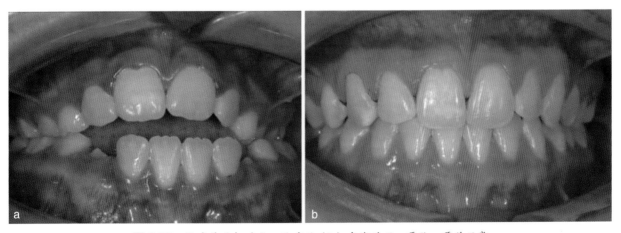

图 3.25 治疗前后相对比，治疗后（b）中线对正，覆𬌗、覆盖正常

病例3

7岁3个月，转自儿科医生，因为晚上打鼾声很大，不仅打扰了她妹妹，还打扰了她父母的睡眠。凸面型，开唇露齿，双下巴，典型的口呼吸合并下面高较长的患者，并且眼睛下有黑眼圈。

经常感冒发烧，服用皮质激素和抗生素。重要的是，异常的舌位置与腺样体和扁桃体肥大相关，而且还有吮指和吐舌习惯（图3.26）。

前牙照片清楚地显示舌静止位置，在切牙区有7mm的开殆（图3.27）。

右侧出现明显的反殆。侧貌显示右侧磨牙Ⅱ类和左侧磨牙Ⅰ类。右侧乳尖牙、第一和第二乳磨牙以及恒第一磨牙均为反殆。口腔卫生良好，未观察到龋齿（图3.28）。

全景X线片显示，所有恒牙呈现不同的发育阶段。侧位片可见开殆，并且清楚地看到呼吸道阻塞（图3.29）。

在与儿科医生会诊后，决定了以下治疗方案：

1. 纠正口呼吸。
2. 改善舌在休息时的位置。
3. 纠正右尖牙和磨牙的位置。
4. 达到正常覆殆、覆盖。
5. 长期保持。

为了矫正横向问题，使用固定式快速上颌扩弓器。该设计包括右侧和左侧第二乳磨牙带环，以保护第一恒磨牙。一天加力两次，每次四分之一圈，连续2周（图3.30）。同时，她接受语音治疗纠正舌的位置，这样有助于关闭前牙开殆。

2周后，扩弓完成。扩弓器保持在原位至少6个月，以便更好地预防复发（图3.31）。语音治疗师继续治疗，直到覆殆、覆盖正常。

2个月后的随访显示后牙反殆纠正。切牙间间隙正常闭合，中切牙位置正常（图3.32）。

使用不同类型的RME，首选腭部组织与磨牙咬合面上没有丙烯酸的RME。

加力方案是由正畸医生决定，一天加力两次可以达到治疗需求。

患者失访2年，再次就诊时没有佩戴RME。

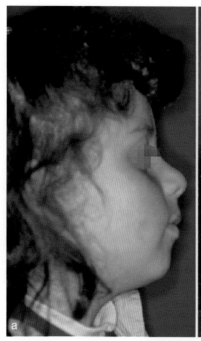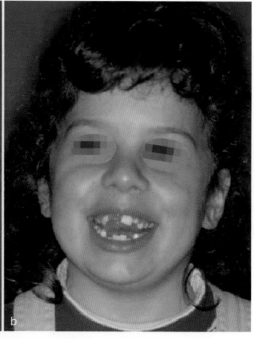

图3.26 初诊的侧面照及微笑时照片，双颏部明显

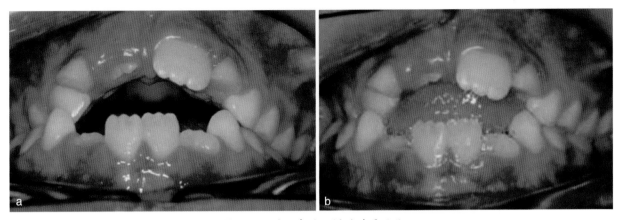

图 3.27　伴不良舌习惯的前牙开𬌗

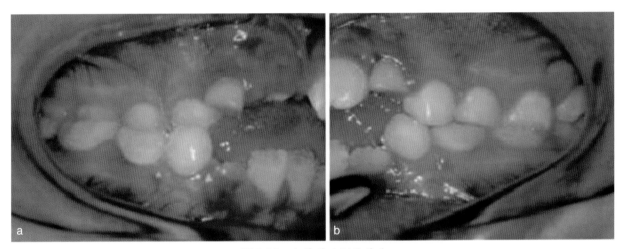

图 3.28　初诊前右侧𬌗关系

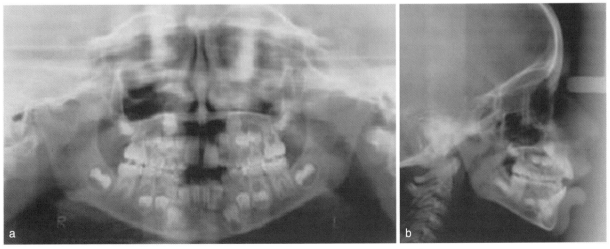

图 3.29　初诊曲面断层片及侧位片，气道狭窄

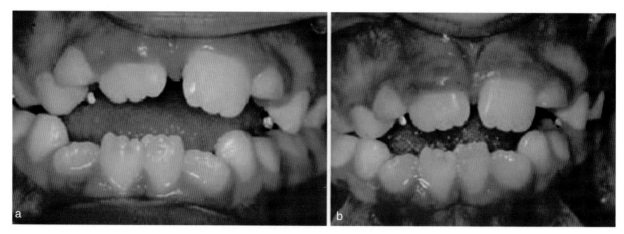

图 3.30　安装上颌快速扩弓的正位照

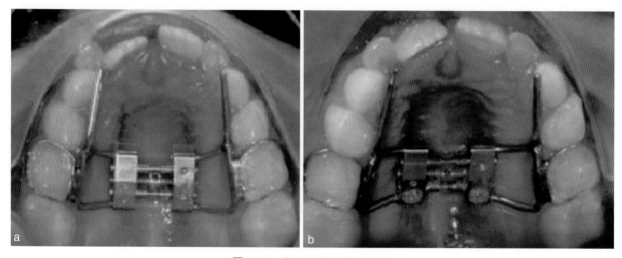

图 3.31　打开后的上颌𬌗面照

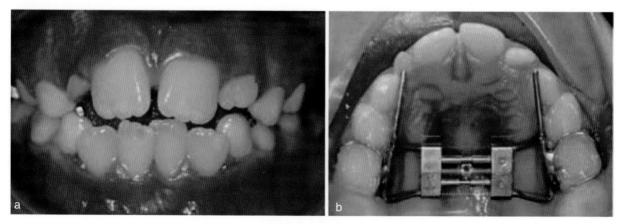

图 3.32　随访 2 月

前牙对刃𬌗，轻度开𬌗。尖牙和双尖牙几乎萌出（图3.33）。

侧位照片显示侧切牙和尖牙区域有轻微的侧向开𬌗，并且该区域仍然存在吐舌（图3.34）。

在与父母和患者长时间交谈之后，他们接受了用固定矫治器进行第二阶段的治疗，以便改善她的牙齿咬合，并防止任何类型的前牙开𬌗复发（图3.35）。

全景和侧位片显示尖牙和双尖牙正常萌出，没有根吸收的迹象。根据Ricketts的理论，患者长面型，前牙前突，面下高度和下颌角稍有增加（图3.36）。

粘接0.022英寸系统的陶瓷托槽，使用0.016英寸的不锈钢丝排齐整平牙列对齐线。当时没有计划拔除双尖牙（图3.37）。

第二乳磨牙上没有托槽。近中手动片切，以便在左侧和右侧实现Ⅰ类尖牙关系（图3.38）。

上下牙弓有很大改善。双侧第二乳磨牙仍在原位（图3.39）。

牙槽骨改变明显，切牙位置和倾斜程度有较大改善。在生长期，垂直向控制非常重要，以避免面下高度的增加。

拆除2个月的结果，中线对正。覆𬌗、覆盖几乎正常，口腔卫生相当好（图3.40）。

Ⅰ类尖牙和磨牙关系，在双尖牙区获得良好的牙尖交错。牙龈线和咬合平面平行（图3.41）。

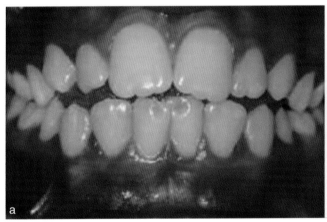
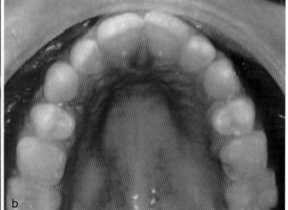

图 3.33 没有随访 2 年后正位及上颌照

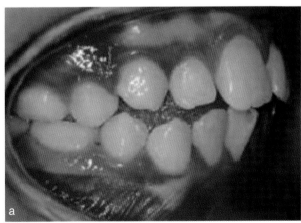
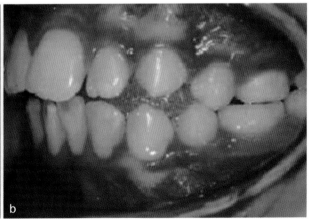

图 3.34 侧位照显示开𬌗

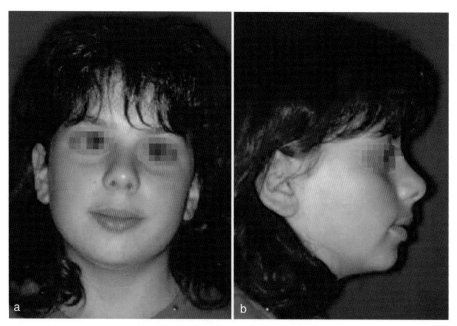

图 3.35　第二阶段结束时的正侧位

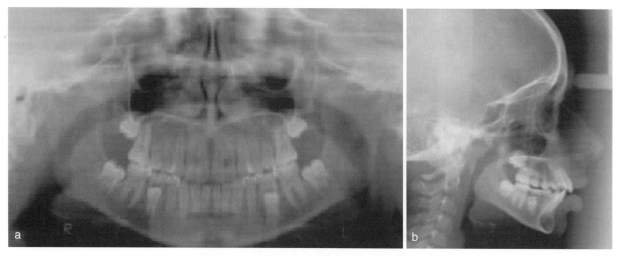

图 3.36　治疗结束时的曲面断层片及侧位片

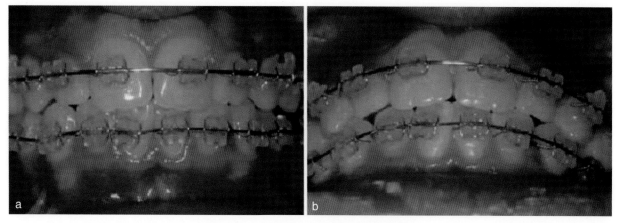

图 3.37　上下颌使用 0.022 英寸的托槽

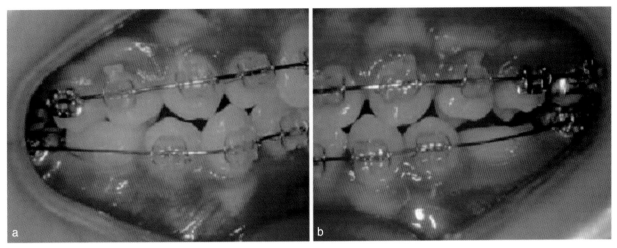

图 3.38　口内侧位照，乳磨牙未粘接托槽

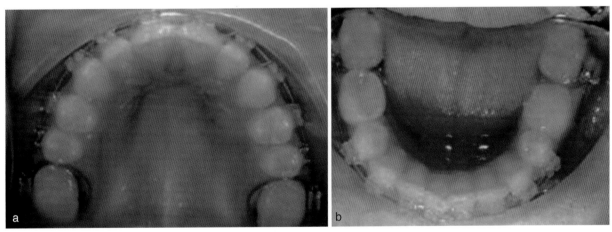

图 3.39　上下颌牙弓明显改善

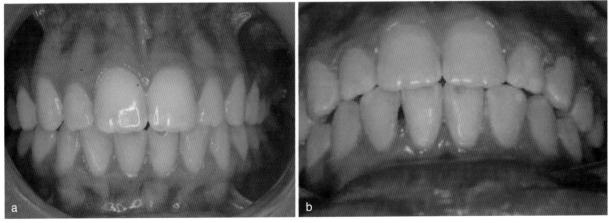

图 3.40　矫治结束时的正位照，中线对正

在上下弓上固定一根固定的保持丝，以保持前牙的位置。长期保持和可摘保持器用于控制舌的功能（图3.42）。

正畸治疗后的照片显示面下三分之一显著改善。患者可以自然闭合上下唇，没有露龈笑。牙齿中线与面中线一致（图3.43）。

轮廓照片清楚地显示出肌肉平衡。呈直面型，鼻唇角是正常（图3.44）。

患者在3年后随访。她的笑容比以往任何时候都自然，口腔肌肉完全放松了。最后，该患者面型匀称（图3.45）。

即使患者没有拔牙，但是鼻唇角正常，并且有良好的微笑面容（图3.46）。当分析3年后的口内照片时，观察到前部区域有轻微复发。

考虑到这一点，建议以超覆𬌗来完成病例以避免复发（图3.47）。

磨牙尖牙Ⅰ类关系保持不变。6个月的随访非常必要，以维持或改善所取得的成果（图3.48）。

观察正面𬌗关系，达到治疗目标。牙龈线和咬合平面平行，卫生状况良好。这证实为了获得有效的治疗效果，正确的诊断和治疗时机非常重要（图3.49）。

治疗前、后正面照清楚地表明，由于纠正了不良习惯，软组织得到改善。现在，患者可以在自然状态下闭合上下唇。舌位置和舌头功

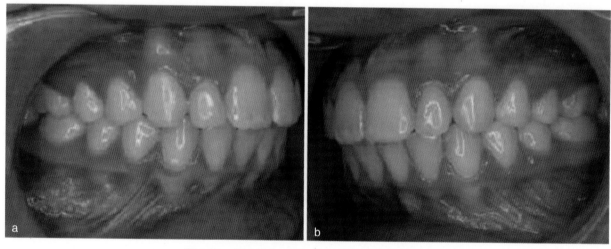

图3.41 矫治结束2月后维持尖牙磨牙Ⅰ类关系

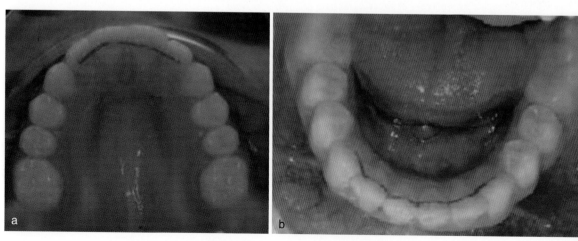

图3.42 上下颌采用固定保持器保持

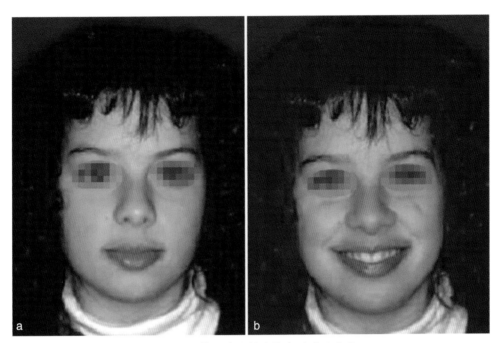

图 3.43　第二阶段矫治结束时的正面照

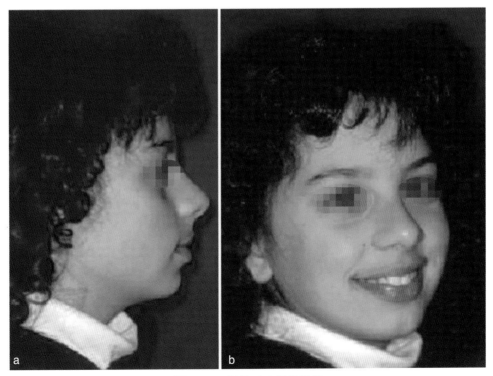

图 3.44　侧位照及侧位微笑

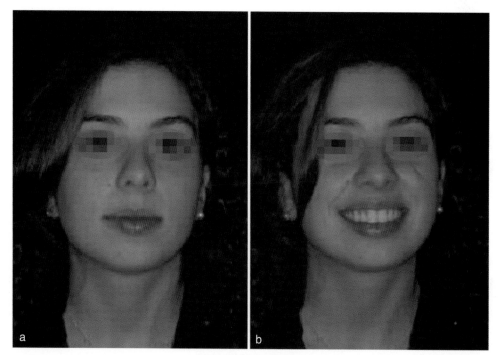

图 3.45　随访 3 年

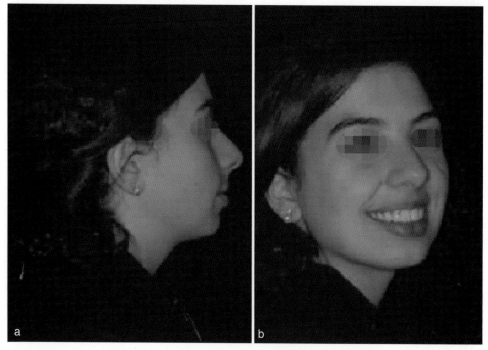

图 3.46　3 年后侧位照及侧位微笑相，上唇明显后缩

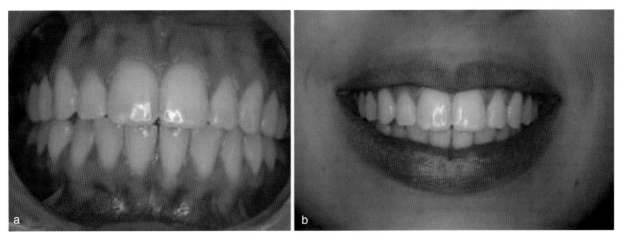

图 3.47　前牙区轻微的复发

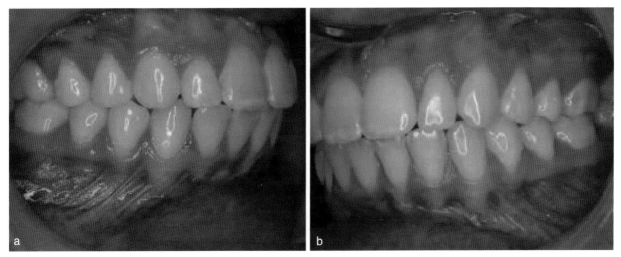

图 3.48　安氏 I 类的尖磨牙关系维持

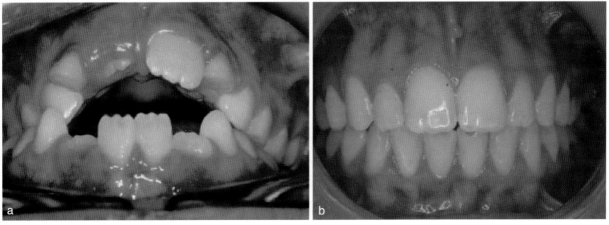

图 3.49　矫治前（a）与矫治后（b）的正位照对比

能重要性不容否认（图3.50）。

　　侧位照观察的结果也是一致的。她面型较直，唇正常闭合，唇突度减小，精神紧张减轻。鼻唇角不突出，即使没有拔除前磨牙。由于消除了舌头推力和口呼吸，垂直骨骼和牙槽骨关系显著改善。这个患者的治疗过程证明了这一

理论，即随着功能习惯的建立，结合早期治疗可以防止牙槽骨生长不对称对恒牙的影响（图3.51）。目前临床案例显示，如果诊断结果和正畸生物力学的设计适当，严重的前牙开𬌗患者可以实现稳定结果。

　　开𬌗治疗后的稳定性是正畸学中一个有争

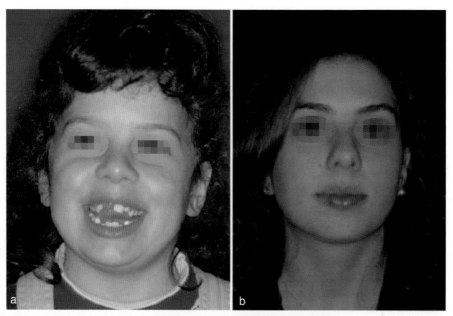

图3.50　治疗前（a）与治疗后（b）正面照对比

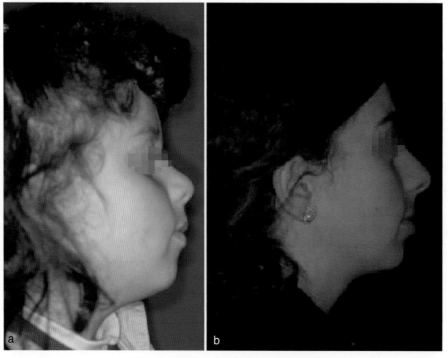

图3.51　侧位相及鼻唇角变化明显

议的话题，复发是不可预知的。病因可能是吐舌、舌大小和位置，或呼吸问题、吮吸习惯、髁突吸收、生长方向等。强制性破除不良习惯，以防止开𬌗复发。可以通过正确的诊断和个性化的治疗和保持计划来防止复发。

总　结

理想情况下，应尽早治疗开𬌗患者。不幸的是，没有特定的托槽或弓丝来帮助舌的位置使其正常化。

3 例患者因病因不同而采用不同的矫治器治疗：第一个是直到 4 岁都在使用奶嘴，并进行腺样体切除术；第二个有一个持续的吐舌习惯，直到 9 岁；第三个是前两者的结合。

年轻的医生必须明白什么样的矫治器能帮助他或她控制这个习惯。父母在陪伴过程的积极作用是必不可少的。

从临床角度来看，早期使用可移动或固定矫治器更有效，并且减少了恒牙列治疗的长度，减少了外科手术并且治疗效果更加稳定。

众所周知，环境和神经肌肉的影响可以改变牙齿的位置和上、下颌的生长方向。重要的是确定鼻腔或口咽障碍是否存在，可以改变舌头和下颌的位置。口呼吸会引起颌面变化，同样，一些错𬌗的类型可能出现长脸综合征（Linder-Aronson，Woodside，2000）。

耳鼻喉科医生和语音治疗师在诊断和治疗过程中的作用毋庸置疑。

强有力的证据表明，开𬌗畸形矫正得越早，预后就越好，当然，必须消除不良习惯以防止开𬌗复发。

理想情况下，治疗必须从儿童 4~6 岁开始，因为大多数功能和颌面问题开始于这个年龄，并且上前牙外伤的风险也降低。

呼吸暂停问题的预防比打鼾的纠正更重要。

记住，儿童打鼾加上学校注意力不集中和行为问题是儿童睡眠呼吸暂停发作的最典型征兆。

复发是不可预测的，因为病因可能是多因素的（髁突吸收、呼吸问题、持续吐舌、生长方向、习惯等）。众所周知，开𬌗治疗后保持的稳定性对于正畸医生来说是一个有争议的问题。

基于正确、个性化和彻底诊断的早期矫形 / 正畸治疗的有效性是不可否认的。长期控制是确定取得成果的基础（Huang，2002）。

考虑到以后可能出现的健康问题，前牙开𬌗治疗势在必行。不幸的是，没有专门的托槽或金属丝来治疗所有这些患者。家长和年轻患者必须意识到，越早开始纠正不良习惯，效果越好。完整的多学科、跨学科的早期治疗计划是纠正前牙开𬌗及其相关功能障碍的关键。

参考文献

Cozza P, Baccetti T, Franchi L, et al, 2005a. Sucking habits and facial hyperdivergency as risk factors of anterior openbite in the mixed dentition. Am J Orthod Dentofacial Orthop, 128:517–519.

Cozza P, Mucedero M, Baccetti T, et al, 2005b. Early orthodontic treatment of skeletal openbite malocclusion: a systematic review. Angle Orthod, 75:707–713.

Cozza P, Baccetti T, Lorenzo F, et al, 2007. Comparison of 2 early treatment protocols for openbite malocclusions. Am J Orthod Dentofacial Orthop, 132:743–747.

English JD, 2002. Early treatment of skeletal openbite malocclusions. Am J Orthod Dentofacial Orthop, 121: 563–565.

Huang GJ, Justus R, Kennnedy DB, et al, 1990. Stability of anterior openbite treated with crib therapy. Angle Orthod, 60:17–24.

Huang GJ, 2002. Long-term stability of anterior open-bite therapy: a review. Semin Orthod, 8:162–172.

Linder-Aronson S, Woodside D, 2000. Excess face height malocclusion. Etiology, diagnosis and treatment. Chicago: Quintessence Books:67–71.

McNamara Jr JA, Brudon WL, 1993. Orthodontic and orthopedic treatment in the mixed dentition. Ann Arbor:

Needham Press:20–21.

Ngan P, Fields HW, 1997. Open-bite: a review of etiology and management. Pediatr Dent, 19:91–98.

Pascualy R, Warren Soest S, 1951. Snoring and sleep apnea. USA: Raven Press.

Ramirez-Yañez G, Sidlauskas A, Junior E, et al, 2007. Dimensional changes in dental arches after treatment with a prefabricated functional appliance. J Clin Pedriatr Dent, 31:279–283.

Ramirez-Yañez G, Paulo F, 2008. Early treatment of a Class Ⅱ, division 2 malocclusion with the Trainer for Kids (T4K) : a case report. J Clin Pediatr Dent, 32:325–330.

Silva Filho OG, Gomes Goncalves RJ, Maia FA, 1991. Sucking habits: clinical management in dentistry. J Clin Pediatr Dent, 15:137–156.

Torres FC, Rodriguez de Almeida R, Rodriguez d Almeida Pedrin R, et al, 2012. Dentoalveolar comparative study between removable and fixed cribs, associated to chincup, in anterior open bite treatment. J Appl Oral Sci, 20:531–537.

Urzal V, Braga AC, Ferreira AP, 2013. Oral habits as risk factors for anterior open bite in the deciduous and mixed dentition-cross sectional study. Eur J Pediatric Dent, 14:299–302.

第 4 章

儿童牙周问题的早期治疗

Julia Harfin

让患者拥有漂亮和迷人的微笑，洁白的牙齿，正常的牙龈 – 牙周组织是所有正畸医生的目标。

为了实现这一目标，医生对牙周组织的组织学和生理学的全面而深刻的理解至关重要，必须要了解年轻患者的病理学特点。

牙周组织是一种复杂的组织，包括牙龈与牙龈附着、牙骨质、牙周韧带和牙槽骨。

重要的是，考虑到这些组织在生长发育期间不断变化，所以在所有正畸移动的过程中，对牙周组织的健康维护至关重要。

临床观察表明，舌侧的牙齿相对于唇侧的牙齿有更宽的角化附着龈。下颌中切牙的唇侧萌出更容易导致局部牙龈退缩和牙周附着丧失，并导致牙龈高度不均。

完整而详尽的诊断对每位患者都至关重要。

众所周知，牙龈炎是一种不伴有结缔组织附着丧失（Armitage，1995）的牙龈炎症。虽然牙龈炎是一个可逆的过程，但也很容易转化为伴有结合上皮的根尖迁移，结缔组织和牙槽骨的损失的牙周炎。约80%伴有牙龈退缩的下切牙会唇侧移位（Andlin-Sobocki et al，1991）。

下前牙区域存在牙龈炎和局部牙龈退缩

是具有挑战性的情况。一般而言，牙龈炎在老年患者中比儿童中更常见，下颌比上颌常见。它还与牙槽骨开裂密切相关。近80%牙龈退缩的下切牙位于唇侧（Andlin-Sobocki et al，1991）。

牙龈炎对微笑产生负面影响，并可能使受累牙产生疼痛和过敏。

牙龈退缩在7~12岁儿童的患病率为4%~8%（Seehra et al，2009）。虽然牙龈退缩为多因素致病，但异位牙萌出可能与该区域的局限性牙龈炎相关。薄龈型的患者比厚龈型的患者更容易出现这种问题。下中切牙是发病率最高的牙齿，因为侧切牙多倾向于从舌侧萌出（Vasconcelos et al，2012）。

鉴别真性和假性牙龈萎缩非常重要。真性牙龈萎缩是由于牙骨质暴露，并伴有结合上皮的根向迁移（Song，2013）。

诱发因素包括下切牙过于偏唇侧，附着龈宽度过窄，牙龈创伤和口腔卫生差。相反，切牙偏舌侧则具有更宽的角化龈宽度和更小的牙冠长度。

牙列拥挤是一个可以加速牙龈退缩的重要因素，与𬌗创伤关联可能导致严重牙龈萎缩（图4.1a、b）。在这种情况下，牙龈退缩并不会自愈而会逐年恶化，最终可能导致牙齿脱落。

良好的口腔卫生对治疗结果的维护起重要作用，必须通过向患者提供宣传手册以及口腔

J. Harfin
Department of Orthodontics, Maimonides University,
Buenos Aires, Argentina
e-mail: harfinjulia@gmail.com

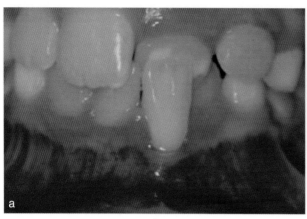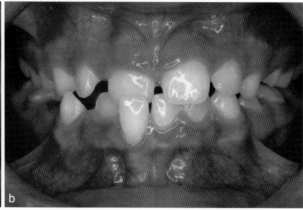

图 4.1 在早期混合牙列中具有较小宽度的附着龈的唇侧错位下切牙出现牙龈退缩

宣教来不断提高患者的口腔卫生意识。

正畸医生和牙周医生之间的紧密联系对最大程度减少和控制牙龈退缩至关重要。

研究表明，上、下切牙位置的正常化可改善和（或）恢复牙龈 – 牙周组织的位置和高度（Seehra et al，2009）。

必要时，可采用手术治疗。手术选择时机一般在正畸将下切牙移动到位后，再进行牙龈移植。在一些成人患者和某些情况下，可进行牙龈移植；对年轻患者则不建议如此，因为在矫正牙齿位置的过程中，牙龈已部分实现改建。

产生一个长的结合上皮附着是最常见的结果。

下切牙前突及牙龈附着宽度较小是主要因素。切牙错位导致的牙菌斑引起的牙龈炎症是局部下前牙牙龈退缩的危险因素（Parfit，Mjör，1964）。

重要的是要认识到口腔卫生在维持和改善牙龈 – 牙周状态中的重要作用。

早期矫正的长期观察表明，正常的前牙覆𬌗可以保持终身。一些患者还需要进行二次阶段治疗，但其他患者则不需要。毫无疑问，应该尽早处理这些问题，以避免出现更复杂的问题。

以下两位患者将清楚地展示这些概念。

病例 1

患者是一名 8 岁的男孩，患有严重的局部牙龈退缩，并伴有的前牙反𬌗（图 4.2）。他的主诉是上中切牙的位置。没有相关的治疗史。

患者下牙列还有 5mm 的拥挤量，上下牙龈边缘不齐。

口内侧面照证实了下中切牙的矢状向位置，并伴有牙周附着明显的丧失，同时由于严重龋齿而拔除第一乳磨牙（图 4.3）。口腔卫生良好。左右磨牙关系 I 类，右侧是反𬌗。

分析模型、X 光片和照片后，第一阶段的治疗目标是：

1. 排齐整平上下牙列。

2. 保持 I 类磨牙关系。

3. 实现 I 类尖牙关系。

4. 改善下前牙区的牙龈情况。

5. 达到正常覆𬌗、覆盖。

6. 长期稳定性。

为了实现这些目标，多用途弓（0.016 英寸 × 0.016 英寸 Elgiloy 弓丝）放置在预制的 0.022 英寸槽沟托槽。在此阶段治疗期间，下牙弓并不粘接托槽（图 4.4）。

7 个月后，中切牙和侧切牙的位置正常。建议进行全面的牙菌斑控制，尤其是下前牙区

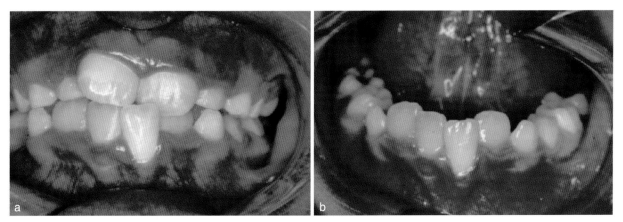

图 4.2　伴有上下颌轻度拥挤的一名 8 岁男孩，下前牙龈退缩明显

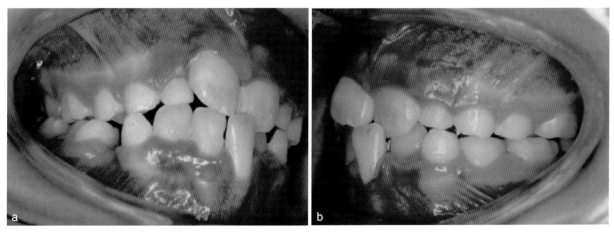

图 4.3　治疗前口内侧面照。确认右中切牙的矢状向位置和牙周附着丧失情况

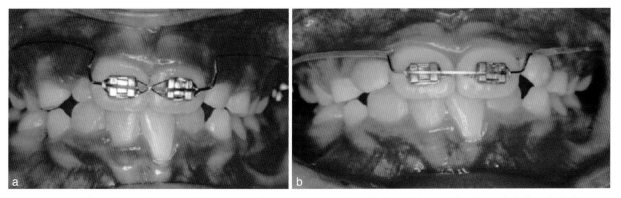

图 4.4　采用片断弓（0.016 英寸 ×0.016 英寸 Elgiloy 弓丝），在中切牙放置托槽以纠正前牙覆𬌗和覆盖

域，以改善牙龈情况。这个时候粘接下颌托槽（图4.5）。

口内侧面照显示了实际状况。下颌放置带环舌弓（0.036英寸）以维持下磨牙的前后向位置并避免磨牙近中倾斜。上颌采用0.016英寸×0.022英寸的不锈钢丝（SS）以控制上前牙的倾斜度和转矩（图4.6）。

观察尖牙及前磨牙萌出符合预期后，在下颌粘接托槽。由于工作原因，他的父母移居国外大约24个月。

拆除托槽两年后，上下切牙的位置和倾斜度基本正常。上下中线齐，咬合面与牙龈平面平行，覆𬌗、覆盖正常。下中切牙的牙龈恢复，不再需要任何形式的牙龈移植（图4.7）。

口内侧面照显示，口内达到了Ⅰ类磨牙和尖牙关系及正常覆𬌗覆盖（图4.8）。

𬌗面照结果显示：固定舌侧保持器粘在下牙弓的每个牙齿上，以防止任何类型的复发，即使未曾在牙面上粘接过托槽。建议每6个月进行一次随访（图4.9）。

患者在4年9个月后保留舌侧保持器随访。结果得以维持甚至改善。牙龈边缘仍然正常（图4.10）。侧面照显示尖牙和磨牙保持Ⅰ类关系，覆盖和覆𬌗正常（图4.11）。

治疗前和治疗后照片的比较清楚地表明，不仅左下中切牙牙龈位置，而且咬合面也有很大改善。下中切牙的骨吸收自我矫正，不需要进一步的牙周治疗。上下切牙的牙龈状态完全正常（图4.12）。

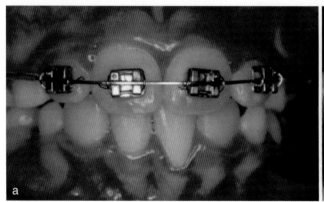
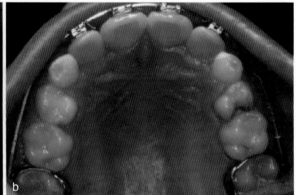

图4.5 治疗7个月后，用0.016英寸SS弓丝将上切牙的位置纠正

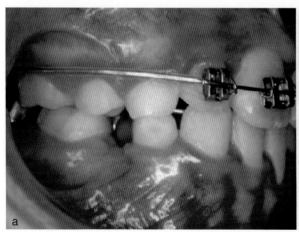
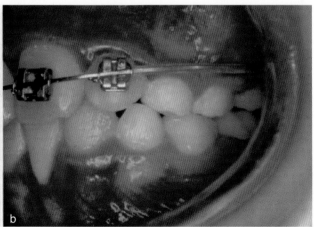

图4.6 口内侧面照提示下颌舌弓维持下磨牙前后向位置

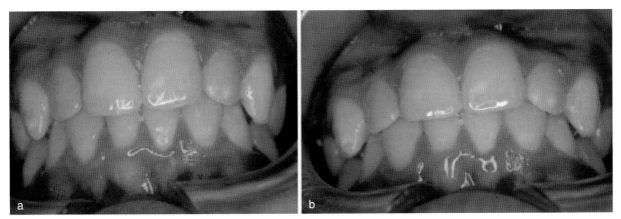

图 4.7 治疗结束后 2 年，结果得以维持甚至改善。中线对正，覆殆和覆盖正常

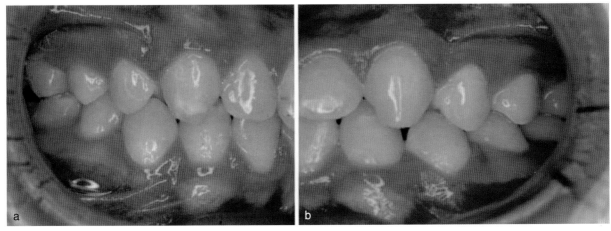

图 4.8 结束时侧面照显示在Ⅰ类尖牙和磨牙关系

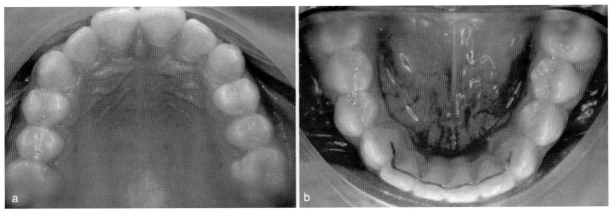

图 4.9 治疗结束后 2 年，上下咬合面观察

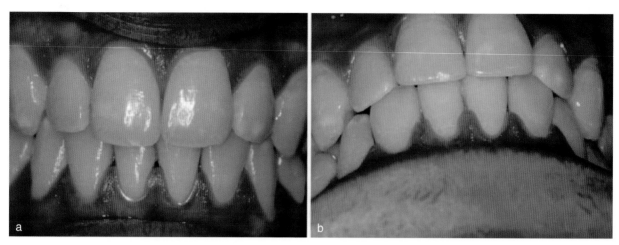

图 4.10　随访 4 年 9 个月。结果保持良好，牙龈组织完全正常

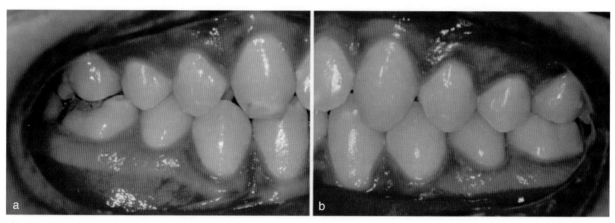

图 4.11　4 年 9 个月的有效正畸治疗后右侧（a）和左侧（b）咬合

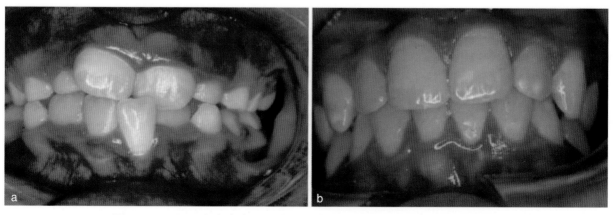

图 4.12　比较治疗前（a）和治疗后（b），上下中线和牙龈边缘完全正常

病例 2

　　这个例子说明早期治疗的重要性。患者是一名 9 岁 8 个月的女孩，她的儿科牙医建议正畸治疗，希望得到关于开始矫正右上中切牙腭向位的最佳时间的其他建议。她的母亲因为听到完全不同的意见而感到困惑：有些人建议等待第二磨牙的萌出。

　　另一个建议拔除左中央下切牙以改善咬合；还有人建议：唯一的方法是使用微种植体等（图 4.13）。

　　为了降低母亲的焦虑，解释不同的治疗方法，医生向她和她的女儿展示了一些类似的临床病例。非常重要的是，父母了解早期纠正前牙位置的重要性，以防止将来出现更多的牙列和牙周并发症。

　　至关重要的是，患者及其父母必须充分意识到良好的口腔卫生是实现和维持正常牙龈 - 牙周组织的基础。

　　重要的是要强调这名患者由于与牙龈线不齐而导致上颌牙有牙龈炎（图 4.13）。

　　左下切牙的唇侧位置侧面照显示了 I 类尖牙和磨牙关系以及左下切牙的过度唇倾。虽然患者非常年轻，但在这个区域看到了一些牙周附着的损失。左上中切牙腭侧伸长（图 4.14）。

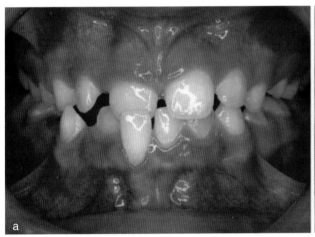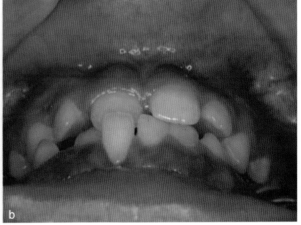

图 4.13　治疗前照片

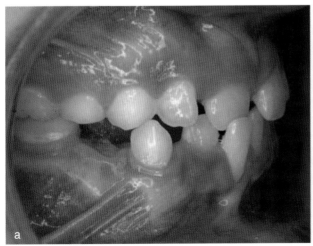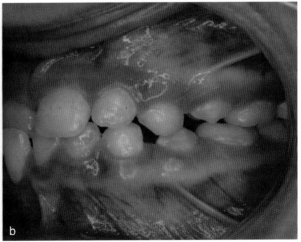

图 4.14　磨牙 I 类关系左下切牙的过度唇侧位置

咬合照片显示上牙弓的正差异为2.5mm，下牙弓的差异为+2mm（图4.15）。口腔卫生相当好，没有看到蛀牙。

在分析模型、X线片和照片后，第一阶段的治疗目标是：

1. 纠正右上下中切牙的位置。

2. 排齐整平牙列。

3. 维持Ⅰ类尖牙和磨牙关系。

4. 改善牙龈-牙周病。

5. 长期稳定。

为了实现这些治疗目标，上前牙上粘0.022英寸陶瓷托槽，上颌第一磨牙上粘接带环，利用0.014英寸SS弓丝排齐（图4.16）。

侧面照显示治疗5个月后的结果。

左右乳磨牙保持正常位置（图4.17）。定期检查口腔卫生。在中切牙之间用"8"字结扎以关闭前牙间隙。覆𬌗、覆盖几乎正常，前磨牙正常萌出（图4.18）。

当所有的前磨牙和右侧尖牙萌出时，使用0.018英寸SS弓丝与螺旋推簧排齐整平上颌牙列，为左尖牙获得足够的空间。建议使用镍钛0.014英寸钢丝作为辅弓，以便在没有相邻牙齿改变的情况下使尖牙水平萌出（图4.19）。

下牙弓上粘接0.022英寸陶瓷托槽，并放置0.016英寸SS弓丝以矫正前部区域的拥挤和前磨牙区域的扭转（图4.20）。

正畸治疗结束的结果显示，中线对齐，牙龈线和咬合面平行。覆𬌗、覆盖正常（图4.21）。

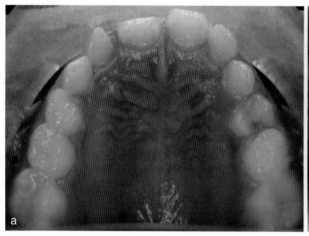 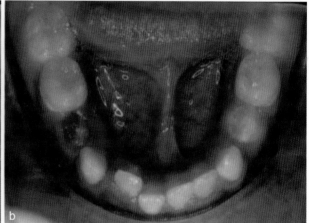

图4.15 治疗前上下牙列。左下中切牙错位

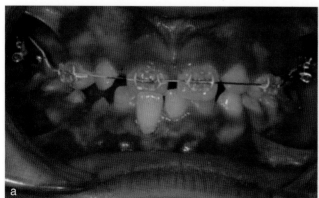 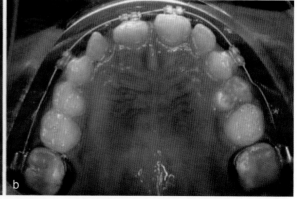

图4.16 陶瓷托槽，在治疗开始时使用0.016英寸SS

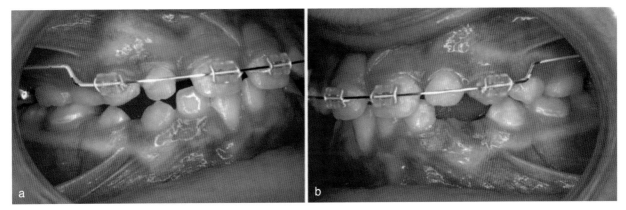

图 4.17　侧面照，0.016 英寸 SS

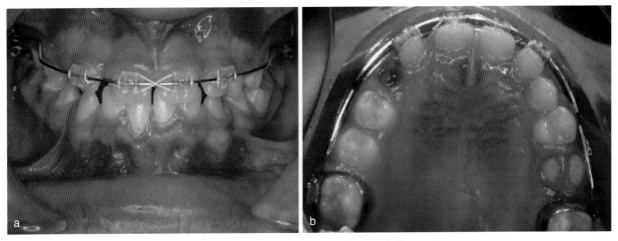

图 4.18　在中切牙之间用 "8" 字结扎线关闭间隙

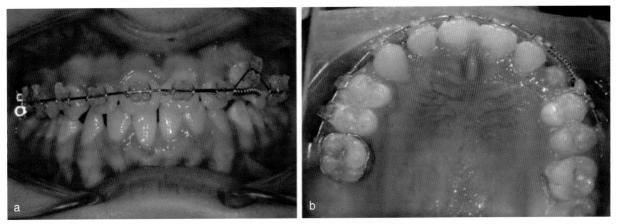

图 4.19　正面和咬合照片，螺旋推簧和镍钛 0.014 英寸作为辅弓

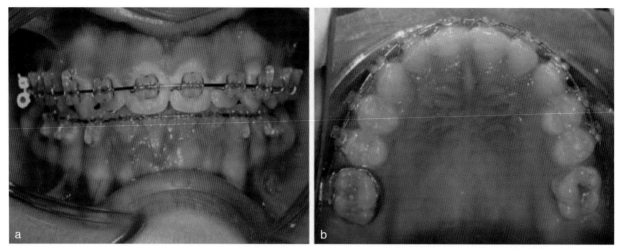

图 4.20 在治疗的这个阶段的正面照和上颌照。左上角的尖牙完全萌出了

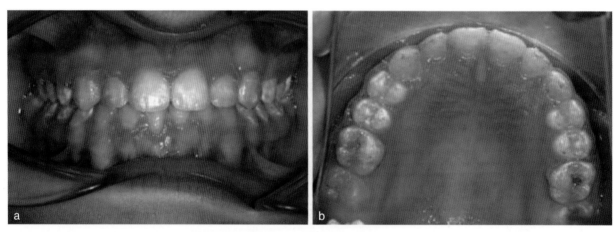

图 4.21 正畸治疗结束

　　18 个月后的随访显示治疗结果得以维持。上下中切牙和侧切牙区域的覆𬌗和覆盖正常。口腔卫生好（图 4.22）。

　　侧面照片显示尖牙和磨牙 I 类关系。切牙的位置和左下中切牙的牙龈退缩得到改善（图 4.23a，b）。

　　上下切牙的位置和倾斜度的改善显著。建议在下牙弓上长期固定保持丝（图 4.24）。

　　术前照片与术后照片之间的比较清楚地显示前部区域的咬合增强。实现了所有治疗目标，并且牙龈 – 牙周组织的正常化显著（图 4.25）。

　　这名 9 岁患者存在的相同问题取得了类似的结果。

　　治疗前和治疗后 5 年的正面照之间的对比是最好的例子，在使用相同治疗方案后，没有使用任何外科手术辅助。仅通过使用正畸移动实现。在 5 年的随访中未见复发迹象，牙龈组织和牙周组织完全正常化（图 4.26）。

　　牙龈组织的正常化是显而易见的。

结　论

　　人们普遍认为，与不太突出的切牙相比，突出的切牙唇侧牙龈退缩的概率更高。

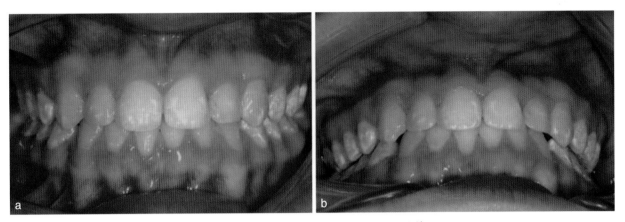

图 4.22　随访 18 个月，治疗结果得以维持

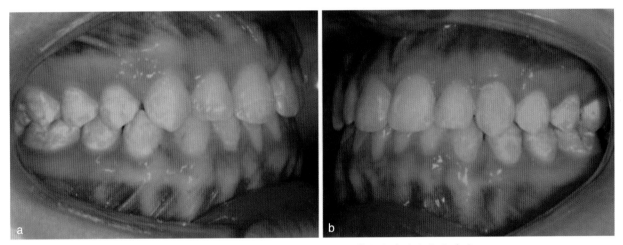

图 4.23　治疗后 18 个月左右咬合。保持Ⅰ类磨牙和尖牙关系

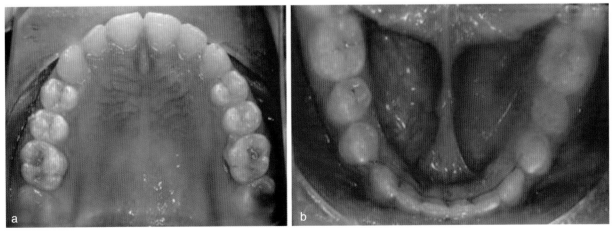

图 4.24　建议长时间对牙弓的固定保持

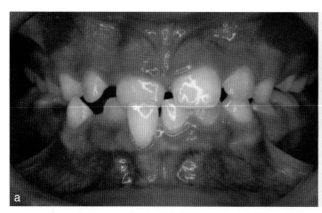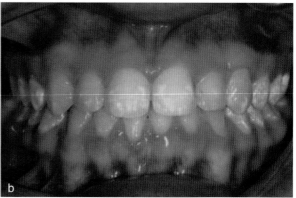

图 4.25　治疗前（a）和治疗后（b）照片的比较。中切牙和牙龈组织位置的改善清晰可见

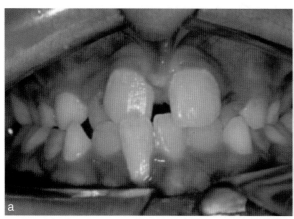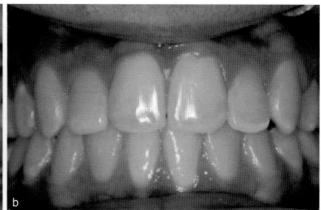

图 4.26　使用类似方案比较治疗前（a）和治疗后（b）5年的正面照片

结果显示，当牙齿在面部或舌侧方向改变位置时，角化和附着的牙龈宽度发生显著变化（Bimstein，Eidelman，1988）。

本章介绍的临床病例证明，早期使用固定的正畸矫治器可以获得令人满意的结果，并可以逆转牙龈退缩。在正畸治疗之前不需要修复性外科手术，因为牙龈组织的完全恢复清楚可见。

建议尽快使下前牙的倾斜正常化，因为它们的位置改善有助于牙龈组织的正常化。

多学科和跨学科的治疗是长期实现最佳结果的唯一途径。毫无疑问，金标准是在正畸治疗期间和治疗结束后保持牙龈尽可能健康。

严格的菌斑控制对于维持和改善所获得的结果是重要的。牙龈–周期性炎症是一个非常严重的有害因素，会导致不可逆的牙周附着丧失。

应特别注意附着的牙龈区域及其与下颌中切牙的倾斜的关系，因为它可能是该区域牙龈退缩的病因。

治疗效率（结果与治疗时间）毫无疑问，远期治疗结果证实了这种方法。

参考文献

Ainamo J, Paloheimo L, Nordblad A, et al, 1986. Gingival recession in school children at 7, 12 and 17 years og age in Espoo, Finland. Community Dent Oral Epidemiol, 14:283–286.

Albandar JM, Rams TE, 2001, 2000, Risk factors for periodontitis in children and young persons. Periodontol, 29:207–222.

Andlin-Sobocki A, Marcusson A, Persson M, 1991. 3-year observations on gingival recession in mandibular incisors in children. J Clin Periodontol, 18:155–159.

Armitage GC, 1995, 2000. Clinical evaluationof perio-dontal diseases. Periodontol, 7:39–53.

Bimstein E, Eidelman E, 1988. Morphological changes in the attached and keratinized gingiva and gingival sulcus in the mixed dentition period. A 5-year longitudinal study. J Clin Periodontol, 5:175–179.

Kassab MM, Cohen RE, 2003. The etiology and prevalence of gingival recession. JADA, 134: 220–225.

Ngan PW, Burch JG, Wei SH, 1991. Graft and ungrafted labial gnigival recession in pediatric orthodontic patients: effects of retraction and inflammation. Quintessence Int, 22:103–111.

Parfitt GJ, Mjör IA, 1964. A clinical evaluation of local gingival recession in children. J Dent Child, 31:257–262.

Renkema AM, Fudales PS, Renkema A, et al, 2013. Gingival recessions and the change of inclination of mandibular incisors during orthodontic treatment. Eur J Orthod, 35:249–255.

Seehra J, Fleming P, DiBiase AT, 2009. Orthodontic treatment of localized gingival recession associated with traumatic anterior crossbite. Aust Orthod J, 25:76–81.

Song HJ, 2013. Periodontal considerations for children. Dent Clin N Am, 57:17–37.

Vasconcelos G, Kjellsen K, Preus H, et al, 2012. Prevalence and severity of vestibular recession in mandibular incisors after orthoodntic treatment. Angle Orthod, 82:42–47.

第 5 章

非典型扭转中切牙的正畸治疗

Maria Florencia Mana

本章旨在阐述影响上颌中切牙正常萌出的所有病因。

由于上颌中切牙对微笑美学和功能均有影响，因而会受到父母和孩子特别的关注，出现该类问题应尽早予以纠正，早期矫正不仅疗效更为确切，复发率也会更低。

通常将中切牙相对其纵向轴线发生 20°乃至更大（60°、90°甚至 180°）偏转移位称为牙齿扭转（Parisay，Boskabady，2014）

牙齿扭转的发病率为 2.1%~5.1%（Parisay，Boskabady，2014）

咬合发育和牙齿的排列受到很多因素的影响。40% 的上颌中切牙被证实至少有 25° 的扭转，而 90% 的扭转牙在萌出的头两年中就会被发现（Jahanbin et al，2010）。

为了能做出正确的诊断，了解导致这类错殆畸形的诱发因素就非常重要。下文就将列举产生牙齿扭转的不同病因。

根据病因学将扭转分为扭转发生于牙萌出前和扭转发生于牙萌出后。

绝大多数的牙萌出前的扭转都是由儿童时期前上颌骨的创伤引起的。该因素可导致牙胚的移位和牙齿排列的改变。任何类型的病理学因素（囊肿、肿瘤、牙瘤或多生牙）都会影响

中切牙的萌出（Kim et al，1961；Suresh et al，2015）

萌出后产生牙齿扭转的一个主要原因与可用间隙相关；扭转通常发生在拥挤的牙弓中，但亦可出现在有剩余间隙的情况下（Kim，Baccetti，1998）。

另一个主要的病因为牙齿的萌出途径，不正确的萌出途径可能会影响牙齿的排列。患者的一些不良口腔习惯（如吮物）也可以导致牙齿的扭转。

了解各类错殆畸形的理想治疗时机是很重要的。美国正畸协会建议所有孩子都应在 7 岁时去正畸医生那里进行早期诊断以避免后期治疗难度的增加以及在生长期进行最有效的控制。

一般认为在混合牙列的早期开始第一阶段的治疗较为理想，具体而言就是在上颌中切牙开始萌出时进行干预（Suresh et al，2015）。

这种早期的干预可以降低后期一些复杂治疗的必要性，在某些情况下还可以避免拔牙。

现已证实上颌中切牙扭转确诊的时间就是开始治疗的最佳时机，尤其是在切牙开始萌出时。

上颌中切牙扭转的治疗方式有很多种，最常见的两种方法就是采用固定矫治器或活动矫治器。

在评估了不同方法之后证实通过固定矫治器对扭转牙予以纠正是最佳方案。这种方式的

M.F. Mana, DDS
Department of Orthodontics, Maimonides University,
Buenos Aires, Argentina
e-mail: florenciamana@gmail.com

优势在于矫治的效果不取决于患者的配合度，矫治器 24h 都在发挥作用，因而能够缩短治疗周期，对于儿童而言矫治的结果也更加理想且可控。

下文将通过展示一系列病例对这类错𬌗畸形进行诊断并确定最佳的治疗方案。

病例 1

患者在 7 岁时首次就诊，可以看到其右上中切牙扭转，前牙存在反𬌗（图 5.1a，b）。

正如所观察到的，上牙弓间隙的不足会导致右上中切牙和左上侧切牙的扭转。上颌前牙区的闭锁加重了前牙的拥挤。在完成了详尽的临床检查、影像学检查及模型分析后，最终选择应用固定矫治器对该患者进行矫治。

首先粘接金属预成托槽（0.022 英寸）排齐牙列并为右上中切牙及左上侧切牙提供必要间隙。为了有效控制支抗，上颌第二乳磨牙粘接了带环。在 0.016NiTi 弓丝上应用轻度激活的镍钛推簧以开辟间隙并纠正前牙反𬌗（图 5.2a，b）。

两个月后，右侧中切牙的间隙已经足够，可以开始粘接托槽进行排齐。放置带有轻度激活的镍钛推簧的 0.014NiTi 弓丝以利于上牙弓的成形（图 5.3a，b）。

4 个月后，改善已经非常明显。覆𬌗、覆盖已基本正常。排齐基本完成后，在 0.018 英寸的不锈钢丝上通过弹性皮链关闭切牙间隙（图 5.4a，b）。建议每四周复查一次。

20 个月后结束第一阶段的治疗。𬌗面观显示（该阶段治疗）获得了良好的效果。直到此

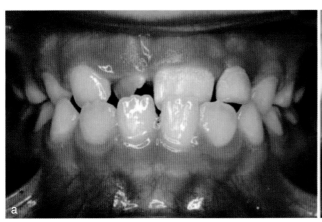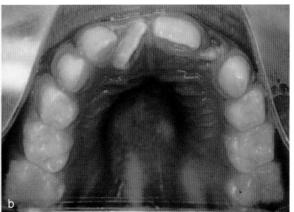

图 5.1 a. 治疗前拍摄的正面照，可见右上中切牙扭转。b. 治疗前牙弓的咬合面

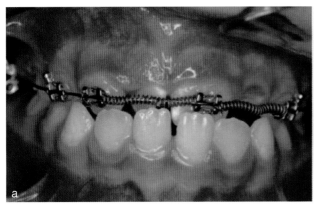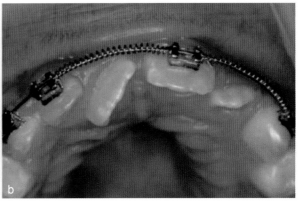

图 5.2 正面和咬合面照，粘接固定矫治器（托槽 0.022 英寸）并使用螺旋推簧开辟间隙，纠正反𬌗

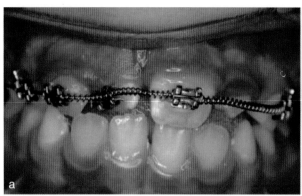
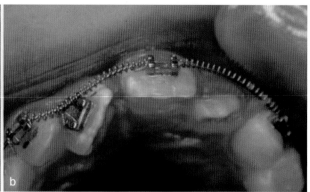

图 5.3 前牙间隙恢复后，粘接托槽纠正扭转

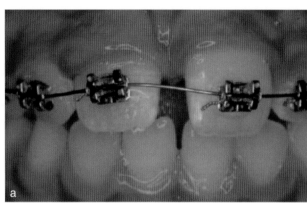
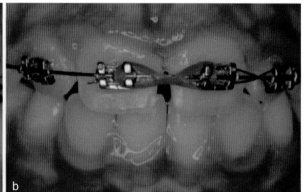

图 5.4 a. 粘接托槽 4 个月后，上中切牙基本排齐。b. 关闭了切牙间隙，中线对齐

时都未粘接固定保持器。很长一段时间患者一直佩戴 Hawley 保持器，矫治结束后推荐每 6 个月复查一次（图 5.5a，b）。

在很短的一段时间内（20 个月）所有的矫治目标都达成了。患者和家长都感受到了早期矫治带来的好处并且意识到二期矫治也将是可行的。这个方案的高效性是很值得重视的，相比于只在恒牙列期进行单期矫治，该方案的复杂程度将降低很多。

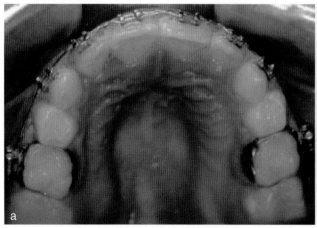
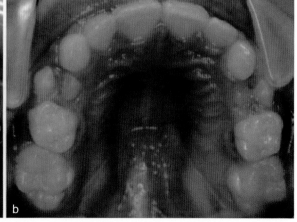

图 5.5 a. 结束时的咬合面照。b. 矫治结束后 20 个月的咬合面照

病例 2

患者是一名 9 岁女孩，左上中切牙扭转 90°，与正常牙齿对比大小可以发现纠正扭转所需的间隙是足够的（图 5.6a，b）。

在分析 X 线片后发现患者上中切牙间存在多生牙，正畸开始前患者先去外科医生处拔除了多生牙（图 5.7a）。

患者的上颌中切牙和左侧乳尖牙、第二乳

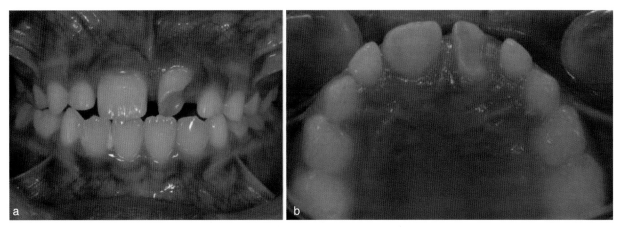

图 5.6 治疗前正面（a）和咬合面（b）。左上中切牙扭转 90°

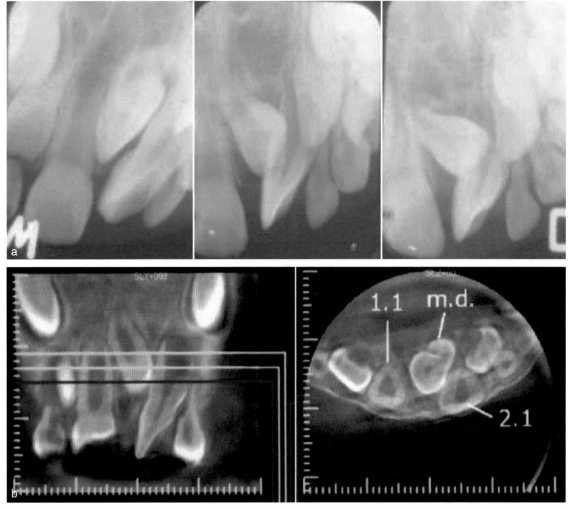

图 5.7 a. 根尖周 X 线片显示存在正中多生牙。b. 数字断层扫描证实中切牙之间存在一个多生牙

磨牙均粘接了托槽或带环，使用0.014英寸不锈钢丝。托槽粘接在左上切牙远中面开始纠正扭转（图5.8a，b）。

几个月之后，牙齿的位置开始恢复正常后，重新调整托槽中心位置至临床冠中心点（FA点）附近（图5.9a，b）。

2个月后，托槽位置还需要重新调整，并且需要放置不锈钢方丝（图5.10a，b）以达到牙齿正确的倾斜度和转矩，配合需要放置一个镍钛推簧改善覆𬌗、覆盖。

7个月后，左上中切牙的位置恢复了正常。正畸治疗继续进行直到排齐完成。为防止复发，

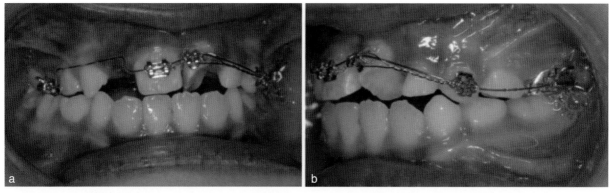

图5.8　左中切牙的正面（a）和侧面照（b），其中托槽粘接在左中切牙的远中面上

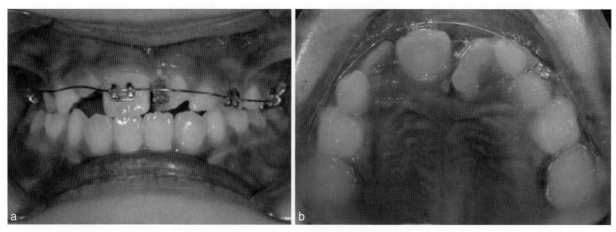

图5.9　在左上中切牙上的FA点附近重新粘接托槽

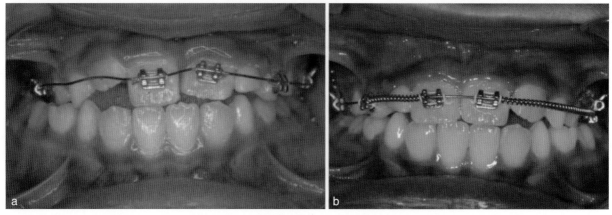

图5.10　将托槽重新粘接以排齐牙列，双侧使用镍钛推簧以纠正覆𬌗、覆盖

降低二次矫正的可能性，使用 0.017 英寸的麻花丝为患者粘接了舌侧固定保持器（图 5.11a，b）。建议每半年复查一次。

患者矫治结束 9 个月复查（图 5.12a，b），可见固定保持器发生破损。前面观和𬌗面观照片均显示保持效果良好。中切牙的位置和倾斜度一致。建议重新制作新的固定保持器。

病例 3

患者是一名混合牙列期患儿，右上中切牙发生 90° 扭转。治疗计划为尽快开始纠正牙齿的位置并为上颌侧切牙的萌出开辟间隙（图 5.13a，b）。

全景片未观察到患者存在多生牙和缺牙

（图 5.14）。

经过仔细分析后，该病例选用固定矫治器进行治疗。在中切牙上粘接两个预成的 0.022 英寸的托槽，左右磨牙粘贴颊面管，使用 0.014 英寸的镍钛丝进行排齐（图 5.15a，b）

4 个月后，右上中切牙的位置基本正常，但是右上侧切牙因缺乏间隙而唇向萌出。

很明显两个中切牙排齐，间隙在 7 个月内关闭。在牙弓中弯制一个凸向唇侧的曲，以便侧切牙萌出（图 5.16a，b）。前面观中可见个性化的凸向唇侧的曲和用以间隙关闭的"8"字结扎。𬌗面观显示凸向唇侧的曲可以使右侧切牙在正常位置萌出。

两侧的侧切牙萌出后即可粘接托槽并使用

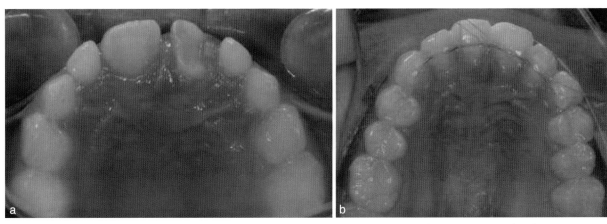

图 5.11　上牙弓咬合面照，治疗前（a）与治疗后（b）比较。左上中切牙位置仍保持正常

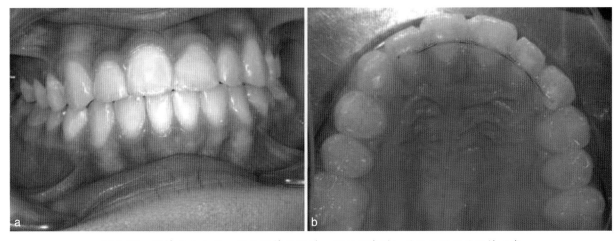

图 5.12　保持后 9 个月，固定保持丝断裂。可以观察到切牙的位置仍然保持正常

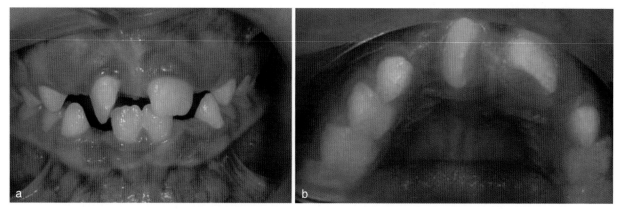

图 5.13　治疗前正面（a）和咬合面（b）。右侧中切牙的发生明显异位，侧切牙萌出间隙不足

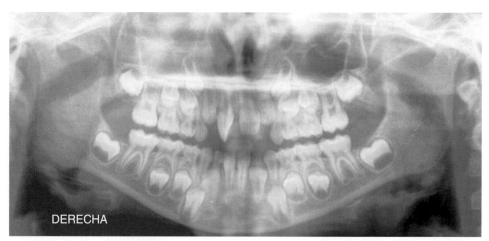

图 5.14　全景片显示，没有多生牙或缺牙

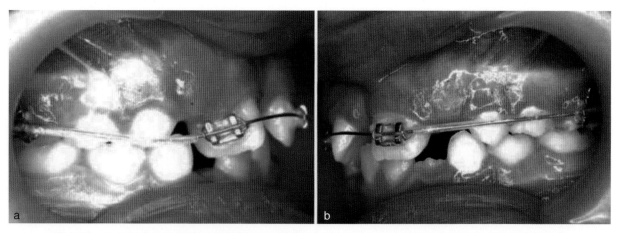

图 5.15　粘接固定矫治器并配合使用 0.014 英寸镍钛弓，用时在弓丝上套用塑料管以防止黏膜损伤

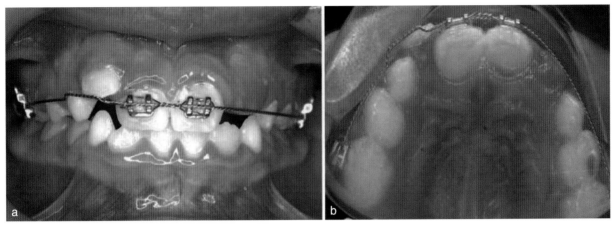

图 5.16 通过个性化曲关闭中切牙间隙后的正面和咬合面照，个性化弯曲，右上侧切牙正常萌出

多用途弓（Elgiloy 0.016 英寸 × 0.016 英寸）（图 5.17a，b）。

18 个月后拆除矫治器，治疗前后的对比显示达到了预期的矫治目标。给予患者 Hawley 保持器并长期追踪随访，建议每 6 个月复查一次（图 5.18a，b）。

53 个月后对患者进行回访，矫治效果维持得很好，甚至还有改善。在没有任何正畸治疗的情况下，所有的尖牙和前磨牙都在其正常的位置萌出了（图 5.19a，b）。

扭转牙正畸治疗后的复发问题一直是最大的困扰之一。已经证实上颌中切牙在正畸治疗刚结束时就有很明显的复发趋势。在快速移动的情况下复发的概率会更大。

现已证实复发的原因主要是由于正畸治疗移动造成的牙周纤维和牙槽嵴上纤维产生的收缩。早期纠正牙齿的扭转可以在根尖区域生成新的纤维束以防止治疗后的复发（Reitan，1959）。

最受欢迎的保持器主要包括固定保持器、Hawley 保持器及真空压膜保持器。在阻断矫治中不太推荐使用某些保持器，如真空压膜保持器，因为其会影响牙齿的正常萌出。

固定保持器防止牙齿复发的可靠性已经得到了证实，它们可以维持牙齿的位置，但是还需要患者的配合。固定保持器的一个隐患就是菌斑的堆积，然而已经证实在绝大多数的情况下它们不会引起牙周问题和龋病。

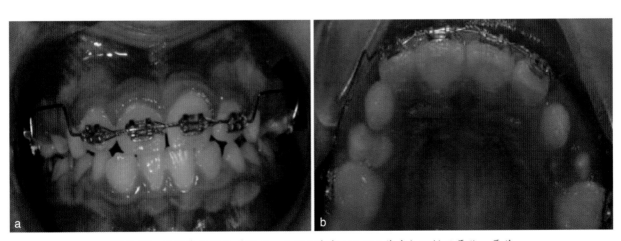

图 5.17 放置多用途弓（Elgiloy 0.016 英寸 × 0.016 英寸）以纠正覆𬌗、覆盖

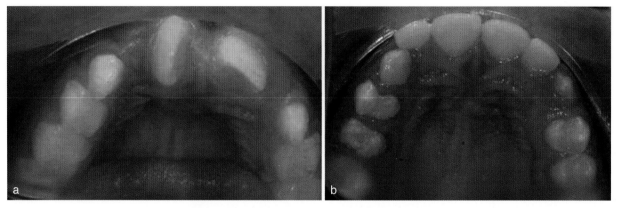

图 5.18 比较治疗前（a）、后（b）的咬合面

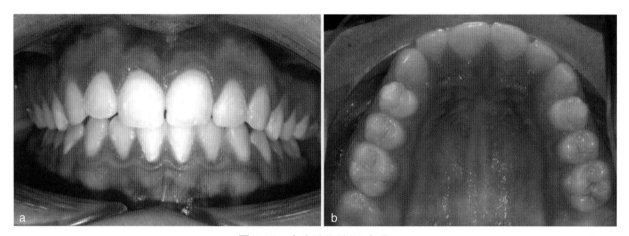

图 5.19 去除矫治器 53 个月

弓丝的质量和宽度、使用粘接材料的类型、粘接的临床操作水平和牙弓中产生的咬合创伤很大程度上决定了固定保持器的效果（Schneider，Sabine，2011）。

结　论

在专业领域中最具挑战性和最困难的任务就是找出患者存在的问题，对特定的病例做出正确的诊断并且了解每一种错殆畸形的最佳治疗时机。

在深入分析本章内容并研究每个病例后，证实上颌扭转中切牙的治疗时机就是在明确诊断之时。就像之前提到的，早期治疗将降低复发的风险并避免很多未来不必要的麻烦。成本

效益对于决定每一位患者最佳的治疗方法尤为重要。

不同的方法都可以达到相同的目的，使用固定矫治器可缩短一期矫治的疗程，使患者感觉更舒适，对牙齿控制得更好，它们的重要性应当始终被铭记在心。

减少一期矫治的时间，以尽可能少的花费达到最满意的疗效被认为是至关重要的。

参考文献

Baccetti T, 1998. Tooth rotation associated with aplasia of non adjacent teeth. Angle Orthod, 68: 471–474.

Jahanbin A, Baghaii B, Parisay I, 2010. Correction of a severely rotated maxillary central incisor with the whip device. Saudi Dent J, 22:41–44.

Kim YH, Shiere FR, Fogels HR, 1961. Pre-eruptive factors of tooth rotation and axial inclination. J Dent Res, 40:548–557.

Parisay I, Boskabady M, 2014. Treatment of severe rotations of maxillary central incisors with whip appliance: report of three cases. Dent Res J (Isfahan), 11(1):133–139.

Reitan K, 1959. Tissue rearrangement during retention of orthodontically rotated teeth. Angle Orthod, 29(2):105–113.

Schneider E, Sabine R, 2011. Upper bonded retainers. Angle Orthod, 81(6):1050–1056.

Sanin C, Hixon EH, 1968. Axial rotations of maxillary permanent incisors. Angle Orthod, 38(4):269–283.

Suresh M, Ratnaditya A, Kattimani VS, et al, 2015. One phase versus two phase treatment in mixed dentition: a critical review. J Int Oral Health, 7(8):144–147.

Swanson WD, Riedel RA, D'Anna JA, 1975. Post-retention study: incidence and stability of rotated teeth in humans. Angle Orthod, 45:198–203.

Tsung-Ju H, Pinskaya Y, Roberts E, 2009. Assessment of orthodontic treatment outcomes: early treatment versus late treatment. Angle Orthod, 75(2):162–117.

Vermeulen FM, Aartman IH, Kuitert R, et al, 2012. The reliability of assessing rotation of teeth on photographed study casts. Angle Orthod, 82:1033–1039.

第 6 章

阻生中切牙的治疗方案

Julia Harfin

根据相关文献报道，中切牙阻生的发生率不足 1%（Machado et al, 2015），但对于患者而言，无论从美观还是功能方面考虑，这都是一个相当困扰的问题。

上颌切牙通常在 6~10 岁萌出。但是，当侧切牙比中切牙先萌出时，有可能发生中切牙的阻生（Kurol, 2002）。

引起牙齿阻生的原因很多，包括正中多生牙、额外牙、异位牙胚、牙瘤、囊肿、局部肿瘤、瘢痕组织、乳牙下沉、乳牙外伤、萌出间隙不足或缺失、乳牙牙根延迟吸收等。

如 X 线片所示（图 6.1a，b）：乳牙外伤尤其是创伤性中切牙嵌入，可能导致发育中恒切牙牙冠或者牙根的弯曲（Uematsu et al, 2003）。这一后果的严重程度取决于外伤时牙根发育程度。牙冠和牙根之间的角度可能会对这一结果的预后产生影响。通常情况下，牙髓活力得以保存，但在某些个体中会出现牙髓坏死的情况。

创伤性嵌入是一种涉及上前牙的牙齿损伤，常与牙槽骨的粉碎性骨折有关（Turley et al, 1984）。

由于邻近上颌乳切牙牙根，儿童早期的一些意外情况可能会对恒牙产生不良影响。

对于临床医生、父母以及患者而言，早期的诊断是十分重要的。

如果对侧同名牙提前萌出 6~8 个月，有必要行全景 X 线片检查。一些患者还需要补充根尖周、X 线咬合片和 CBCT 等检查以准确判断切牙的位置以及与邻牙牙根的关系。

良好的治疗效果离不开详细的治疗计划。考虑牙冠长轴和牙根之间的角度是很重要的。

有时，治疗的主要问题是切牙萌出空间的恢复，同时消除可能改变牙齿萌出路径的功能性干扰。

通常情况下，病因、骨量、牙根的长度和形态、牙冠弯曲度等多因素的共同作用将影响预后。治疗时机将发挥重要作用。

可使用不同的方法进行正畸治疗，一些病例中，当萌出间隙恢复后可见阻生牙的自发性萌出，但是在另外一些病例中则需要拔除阻生牙。

在 28%~60% 的病例中，正中多生牙和牙瘤导致切牙的阻生（Suri et al, 2004；Batra et al, 2004）。在牙齿萌出启动之前，必须进行多生牙的拔除。如果阻生切牙与囊肿相关，则优先考虑保守性治疗方法以避免过早拔除切牙。在囊肿病变孤立情况下，如果想保留年轻患者的牙齿，可选择开窗减压术这一治疗方法。

当嵌入很严重时，牙齿的血管局部受压过大。到目前为止，还没有理想的治疗方法将牙

J. Harfin
Department of Orthodontics, Maimonides University,
Buenos Aires, Argentina
e-mail: harfinjulia@gmail.com

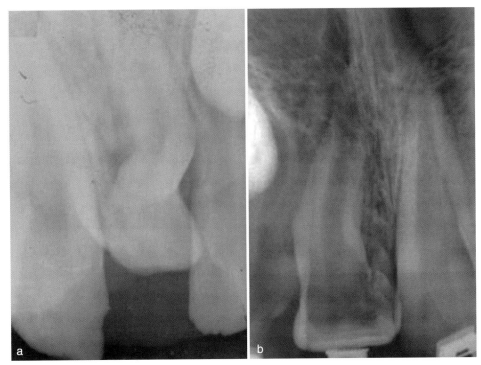

图6.1 乳牙外伤后出现牙冠和牙根弯曲

齿移动到正确的位置。如果试图移动牙齿可能还会引起邻牙不合适的移动。

因为治疗时间受很多因素的影响，所以很难确定治疗所需时间。影响因素包括剩余萌出潜能、阻生齿的位置、骨密度、外科手术、牙根弯曲、不按时复诊等。阻生切牙的位置越高，正畸治疗持续的时间越长（Tanaka et al，2001）。

治疗计划包括三步：术前正畸、暴露阻生牙并粘接托槽、术后正畸。

在外科手术过程中，至少需要暴露1/2或者2/3的牙冠。

当牙龈附着正常时，牙龈切除术是最保守的治疗方法，但是当其宽度受损时，则需要根向翻瓣术（开放式导萌）（Vermette et al，1995）。

对一些患者而言，闭合式导萌技术可能是最佳选择。在此过程中，翻起附着龈，在阻生切牙上粘接舌纽或者托槽，再将附着龈复位。相关研究已经证实与开放式萌出相比，闭合式

导萌导致的牙龈退缩更少，并且可以提供更好的骨支持和牙周临床指数（Becker，2002）。

患者必须意识到在外科－正畸治疗过程中可能遇到的一些问题，如根管闭锁、牙髓失活或者根骨粘连（Chaushu et al，2003）。

遗憾的是，没有某个或者特定的托槽可以治疗所有的患者。尽管如此，为了实现骨支持和正常牙龈－牙周组织的牙齿萌出，强烈推荐使用可控轻力。另外，良好的口腔卫生维护是获得良好治疗效果的基础。

病例1

一名9岁患儿的家长再次询问有关右上中切牙阻生的处理意见。此前家庭医生建议他们等到12岁以后开始治疗，但是患儿家长对等待这么长时间表示担忧。

20个月前患儿左侧中切牙顺利萌出，现伴有牙冠轻度近中倾斜，这导致右侧中切牙萌出间隙不足（图6.2a，b）。咬合面观证实右侧切牙间隙的丢失以及颊－腭侧宽度的缩小。

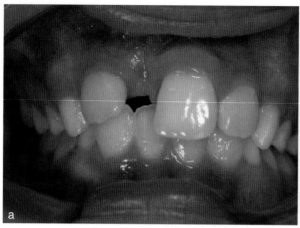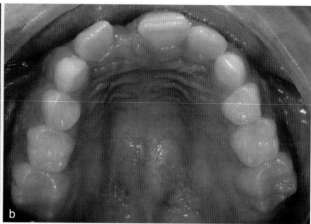

图 6.2 乳切牙创伤导致右上中切牙阻生

侧面观显示左右尖牙和磨牙均为 I 类关系，且具有正常的萌出通道。左侧上颌中切牙的近中倾斜相当明显。左侧切牙区的覆𬌗很深。口腔卫生状况良好（图 6.3a，b）。

根据 Becker 和 Chaushu 的研究，第一阶段的治疗目的是获得足够的近远中间隙，从而为后期阻生切牙的萌出做准备。使用 0.022 英寸槽沟的陶瓷托槽，将其粘接在上颌两侧侧切牙和左侧中切牙上，配合使用 0.014 英寸 NiTi 丝。为了获得更好的支抗，也在乳尖牙上粘接了托槽（图 6.4a）。

根尖周 X 线片显示右侧中切牙的位置和轴倾度以及为了开辟右上中切牙萌出间隙而放置的推簧（图 6.4b）。

治疗 5 个月后，右上中切牙处的间隙开辟充足，同时上颌中线对正。更换 0.016 英寸 × 0.016 英寸 Elgiloy 弓丝，并进行阶段性影像学检查（图 6.5a，b）。

因为埋藏切牙未自行萌出，此患者被转诊至外科医生处进行闭合式导萌手术，同时在右上中切牙上粘接托槽。但是外科医生决定进行开放式导萌手术。术后 3 周患者复诊时，在其中切牙唇面粘接陶瓷托槽，并与主弓丝结扎。口内照显示通过生物力学机制恢复萌出间隙（图 6.6a，b）。

考虑到维护牙龈 – 牙周组织健康的重要性，应使用可控的伸长力量。在尖牙间放置 0.012 英寸 Ni-Ti 辅助弓丝。推荐 8 周的复诊间隔周期（Frank）（图 6.7a，b）。

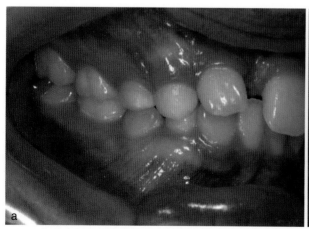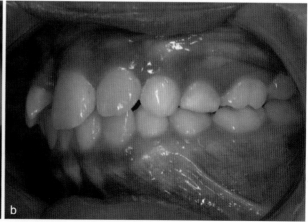

图 6.3 治疗前侧面照观察到磨牙 I 类关系，缺少右中切牙萌出的间隙

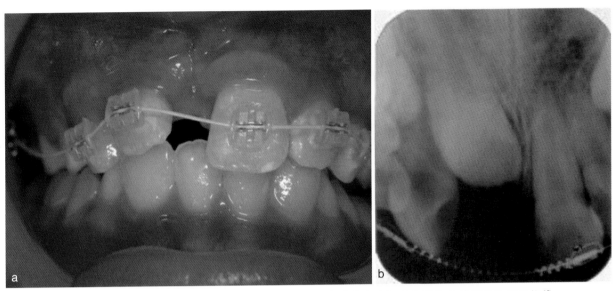

图6.4　在上前牙上粘接陶瓷托槽。X线片显示阻生的右上中切牙和用于开辟间隙的螺旋推簧

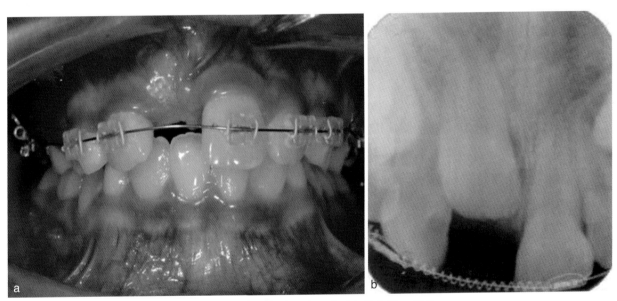

图6.5　治疗5个月后的正面照和根尖周X线片

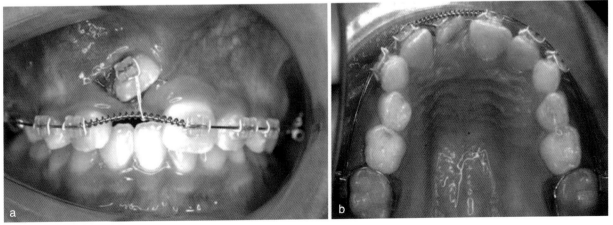

图6.6　手术暴露切牙1个月后的正面照和咬合面照

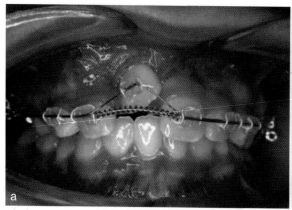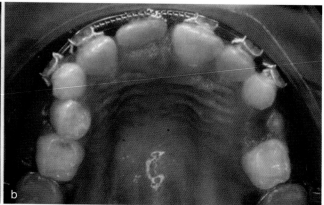

图 6.7 使用 0.012 英寸的镍钛丝作为辅弓施加轻力导萌右上中切牙

4 个月后，右上切牙十分缓慢地萌出。从正面照看到，在牙弓左侧进行"8"字结扎以向左侧改善上颌中线。同时，重新调整右侧上颌中切牙的托槽位置以达到更好的排齐效果（图 6.8a，b）。

为了排齐牙齿和整平牙列，更换 0.018 英寸 SS 丝。在此之前，前磨牙处不粘接托槽（图 6.9a，b）。左右两侧中切牙处的龈缘仍有轻微差异，同时右侧牙龈有轻微炎症。必须均匀地关闭切牙间空隙，保证牙龈乳头的正常形态。

图 6.10 是治疗 23 个月后的结果。所有的治疗目标均已实现：右侧上颌中切牙和中线已纠正。未见明显的牙根吸收，右侧上颌中切牙的牙髓活力正常。因为牙龈高度差异不明显，所以没有建议患者做膜龈手术。

建议使用固定舌侧丝进行长期的保持，同时配合夜间佩戴上颌透明压膜保持器。

最终获得了双侧尖牙和磨牙的 I 类关系以及良好的覆𬌗、覆盖。牙龈 – 牙周组织基本正常（图 6.11a，b）。

30 个月后患者复诊并调整保持器。尽管固定保持丝已在 1 年前丢失，治疗结果仍保持良好。

该患者牙龈组织正常，右侧上颌中切牙处可见轻微的复发（图 6.12a，b）。

治疗前后影像学检查对比证实获得良好治疗效果。未见明显的牙根吸收（图 6.13a，b）。

需要密切观察延迟萌出的牙齿，从而避免出现切牙阻生，同时可避免对咬合产生直接影响。

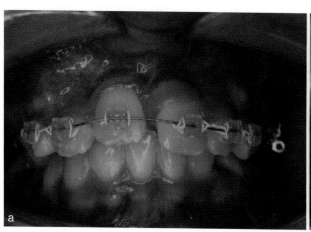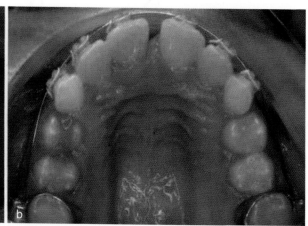

图 6.8 开窗手术后 4 个月的正面照和咬合照

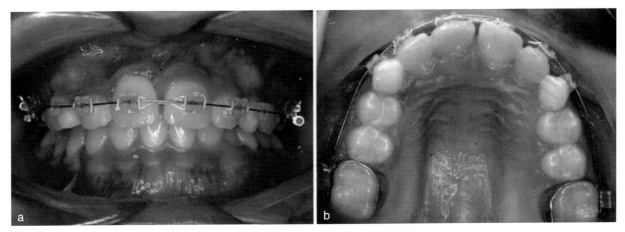

图 6.9　第一阶段治疗结束时的正面照和咬合照

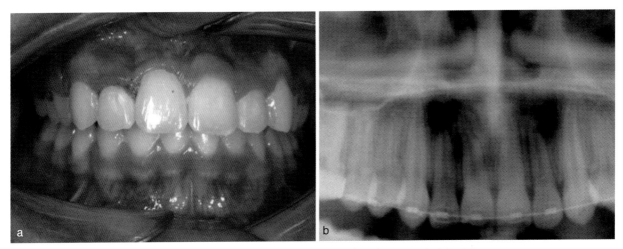

图 6.10　治疗 23 个月后。上下中线正常，未见明显的牙根吸收

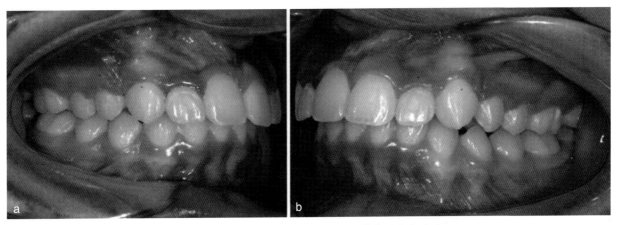

图 6.11　治疗结束时的侧面照。维持磨牙 I 类关系

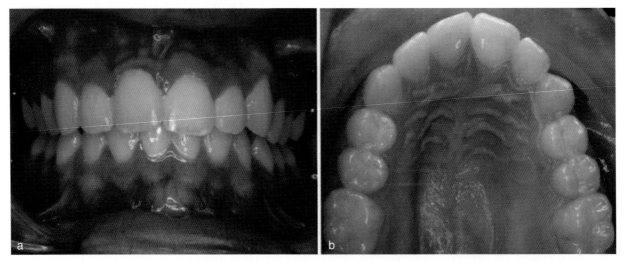

图 6.12 保持 12 个月后。矫正结果基本维持

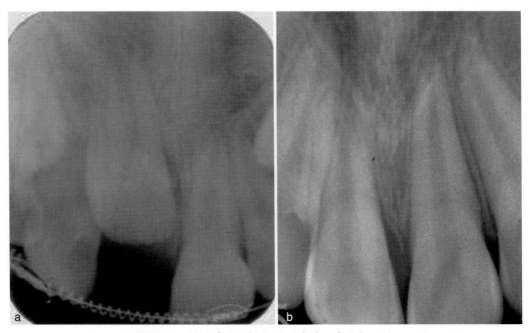

图 6.13 矫治前后的根尖周 X 线片。未见根吸收

病例 2

一个 10 岁 10 个月的女孩因为上颌右侧中切牙缺失来就诊以寻求不同的治疗意见。她全身状态健康，没有发现额外牙、正中多生牙或者牙瘤。但是，在她 4 岁时曾有牙齿外伤史，并且自 5 岁起她便有咬指甲的不良习惯。

该阻生切牙主要由外伤造成。根尖周片提示阻生切牙的牙根短而圆（图 6.14a，b）。

侧面像显示这个患者是骨性 I 类错𬌗，且具有协调的面型。尽管她还未满 11 周岁，所有的尖牙和前磨牙均已萌出。口内检查可见磨牙关系为 I 类、覆𬌗为 2mm、覆盖为 1.5mm。左右两侧侧切牙的远中均有少量间隙存在（图 6.15a，b）。

外科医生决定采用翻瓣术，术后两周粘接托槽。理想情况下，最好是在手术过程中粘接托槽，但是若因为特定原因不能粘接，应做广泛暴露并放置外科手术包以防止伤口闭合。防止釉牙骨质交界处受损是很重要的（Becker，2002）。在上颌右侧切牙处放置螺旋推簧以开辟间隙，同时通过金属丝将阻生切牙结扎在弓丝处。对阻生切牙的牵引应缓慢进行以保护圆钝牙根，并获得正常的牙龈 – 牙周组织。因为该牙处于高位，患者很难在此区域保持良好的口腔卫生（图 6.16a，b）。

7 个月后，切牙萌出但发生了扭转。于是更换带有一些曲的 0.016 英寸 ×0.016 英寸 TMA 弓丝来纠正右侧切牙的位置。根尖周 X 线片证实诱萌未导致进一步的牙根吸收（图 6.17a，b）。

下文中将展示正畸治疗的结果。上颌右侧中切牙的龈缘有轻微退缩。覆𬌗和覆盖基本正常，上下中线对齐（图 6.18a，b）。

治疗前、后正面照的对比表明，该治疗过程获得了很好的治疗效果。所有的治疗目标均已达到：阻生右侧中切牙的萌出，获得正常覆𬌗、覆盖，咬合面平行于龈平面（图 6.19a，b）。观察切牙间乳头如何完全恢复正常的颜色和形态是很有趣的。

另外，正畸治疗结束后萌出切牙的牙龈形态正常，所以不建议进行进一步的膜龈手术。

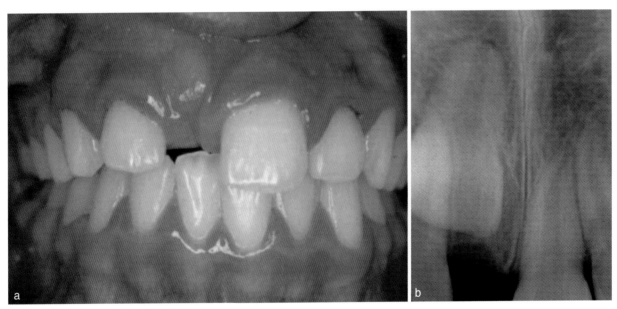

图 6.14　正面照和 X 线片显示右侧阻生的切牙，牙根短且根尖圆钝

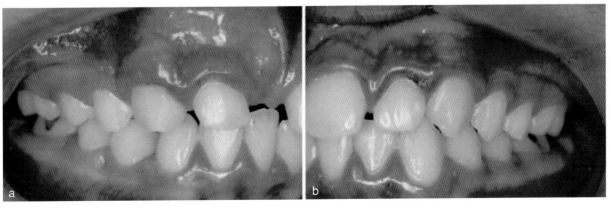

图 6.15　治疗前口内侧面照，磨牙、尖牙 Ⅰ 类关系

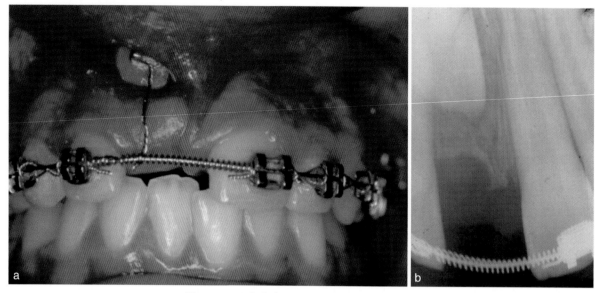

图 6.16　开窗手术后 2 周的正面照和 X 线片

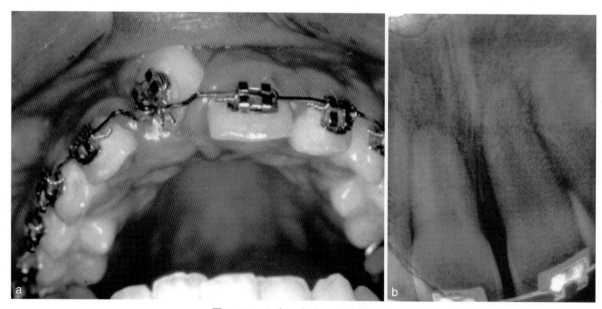

图 6.17　治疗 7 个月。无牙根吸收

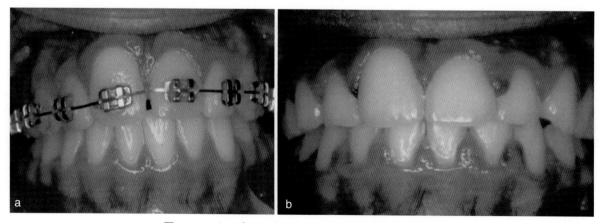

图 6.18　使用最后一根弓丝以及治疗结束时的正面照

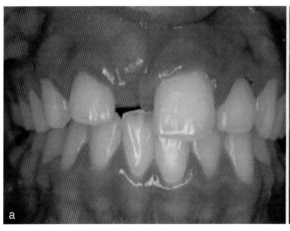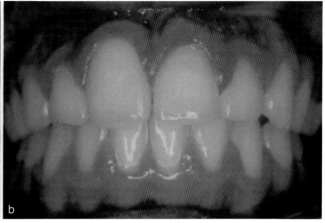

图 6.19　治疗前和治疗后对比照，可见龈缘形态基本正常

病例 3

　　一名 12 岁的患者，该病例中有关阻生切牙的问题是最具挑战性的。患者很介意自己的微笑。上颌右侧乳中切牙已经脱落 6 个月，但是对应的恒牙尚未萌出。全景 X 线片提示牙冠发生远中倾斜以及萌出间隙不足。下颌牙弓存在轻度拥挤（图 6.20a，b）。

　　上颌牙弓粘接预置托槽，同时使用 0.016 英寸 Ni-Ti 铜丝以启动排齐过程并获得足够的萌出间隙。外科医生决定行翻瓣术，通过同样的方法在右侧中切牙处粘接托槽。右侧侧切牙暂不粘接托槽。将右侧中切牙与左侧尖牙结扎在一起以改善它的位置。建议每 3 周复诊一次（图 6.21a，b）。

　　这些是治疗后 6 个月和 9 个月的结果。使用一根 0.014 英寸 NiTi 丝进行结扎，但是并不将阻生切牙处弓丝入槽，通过轻力在牙槽骨内牵引切牙（图 6.22a）。3 个月后可见明显的治疗效果（图 6.22b）。

　　当上颌右侧中切牙到达咬合平面，开始在上颌右侧侧切牙处粘接托槽，同时放置螺旋推簧为纳入中切牙和侧切牙开辟间隙（图 6.23a）。更换 0.016 英寸 SS 丝以完成上颌牙弓的排齐和整平过程。同时，在下颌牙齿上粘接托槽以纠正轻度牙列拥挤（图 6.23b）。

　　6 个月后下前牙的拥挤解除，中线恢复正常（图 6.24a）。因为患者决定继续在国外学习，上下颌均在尖牙间行舌侧丝保持（图 6.24b）。

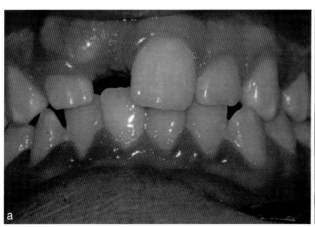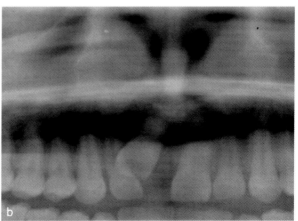

图 6.20　治疗前正面照和 X 线片，可见上颌右侧阻生中切牙的牙冠向远中倾斜

该患者的口腔卫生有待提高。

　　尽管该患者在开始治疗时已经 12 岁了，但在对比治疗前后的 X 线检查时，可明确观察到

上颌右侧中切牙位置已恢复正常。没有观察到明显的牙根吸收，但是可以看到上颌右侧侧切牙的牙根发生轻度近中倾斜（图 6.25a，b）。

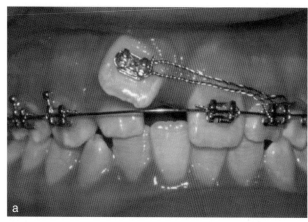
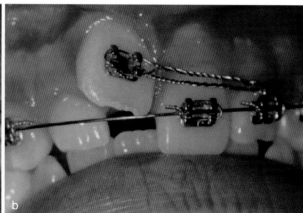

图 6.21　术后 2 周和 6 周的对比，建议用非常轻的力牵拉切牙和牙槽骨

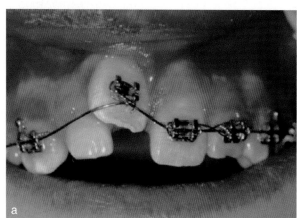
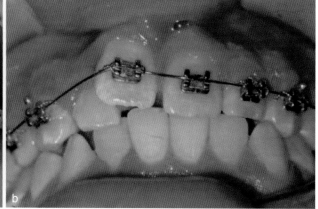

图 6.22　放置镍钛弓丝（0.014 英寸），缓慢牵拉切牙和牙槽骨

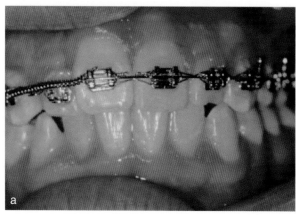
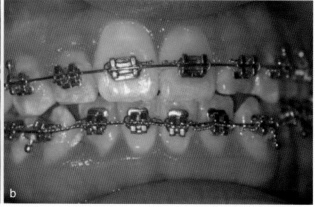

图 6.23　当获得足够间隙时，在右上侧切牙和下颌牙列上粘接托槽，纠正下牙列轻度拥挤

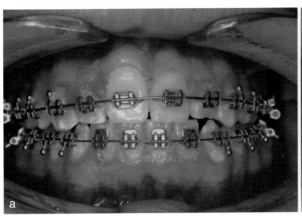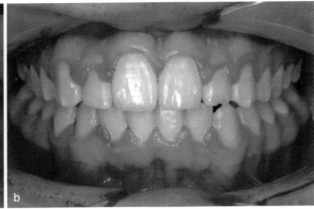

图 6.24 粘接托槽的正面照。口腔卫生有待提高

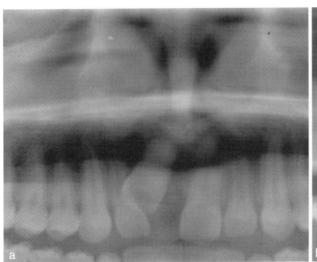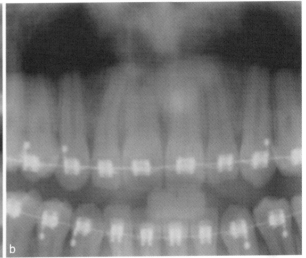

图 6.25 术前、术后全景片对比，没有牙根吸收

结 论

早期诊断对治疗的成功至关重要。

为了获得最好的功能和美观效果，每一个病例都应制订个性化治疗方案。

轻微且受控的伸长力最适合将阻生牙牵引至咬合平面。

为了获得良好的长期美观效果，必须认真进行软组织管理。切牙伸长需要有正常量的附着龈支持，良好口腔卫生的维护是获得正常切牙间乳头形态的关键。

临床医生应该考虑到：在手术和正畸治疗过程中保持牙齿的活力是必要的。

阻生上颌切牙的外科辅助的正畸治疗时间因人而异，这是因为阻生切牙的病因、位置以及轴倾度等不同。

遗憾的是没有特定的托槽或者弓丝可用于这些患者。在整个主动治疗阶段最重要的一方面就是使用持续轻力。推荐在精细调整阶段开始前用最后一根弓丝维持至少 6 个月。

在所有的临床病例中，推荐长期使用固定丝保持。

参考文献

Batra P, Duggal R, Kharbanda OP, et al, 2004. Orthodontic treatment of impacted anterior teeth due to odontomas: a report of two cases. J Clin Pediatr Dent, 28(4):289–294.

Becker A, Brin I, Ben-Bassat Y, et al, 2002. Closedreuption surgical technique for impacted maxillary incisors: a postorthodontic periodontal evaluation. Am J Orthod Dentofacial Orthop, 122:9–114.

Becker A, 2002. Early treatment for impacted maxillary incisors. Am J Orthod Dentofacial Orthop, 121(6):586–587.

Chaushu S, Brin I, Ben-Bassat Y, et al, 2003. Periodontal status following surgical-orthodontic alignment of impacted central incisors with an open-eruption technique. Eur J Orthod, 25:579–584.

Crawford LD, 1997. Impacted maxillary central incisor in mixed dentition treatment. Am J Orthod Dentofacial Orthop, 112(1):1–7.

Foley J, 2004. Surgical removal of supernumerary teeth and the fate of incisor eruption. Eur J Paediatr Dent, 5:35–40.

Frank CA, Long M, 2002. Periodontal concerns associated with the orthodontic treatment of impacted teeth. Am J Orthod Dentofacial Orthop, 121(6):639–649.

Kuroe K, Tomonari H, Soejima K, et al, 2006. Surgical repositioning of a developing maxillary permanent central incisor in a horizontal position: spontaneous eruption and root formation. Eur J Orthod, 28:206–209.

Kurol J, 2002. Early treatment of tooth-eruption disturbances. Am J Orthod Dentofacial Orthop, 121(6):588–591.

Lin YT, 1999. Treatment of an impacted dilacerated maxillary central incisor. Am J Orthod Dentofacial Orthop, 115:406–409.

Machado AW, Maia LGM, Vianna AP, et al, 2015. Orthodontic traction of impacted upper central incisors related to mesiodens. RGO, Rev Gaúch Odontol, Porto Alegre, 63(1):75–80.

Pinho T, Neves M, Alves C, 2011. Impacted maxillary central incisor: surgical exposure and orthodontic treatment. Am J Orthod Dentofacial Orthop, 140:256–265.

Suri L, Gagari E, Vastardis H, 2004. Delayed tooth eruption: pathogenesis, diagnosis, and treatment. A literature review. Am J Orthod Dentofacial Orthop, 126(4):432–445.

Tanaka E, Watanabe M, Nagaoka K, et al, 2001.Orthodontic traction of an impacted maxillary central incisor. J Clin Orthod, 35(6):375–378.

Turley P, Joiner M, Hellstrom S, 1984. The effect of orthodontic extrusion on traumatically intruded teeth. Am J Orthod Dentofacial Orthop, 85:47–56.

Uematsu S, Uematsu T, Furusawa K, et al, 2003. Orthodontic treatment of an impacted dilacerated maxillary central incisor combined with surgical exposure and apicoectomy. Angle Orthod, 74: 132–136.

Valladares Neto J, Pinho Costa S, Estrela C, 2010. Orthodontic-surgical-endodontic management of unerupted maxillary central incisor with distoangular root dilaceration. J Endod, 36:755–759.

Vermette ME, Kokich VG, Kennedy DB, 1995. Uncovering labially impacted teeth: apically positioned flap and closed-eruption techniques. Angle Orthod, 65:23–33.

Zilberman Y, Fuks A, Ben Bassat Y, et al, 1986. Effect of trauma to primary incisors on root development of on their permanent successors. Pediatr Dent, 8:289–293.

第 7 章

安氏Ⅱ类1分类错殆畸形的阶段性治疗

Kurt Faltin Jr

安氏Ⅱ类错殆畸形临床患病率很高，约为45%。通常认为安氏Ⅱ类错殆是由生长发育阶段神经肌肉功能紊乱引起的，可以通过几种方式来应对。临床治疗中设计方案必须能够真正地解决问题。在每一步中都应该遵循以下几点：面部协调美观、正确的牙位及良好的功能。笔者在4000多例患者的长期诊疗中获得的经验能为大家指明正确的治疗方向。

在诊断时应该包括以下三个方面：

1. 功能分析；

2. 骨型分析；

3. 正畸分析。

诊断分析及患者生长阶段（颈椎骨龄的Baccetti、Franchi分析法）的分析是制订有效治疗计划应该考虑的关键问题。

按照骨骼问题优先原则，一个重要的方面是评估上颌横向发育，这是治疗计划的首要部分。关于骨骼治疗，有四个重要分类需要明确：

1. 安氏Ⅱ类错殆伴下颌后缩。

2. 安氏Ⅱ类错殆伴上颌前突。

3. 由于上下颌骨发育异常引起的安氏Ⅱ类错殆。

4. 由于正畸原因引起的安氏Ⅱ类错殆。

下颌后缩的患者应使用功能性骨矫正装置来促进下颌骨的发育，如 Balters Bionator、Franckel 功能调节器、Clark Twin Block、Sanders双板等。

上颌发育不足的患者应该使用前牵装置治疗。

双颌发育异常的应当首先使用前牵装置后再使用功能性骨矫正装置进行治疗。

在治疗时机的选择上，笔者认为应当选择接近生长发育高峰期，此时下颌骨生长增量明显。

关于治疗时机的早晚问题，可以肯定的是，接近青春发育高峰期时，下颌骨生长增加明显。

此外，如果有明显的下颌后缩情况，那么在混合牙列期要立刻治疗，以期达到良好的骨改良效果。

最后，通过固定矫治来协调咬合。

临床医生需要关注的是：把握正确的生长阶段和生长时间。

保持阶段需要根据情况采用正畸保持器或者骨矫形装置保持6~12个月。

在此期间，仍需要进行临床监控，直至第二恒磨牙萌出，建立正常咬合为止。

当然，治疗的最终目的是平衡整个口颌系统，达到神经肌肉协调一致。

本章的目的在于强调个性化的诊断，让医生通过所展示的病例了解如何制定个体化治疗方案。

没有一个方案能够适应所有的Ⅱ类错殆畸形患者。

Ⅱ类1分类错殆畸形是由多因素导致的，因

此应该综合各种因素采用个性化诊断方案进行分析，并确定决策。这种错𬌗畸形的临床患病率很高，约为40%。它被认为是生长发育阶段神经肌肉表观遗传因子的一般功能障碍引起的（Enlow，1968；Moyers，1988；Korkhaus，1930）。

有80%的患者为下颌骨后缩畸形，20%的患者为上颌骨前突畸形。这两者的治疗方案截然不同。

医生必须非常清楚神经功能、骨改良和正畸治疗的优先顺序，这些顺序都是由精确的诊断方案决定的（Ricketts，1960；Schwarz，1961；Björk，1955）。

7.1 下颌后缩治疗

上颌骨的横向不调是最重要也是首先要考虑的问题。上颌骨、上牙弓与下颌匹配是达到面部和谐及建立Ⅰ类咬合关系必须达到的条件（Faltin et al，2003）。

Balters Bionator是纯粹的功能矫治器，没有任何活动性组件（Balters W），由三个部件构成（图7.1a，b）。

丙烯酸基托（绿色部分）在下颌姿势位时进行咬合重建。重建后垂直向及前后向变化不得超过5mm，咬合前导必须分步完成。基托控制着牙齿垂直向萌出直至咬合平面，并起着支撑两部分的作用。

舌弓部分由1.2mm的不锈钢钢丝弯制而成，恒定刺激使舌保持正常舌体姿势位且无须激活。

前庭弓由0.9mm不锈钢丝弯制，有两种作用：后部由颊肌复合体（颊弓）构成，避免软组织的干扰；前部的弓丝自一侧尖牙向上至另一侧尖牙区形成封闭弓形，形成唇弓并适应功能训练。新建立的下颌位置、强化的体积形态、新的舌功能以及正常的功能行为应该适应组织功能，使功能和形态得到全面改正（图7-1c~e）。

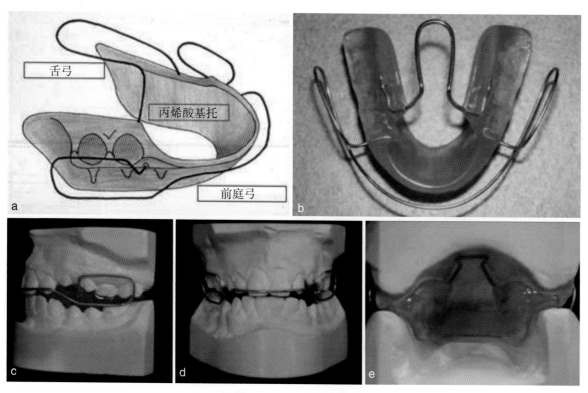

图7.1 肌激动矫治器

病例1中下颌后缩明显，牙弓横向无异常。使用 Balters Bionator 使前部及垂直向协调，建立和谐面型（Balters W）。

病例1：MS，9岁3个月。

治疗前（图 7.2）。矫治过程持续了 3 年零 2 个月。患者使用了 3 个 Bionator，未使用任何固定矫治器。

在结束治疗之后，前 6 个月白天戴用最后一个 Bionator，后 6 个月夜间戴用。结果如图 7.3 所示。

图 7.4 为治疗前后的头影测量片。

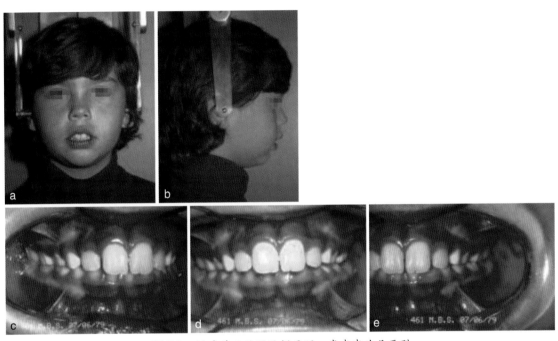

图 7.2 治疗前正面照及侧面照，患者者为凸面型

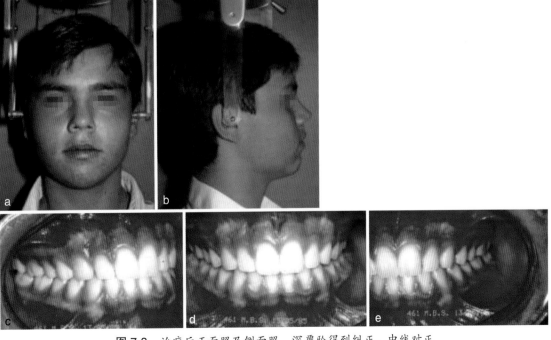

图 7.3 治疗后正面照及侧面照，深覆殆得到纠正，中线对正

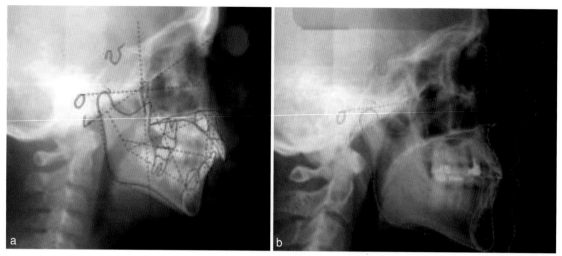

图7.4 治疗前后头影测量片对比

长期追踪7年（图7.5）评估治疗结果的稳定性，结果显示在纠正安氏Ⅱ类错𬌗畸形时引导下颌向前是有效且稳定的。

通过纠正神经生理系统使发育因素正常进行功能干预，通过中枢神经系统促进机体的平衡稳定发育，取得良好的效果（Petrovic，Stutzmann，1977）。

Frankel功能矫治器FR2是另一种矫形装置，它用于治疗生长发育高峰前期Ⅱ类1分类错𬌗伴下颌骨后缩患者（图7.6）（Frankel，1989，2000）。

Frankel矫治器在下颌姿势位时位于口腔前

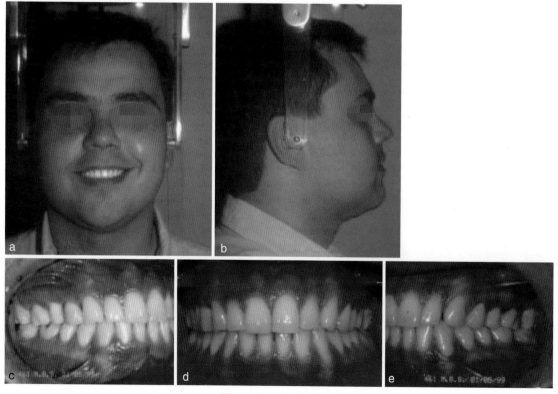

图7.5 保持7年效果

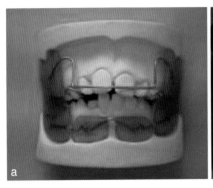
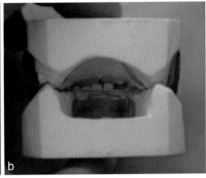
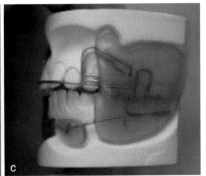

图 7.6　Frankel 功能矫治器

庭部分，可维持前庭区域压力，促进整个呼吸系统发育。

病例 2：P.H.L，8 岁。

治疗前见图 7.7。与第一个病例相似，但这个病例还伴有一些需要正畸解决的问题：拥挤、上牙前凸、上颌牙弓狭窄、深覆𬌗及功能失调。

用 3 副 FR2 对患者进行治疗，治疗时间超过 5 年，图 7.8 为 12 岁 7 月时进展情况。图 7.9 治疗后超过 2 年未做保持的状态。图 7.10 展示了治疗前后头颅侧位片中下颌骨良好的生长状态。

只有少数患者仅仅通过使用 Balters Bionator 或者 Frankel 功能矫治器，或是采用其他功能性矫治方法单独治疗的。这两种治疗方法相似，被认为是唯一的完全性功能性颌骨改良装置（Bishara，Ziara，1989）。

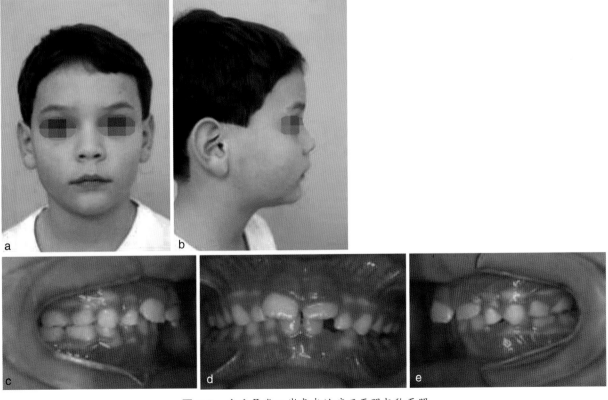

图 7.7　安氏Ⅱ类 8 岁患者治疗正面照与𬌗面照

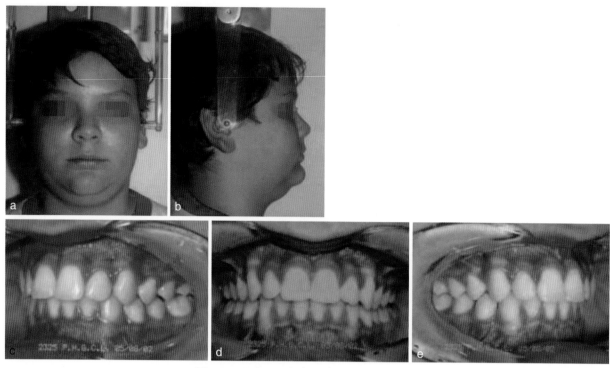

图7.8　治疗后 2 年未保持状态下的稳定性

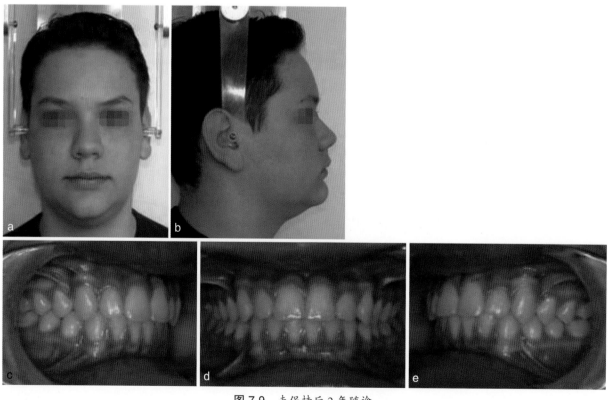

图7.9　未保持后 2 年随诊

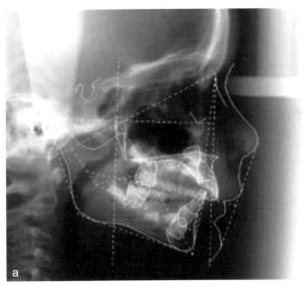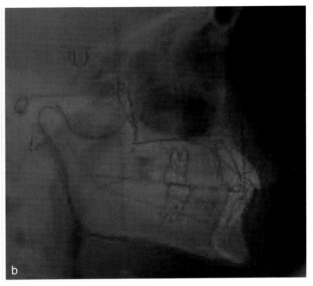

图7.10 治疗前（a）与治疗后（b）头颅侧位片

大多数的Ⅱ类1分类患者伴有下颌后缩、上颌骨横向不调、上切牙唇倾、下牙拥挤、完全远中咬合以及普遍的功能不调等问题。这需要在进行功能矫治（如应用Bionator的方法）之前解决以上问题。

快速扩弓是首选的干预措施。常联合应用Schwarz板或者Ricketts的下颌多用途弓（McNamara，1985）。

下一步治疗是使用Balters Bionator进行功能性骨改良，从咬合重建到患者口腔调整、指导、治疗控制等各个方面都要予以重视。

不幸的是，只有很小比例的患者可以通过单纯应用Bionator解决问题。

在对不同的患者进行全面而适当的分析后，诊断结果显示上下颌横向差异、深覆𬌗或开𬌗、牙齿拥挤以及呼吸功能障碍等情况（Van der Linden，1986）。患者在接受功能治疗（如Balters Bionator）前必须做好准备。

病例3：J.D.S.，9岁3个月。

治疗前见图7.11。

图7.12展示了使用Balters Bionator前的顺序。

第一阶段：上颌快速扩弓的同时，在下颌采用多用途弓压低下颌切牙，这一阶段需要8个月。

与面部协调相关的第二阶段随即开始，在垂直向、侧方及前后向通过适当的方案进行治疗。在这一阶段，患者使用Balters Bionator进行治疗。

在戴用Balters Bionator时不移除下颌多用途弓。使用Balters Bionator治疗1年，治疗结束时使用全口固定矫治器纠正牙齿排列及压低问题并最终获得功能正常的咬合。

保持方案为上颌采用腭板式保持器，下颌采用舌侧固定保持方式，图7.13为矫治结束时的效果，图7.14为头颅侧位片。结束时获得良好的外貌。根据Fibonacci的标准进行面部评估，面部比例极好。

在这种情况下，此时矫形和正畸治疗必须尽快开始，以便能够达到面部协调、正常咬合并建立正常神经肌肉功能。

Sander G在1995年发明了一种新的矫治器——咬合跳跃式矫治器（SII）。它包括两个基托、带有螺旋扩弓的活动矫治器以及连接上下颌前部区域的金属杆（图7.15）。每当患者

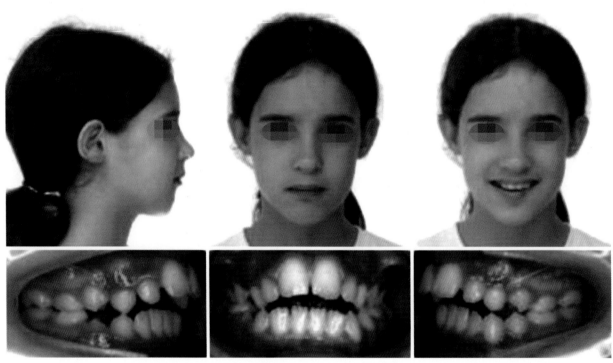

图 7.11　初始记录

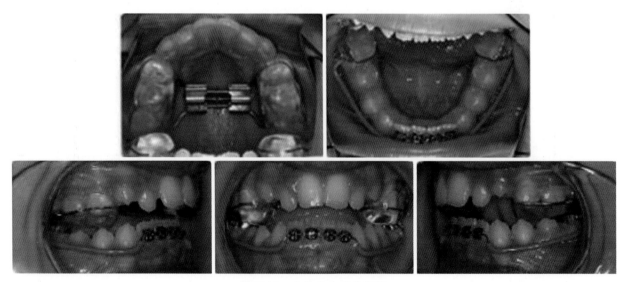

图 7.12　安放快速扩弓装置

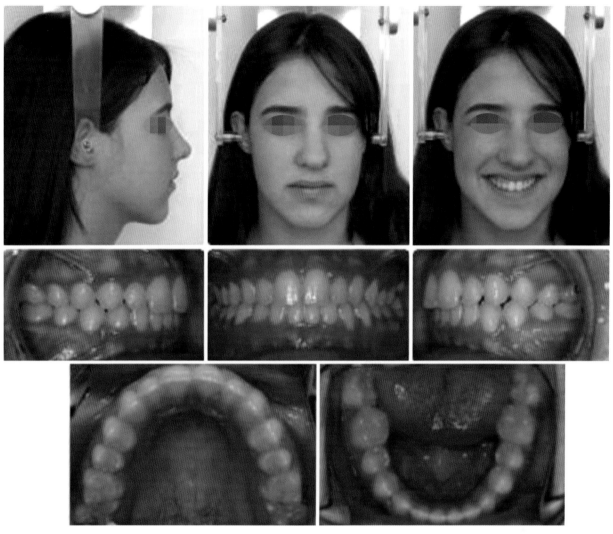

图 7.13　正面、侧面照及治疗后殆面照

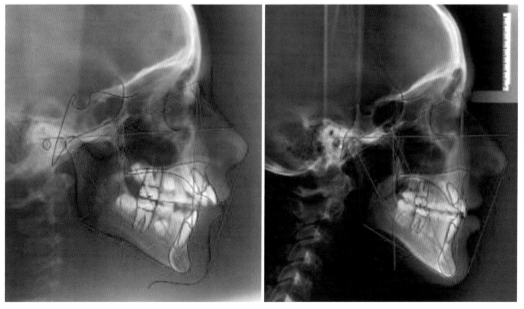

图 7.14　术前头颅侧位片及 5 年后头颅侧位片

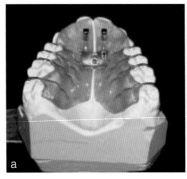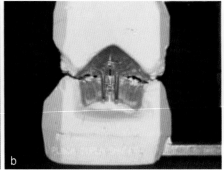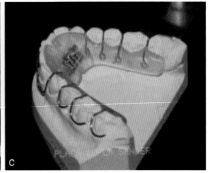

图 7.15　上下颌 SII 矫治器

牙齿咬合时，患者下颌骨前移，使接触部位的肌肉得到锻炼（Sander，Wichelhaus，1995）。

　　SII 矫治器作为下颌骨矫形器，在横向扩展上颌同时有直立磨牙的作用。SII 的优点在于可以同期扩展上颌骨，矫正深覆𬌗，为正畸治疗开拓间隙的同时促进下颌骨的发育。在同时存在这些问题的案例中，建议使用 Sander 咬合跳跃装置（SII）。Sander 的 SII 和 Clark 的 Twin Block 作用相似。

病例 4：R.L.B.H.，12 岁。

　　治疗前见图 7.16。第一阶段的治疗持续了 1 年 6 个月，图 7.17 显示了使用 SII 的治疗阶段及完成情况（Sander，2001）。

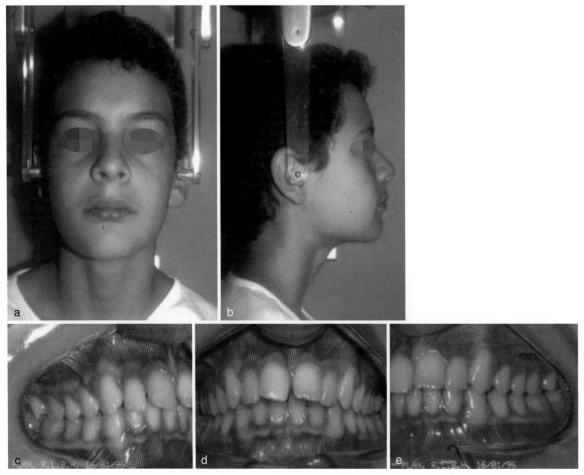

图 7.16　12 岁患者治疗前尖牙、磨牙为Ⅱ类关系

下一阶段使用固定矫治器和保持装置，共耗时 15 个月，呈现了一个稳定的结果。图 7.18 展示了治疗结束的状态。

长期评估证实患者的矫治结果非常稳定（图 7.19）。

该病例为明显的Ⅱ类 1 分类伴严重的下颌骨后缩、上颌凸、深覆殆、功能障碍，不伴有需要立即治疗的下牙列拥挤，乳牙列也是如此。在遗传因素的作用下，生理状态下牙面部复合体的发育会随着时间的推移而恶化（Korhaus，1940）（图 7.20）。

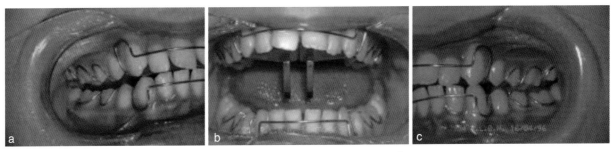

图 7.17　SII 矫治器在治疗后 18 个月戴用

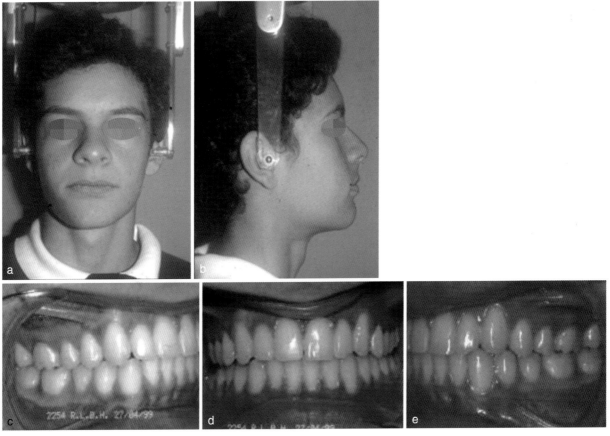

图 7.18　治疗结束时效果

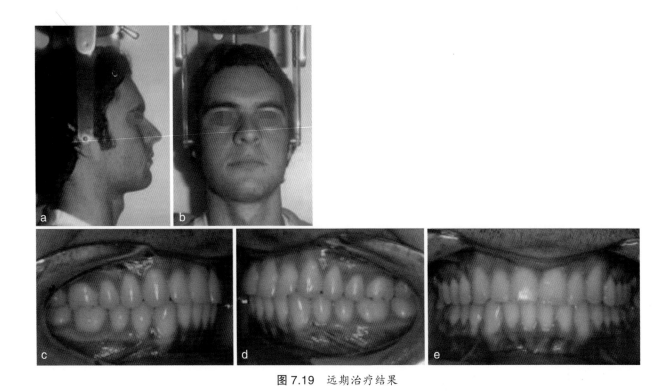

图 7.19　远期治疗结果

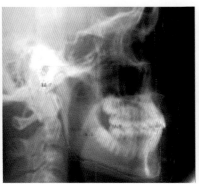
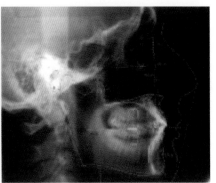

图 7.20　治疗前、中、后头颅侧位片

病例 5：L.M.，4 岁 6 个月。

治疗前见图 7.21。治疗需要很长时间，在一期使用 Balters Bionator，二期使用 Sanders 双板（SII）（图 7.22~图 7.24）。

所有的治疗程序都应该规范化：平衡面部骨骼、平衡咬合、平衡神经肌肉功能。刺激正常功能，适应咀嚼系统的形式、大小以及形状（Faltin et al，2003；Malta et al，2010）。

SII 治疗优势在于可以扩大上颌骨、矫正深覆𬌗、开辟正畸治疗空间并促进下颌骨的发育。

2001 年 11 月至 2005 年 3 月，患者使用伴超弹性螺旋扩弓簧的可摘式扩弓腭板 SII 及 Bionator（图 7.22）。

2010 年 6 月至 2013 年 6 月，二期采用固定矫治器并保持（图 7.23）。只有在患者小时候就开始治疗，才能取得好的效果。

当患者处于青春期前阶段到颈椎骨龄 Ⅳ 或 Ⅴ 期伴上颌横向不调及牙列拥挤时，如 Franchie Baccetti 介绍的那样可以使用 SII 治疗 Ⅱ 类 1 分类伴下颌骨后缩畸形。

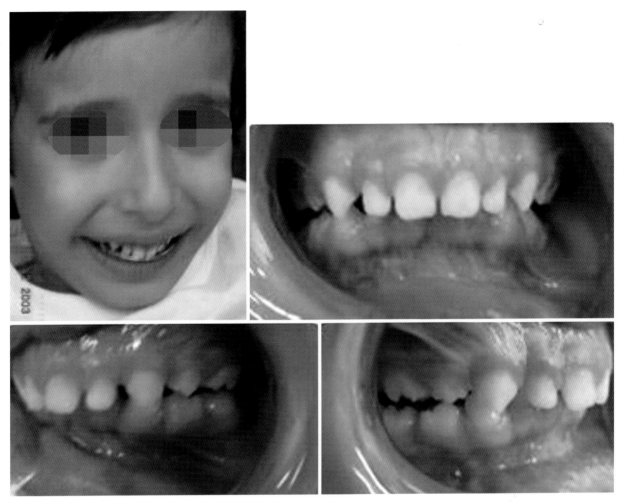

图 7.21 一名 4 岁 6 个月大的男孩治疗前的外貌及口内照

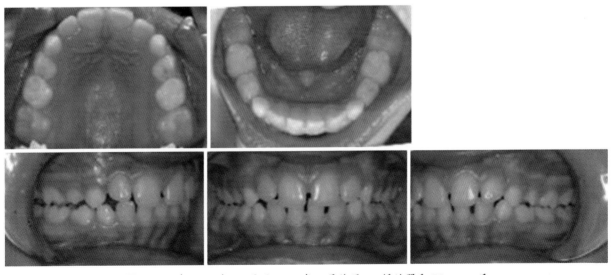

图 7.22 在 2001 年 11 月至 2005 年 3 月使用 SII 矫治器和 Bionator 后

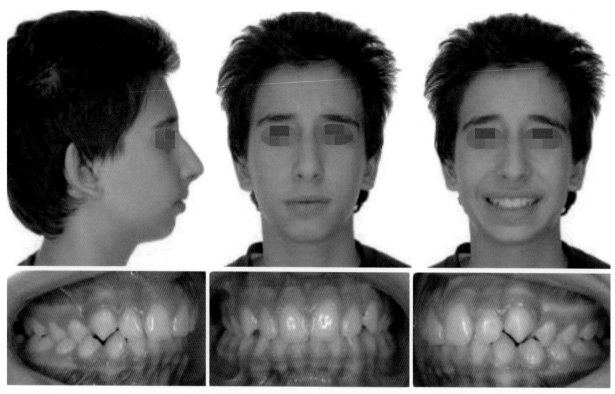

图 7.23　矫治结束时外貌及口内照

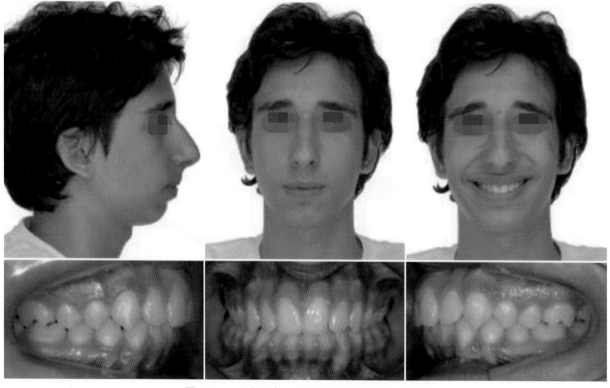

图 7.24　治疗结束一段时间后的外貌及口内照

在面部发育的特殊时期，面部美学的关注至关重要。

病例6：K.B.，10岁。

治疗前（图7.25），患者在一个特殊的阶段接受治疗。因为垂直高度差，首先要达到面部和谐，随后她接受了生物力学固定矫治。

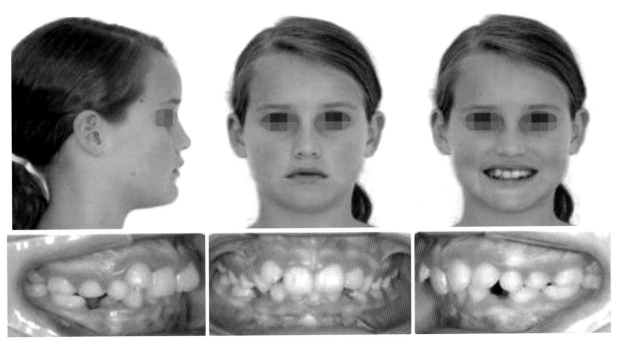

图7.25　1例10岁的Ⅱ类患者治疗前的外貌及口内照

7.1.1　处理顺序

图7.26为Balters Bionator的治疗结果，图7.28为固定矫治应用四眼圈簧（图7.27）在治疗结束后的结果。图7.29是治疗前后头颅侧位的对比研究（Balters，1964a，b）。

在此病例中由于患者处于发育阶段，笔者决定优先采用Balters Bionator的观点先处理面部协调问题，而不是用Ricketts的观点先使用固定矫治。

病例7：F.A.，10岁2个月。

这是另一种类型的下颌后缩病例，治疗前见图7.30和图7.31。

图7.32显示当达到Ⅰ类关系时使用Balters Bionator和未使用的咬合。该患者在2年零3个月中使用5副Balters Bionator，最终使用固定矫治器完成治疗。

图7.33展示了治疗结束时的结果，完整的治疗耗时4年3个月。

图7.34表示在保持6年后的长期稳定性观察结果。

图7.35为侧位片，从中可以观察到非常清晰的面部发育和下颌骨生长情况。

图7.36为CBCT图像。治疗前后的图像显示了TMJ功能适应状况及关节窝中髁突的移位情况。

7.2　上颌前突治疗

当Ⅱ类1分类的特征为上颌前突时，治疗方案是由G Sander（图7.37）提出的口外弓牵引方式。这种口外牵引力由颈椎提供，力值恒

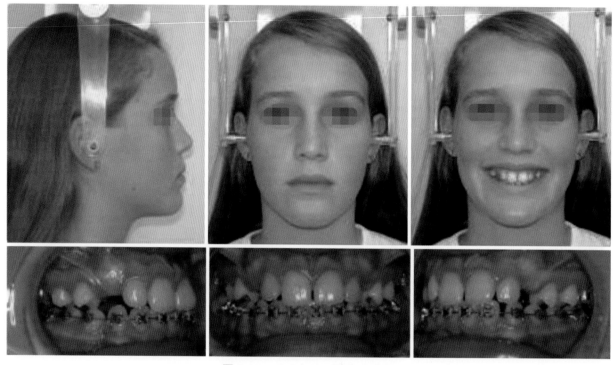

图 7.26　用固定矫治器进行治疗

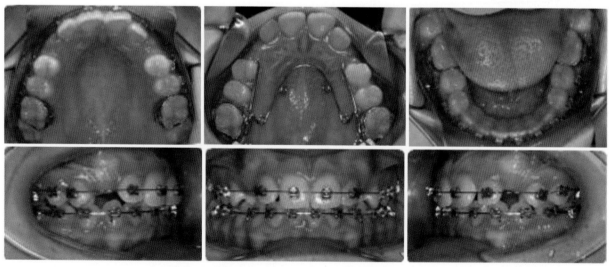

图 7.27　粘接托槽及上颌放置四眼圈簧后的口内照

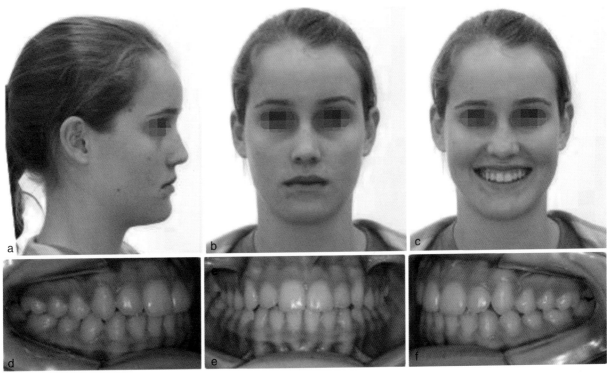

图 7.28　治疗结束后面部及口内照

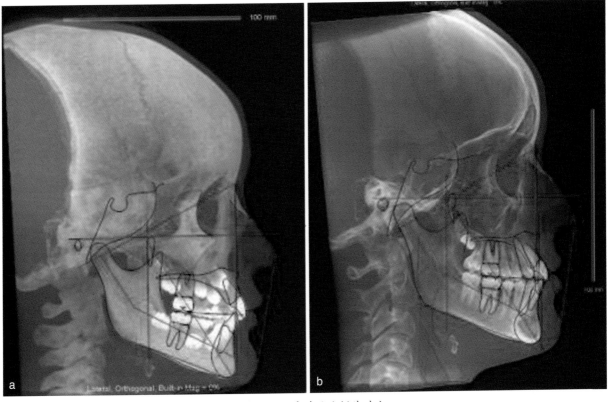

图 7.29　治疗前后头侧片对比

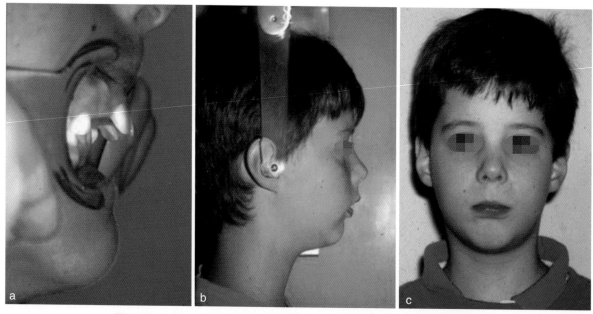

图 7.30 一个 10 岁 2 个月大的男孩，在治疗开始时有明显的下颌后缩

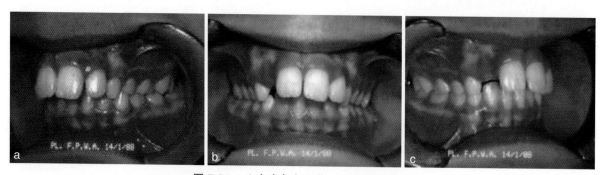

图 7.31 治疗前中线不齐，伴明显深覆𬌗

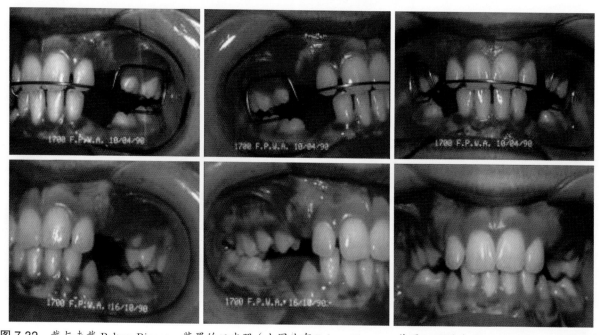

图 7.32 戴与未戴 Balters Bionator 装置的口内照（上图为有 Balters Bionator 装置；下图为无 Balters Bionator 装置）

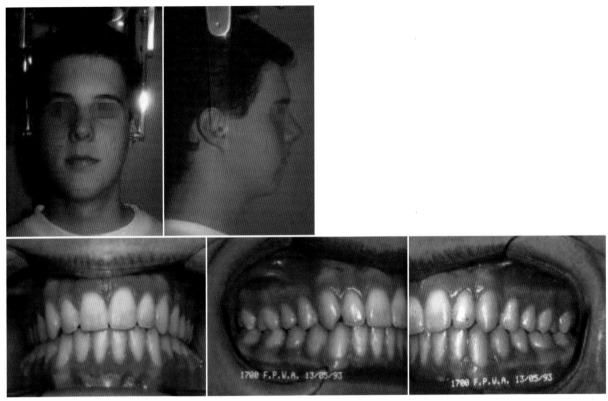

图 7.33 治疗结束时的面部和口内照

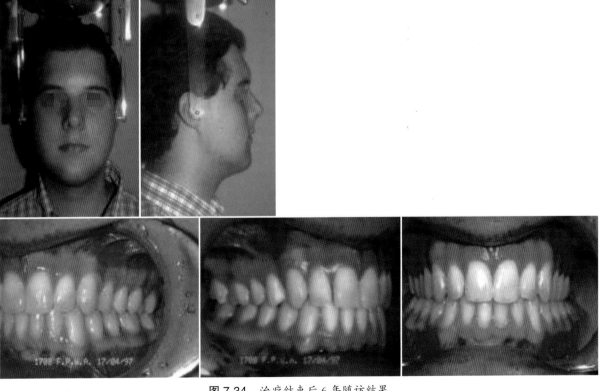

图 7.34 治疗结束后 6 年随访结果

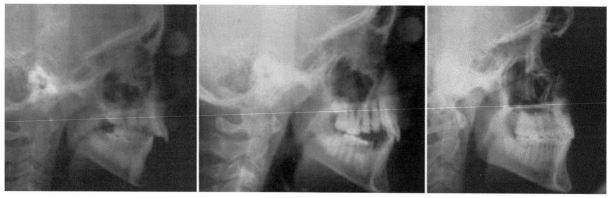

图 7.35 术前、术后及随访时的侧位片

治疗前　　　　　　治疗后　　　　　　治疗前　　　　　　治疗后

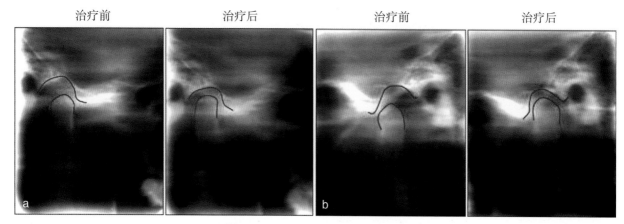

图 7.36 a. 右侧髁突。b. 左侧髁突

定为 4~5N。每天需要戴用 18h。

当个体诊断提示面中部横向狭窄需要优先快速扩弓时，上颌扩弓应该作为第一步。颈椎力始终作为牵引来源。如果患者有水平生长倾向，有必要与上前牙平导联合使用。如果患者有垂直生长趋势，则表示需要后牙戴咬合板。

矫形治疗结束后用固定矫治进行最后的治疗，最终保持。

病例 8：S.C.W.11 岁。

患者治疗前面部照片与殆关系见图 7.38、图 7.39。治疗的第一步使用上颌可摘式扩弓装置进行上颌扩弓，治疗时间 8 个月（图 7.40）。

治疗总共耗时 2 年 11 个月（图 7.41）。

头侧片评估（图 7.42）治疗前、治疗中及长期稳定性结果。

病例 9：C.P.，9 岁 10 月。

治疗前（图 7.43）。该病例采用口外弓联合 Balters Bionator 进行治疗。

治疗顺序为：

1. 纠正上颌横向问题。

2. 使用 Balters Bionator 治疗，耗时 2 年 10 个月（图 7.44）。

3. 口外弓（1 年）及其他所有的固定矫治（13 个月），图 7.45 展示该病例治疗结束时情况。

4. 长期保持（图 7.46）。

5. 治疗前后头侧对比（图 7.47）。

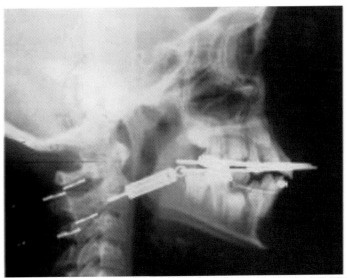

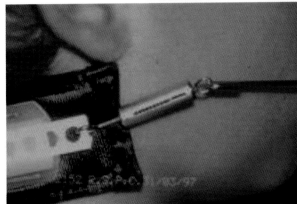
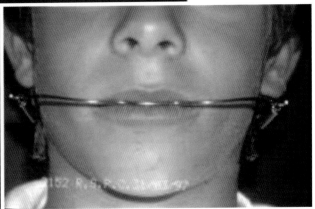

图 7.37 侧位片及 Sanders 的口外牵引装置

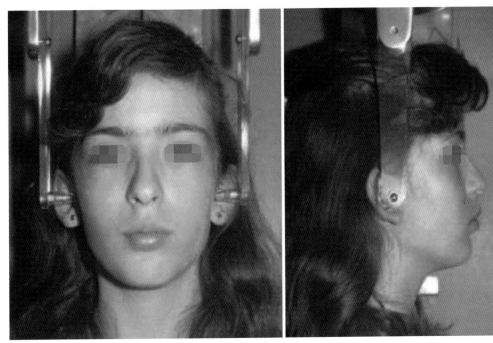

图 7.38 治疗前正、侧位照

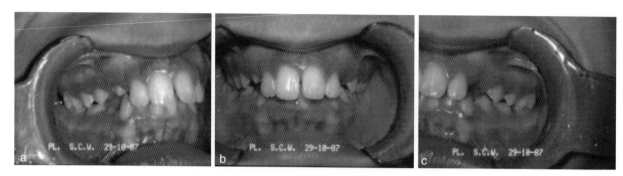

图 7.39 治疗前的牙齿正面和侧面照，伴深覆𬌗

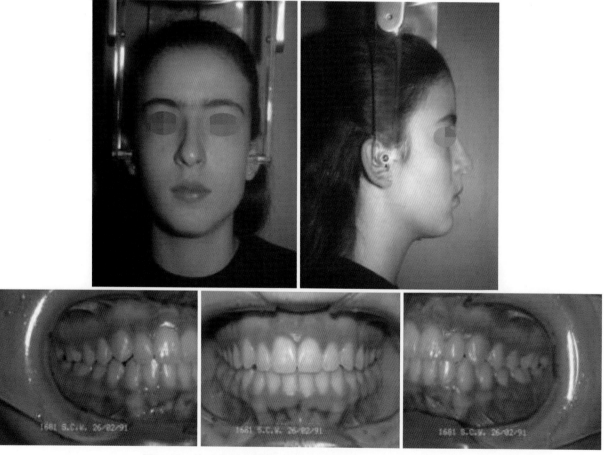

图 7.40 使用上颌可摘矫治器治疗 8 个月后观察到明显改善

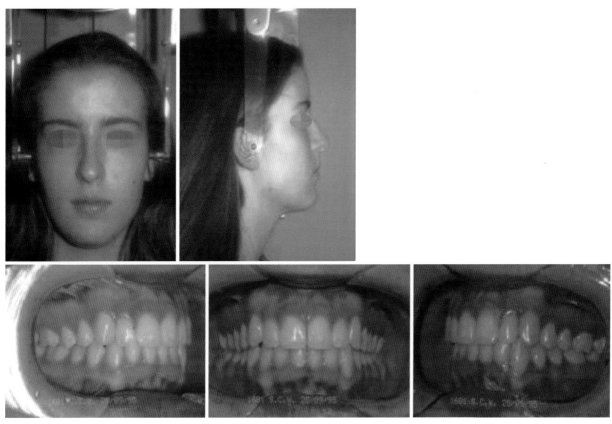

图 7.41 治疗 2 年 11 个月后

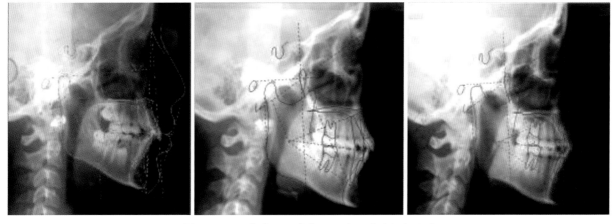

图 7.42 治疗前、治疗中及治疗后的头颅侧位片

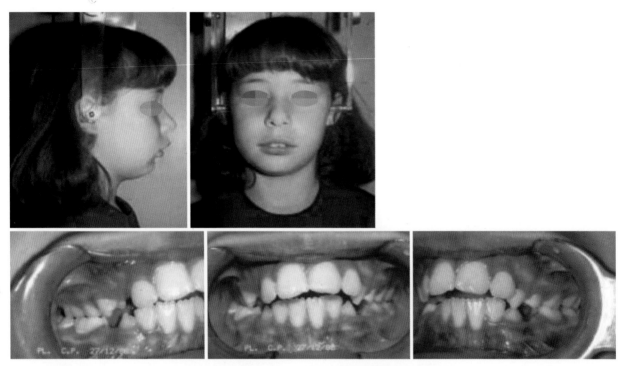

图 7.43　10 岁 10 个月患者

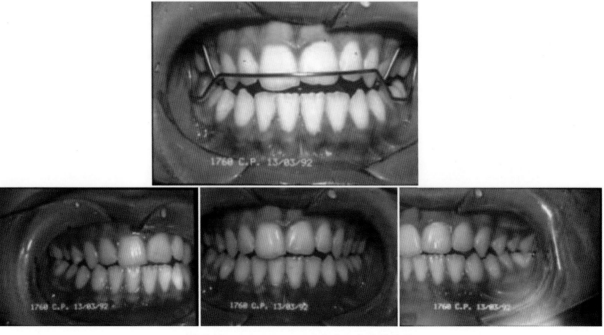

图 7.44　Balters Bionator 治疗 2 年后的结果

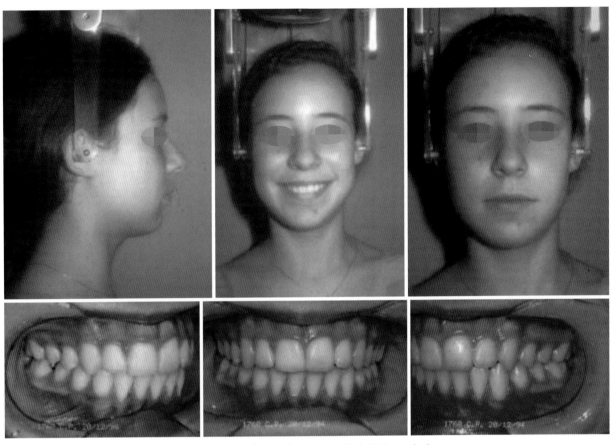

图 7.45　口外弓治疗 1 年后、固定矫治 13 个月

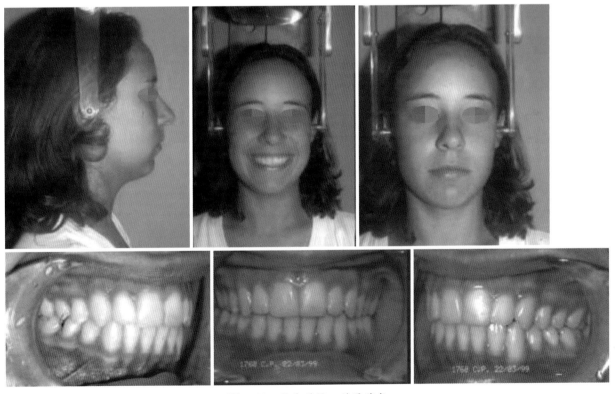

图 7.46　长期随访，结果稳定

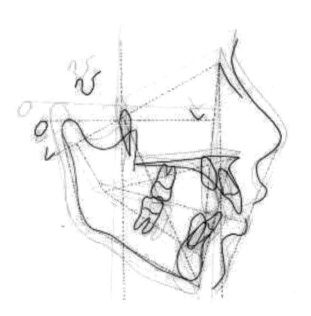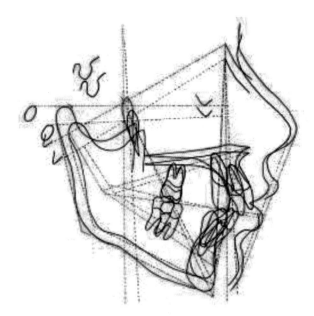

图 7.47 治疗前、治疗头影重叠

结 论

根据参与牙齿咀嚼系统的生物学理论，创建出符合治疗计划的个性化诊断的方法。应用最高效及适合的矫治器械，可以得到和谐美观的面部外形、正常咬合及活跃的神经生理活性。

正畸专业未来的趋势是让医生认识到面部矫形在任何时候都要优先于正畸治疗，平衡的神经肌肉是保证长期稳定性及正常的咬合状态的关键。

医生必须了解其职业的变化与不变之处，特别是要遵从基本的原则。

医学专业知识一直处于不断更新的状态，被赋予了新的基础的生物学知识将引导我们成为第一个在神经肌肉生理活动指导下的面部整形外科医生。

参考文献

Balters W, 1964a . Die Technik und Übung der allgemeinen und speziellen Bionator- Therapie. Quintessenz, Heft 5.77, IV.

Balters W, 1964b. Extrait de technique du Bionator. Rev Franc Odontostomat, 11:191–212.

Bishara SE, Ziara RR, 1989. Functional appliances: a review. Am J Orthod Dentofacial Orthop, 95:250–258.

Björk A, 1955. Cranial base development: a follow-up x-ray study of the individual variation in growth occurring between the ages of 12 and 20 years and its relation to brain case and face development. Am J Orthod Oral Surg, 41:106–124.

Björk A, 1969. Prediction of mandibular growth rotation. Am J Orthod Oral Surg, 55:585–599.

Enlow DH, 1968. The human face. New York: Hoeber Medical Div., Harper and Row.

Fränkel R, 1989. Orofacial orthopedics with function regulator. Berlin: Karger Gmbh.

Fränkel R, Fränkel C, 2001. Clinical Implications of Roux's concept in orofacial orthopedics. J Orofac Orthop, 1:1–21.

Faltin Jr K, Faltin RM, Baccetti T, et al, 2003. Long-term effectiveness and treatment timing for bionator therapy. Angle Orthod, 73:221–230.

Korkhaus G, 1930. Antropologic and odontologic studies of twins. Am J Orthod Oral Surg, 16:640–647.

Korkhaus G, La Escuela Odontológica Alemana, 1940. Editorial Labor. Génesis de las anomalías de la oclusión y de las deformaciones de los maxilares.

Malta LA, Baccetti T, Franchi L, et al, 2010. Long-term dentoskeletal effects and facial profile changes induced by Bionator therapy. Angle Orthod, 80(1):10–17.

Mc Namara Jr JA, 1984. A method of cephalomertric

evaluation. Am J Orthod Dentofacial Orthop, 86:449–469.

Mc Namara Jr JA, Brookstein FL, Shaughnessy TG, 1985. Skeletal and dental changes following function regulator therapy on Class II patients. Am J Orthod, 88:91–110.

Moyers RE, 1985. On the nature of orthodontics. Ann Arbor. Published by The University of Southern California School of Dentistry and Center for Human Growth and Development The University of Michigan.

Moyers RE, 1988. Handbook of orthodontics. Chicago: Year Book Medical Publishers.

Petrovic A, Stutzmann J, 1977. Further investigations of the functioning of the "comparator" of the servosystem (respective positions of the upper and lower dental arches) in the control of the condylar cartilage growth rate and of the lengthening of the mandible. The biology of occlusal development, Ann Arbor, Monograph No. 7: 255–291.

Ricketts RM, 1960. The influence of orthodontic treatment on facial growth and development. Angle Orthod, 30:103.

Sander FG, 2001. Functional processes when wearing the SII appliance during the day. J Orofac Orthop, 62(4):264–274.

Sander FG, Wichelhaus A, 1995. Skeletal and dental changes during the use of the bite jumping plate. A cephalometric comparison with an untreated Class II group. Fortschr Kieferorthop, 56:127–139.

Schwarz AM, 1961. Lehrgang der Gebissregelung. Band I, 3 Aufl, Urban u. Schwarzenberg: Wien- Innsbruck.

Van der Linden FPGM, 1986. Facial growth and facial orthopedics. Chicago: Quintessence, Inc.

第 8 章

安氏 Ⅲ 类错殆畸形的早期治疗

Somchai Satravaha

安氏Ⅲ类错殆畸形被认为是最难治疗的一类错殆类型。如果能够早期阻断，错殆畸形的严重性将会降低。在进行早期治疗时，必须仔细而慎重的考虑诸如治疗潜能、局限性等问题。Ⅲ类错殆畸形的复杂性主要在于病因，错殆可能来源于遗传因素（图8.1~图8.4）或环境因素（图8.5~图8.9），或者两者兼备。

如果病因是由遗传和环境因素共同造成的，那么骨性Ⅲ类错殆畸形就会变得更加严重。

根据 Rakosi 的研究，Ⅲ类错殆畸形可以分为五类：

因素1：齿槽性Ⅲ类错殆（图8.10）。

因素2：上颌骨发育异常引起的骨性Ⅲ类错殆畸形（图8.11）。

因素3：下颌骨发育异常引起的骨性Ⅲ类错殆畸形（图8.12）。

因素4：上、下颌骨均发育异常导致的骨性Ⅲ类错殆畸形（图8.13）。

因素5：伴前牙代偿的骨性Ⅲ类错殆畸形（图8.14、图8.15）。

在很多病例中，Ⅲ类错殆畸形常存在骨性及牙性两种因素（Rakosi，1985；Graber et al，1997；Rakosi，Graber，2010）。

S. Satravaha
Department of Orthodontics, Mahidol University,
Bangkok, Thailand
e-mail: samsunshine5@yahoo.com

8.1 功能性骨性Ⅲ类错殆畸形

因为口颌系统是动态的而不是静态的，功能分析可以帮助鉴别诊断Ⅲ类错殆畸形，以确定错殆是由遗传因素还是由环境因素引起的，还是两种病因共同参与。颞下颌关节是人体最常用的关节。因此，必须检查下颌骨和关节功能的运动情况（图8.16~图8.17）。

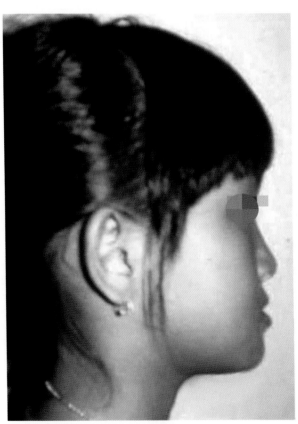

图 8.1 一个 9 岁的凹面型女孩

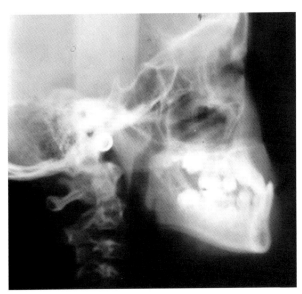

图8.2 头颅侧位片显示为骨性Ⅲ类错𬌗畸形

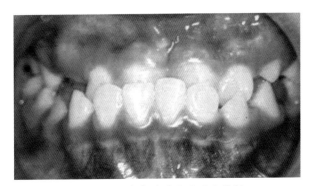

图8.3 该患者的前牙区反𬌗较深

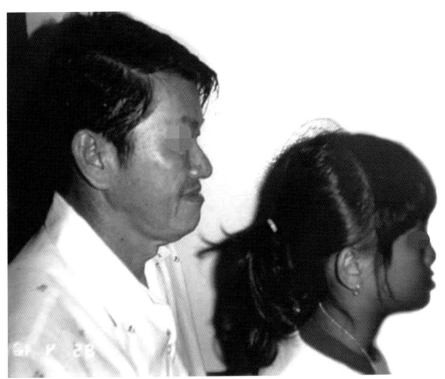

图8.4 该患者和父亲一起拍摄的照片显示他们均为凹面型，临床检查她的父亲也有前牙反𬌗，这表明是遗传因素导致女儿的错𬌗畸形

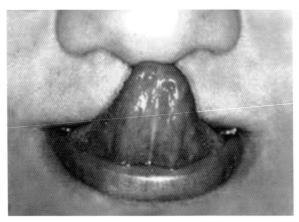 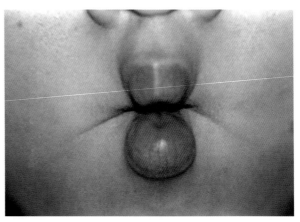

图 8.5　当患者舔鼻尖时，下颌骨位于上颌骨的前方。
上颌前部受到来自舌头的压力，这可能会导致前牙反𬌗，
如果不被阻断，可能发展为骨性Ⅲ类错𬌗畸形

图 8.6　如图所示她还有吮颊的习惯，这会导致上、下
牙弓缩窄

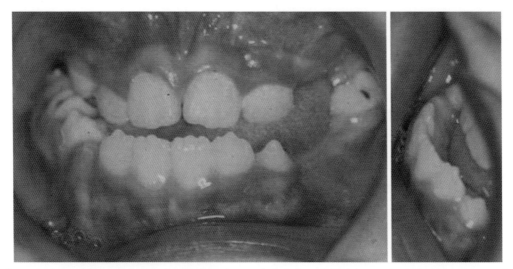

图 8.7　图 8.5 和图 8.6 中同一患者的两张口腔内照片显示前牙反𬌗、反覆盖深、双侧后牙反𬌗。上、下牙弓狭窄，
后牙段舌倾，这是不良的口腔习惯造成的

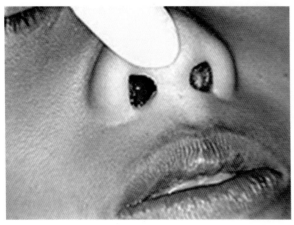 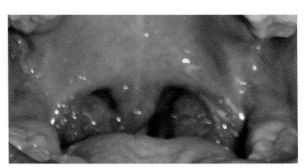

图 8.8　右鼻孔息肉阻塞患者上呼吸道，引发口呼吸

图 8.9　肥大的扁桃体阻塞患者上呼吸道，引起口呼吸
及舌低位。舌低位所产生的力量会导致下颌前牙唇向倾斜

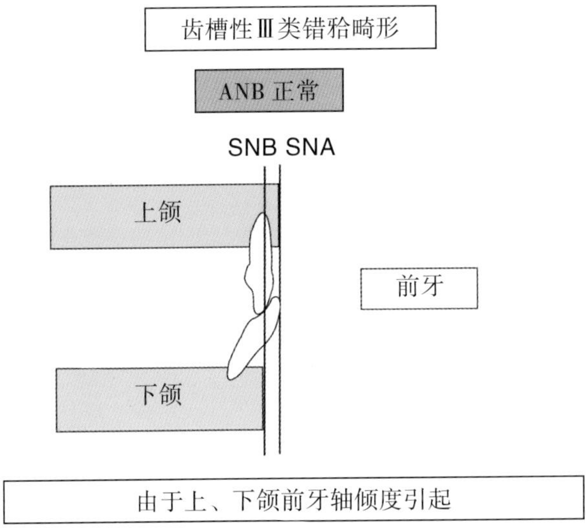

齿槽性Ⅲ类错𬌗畸形

ANB 正常

SNB SNA

上颌

前牙

下颌

由于上、下颌前牙轴倾度引起

图 8.10　上、下前牙轴倾度原因引起的齿槽性反𬌗

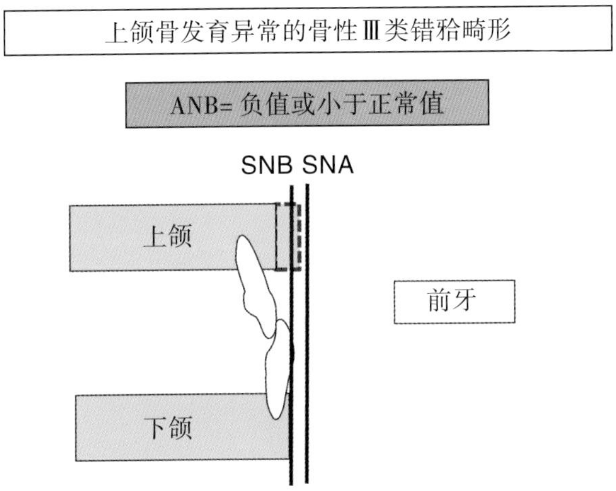

上颌骨发育异常的骨性Ⅲ类错𬌗畸形

ANB= 负值或小于正常值

SNB SNA

上颌

前牙

下颌

图 8.11　上颌骨发育不全引起的骨性Ⅲ类错𬌗畸形，下颌骨正常

下颌骨发育异常的骨性Ⅲ类错𬌗畸形

ANB= 负值

SNB-SNA<0°

上颌

前牙

下颌

图 8.12　下颌发育异常引起的骨性Ⅲ类错𬌗；下颌骨发育过度，上颌正常

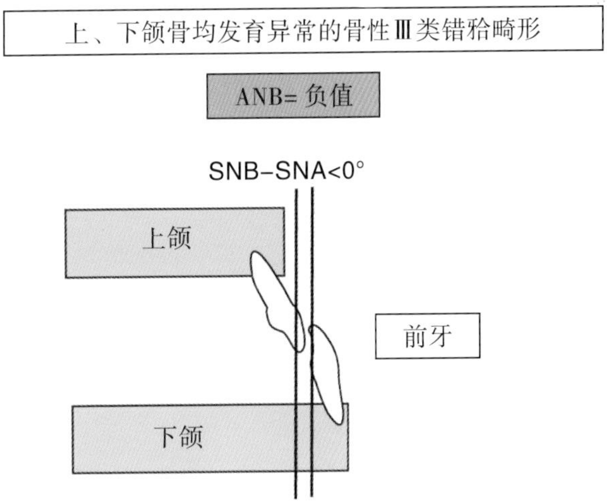

上、下颌骨均发育异常的骨性Ⅲ类错𬌗畸形

ANB= 负值

SNB-SNA<0°

上颌

前牙

下颌

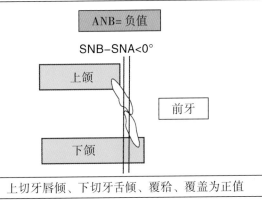

图 8.13　上、下颌骨都发育异常引起的骨性Ⅲ类错𬌗。上颌骨发育不全，下颌骨发育过度

伴前牙代偿的骨性Ⅲ类错𬌗畸形

ANB= 负值

SNB-SNA<0°

上颌

前牙

下颌

上切牙唇倾、下切牙舌倾、覆𬌗、覆盖为正值

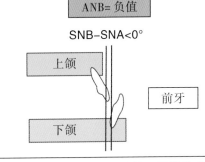

图 8.14　伴前牙代偿的骨性Ⅲ类错𬌗畸形，上前牙唇倾和下切牙舌倾弥补了骨骼的差异，导致假性的正常覆𬌗、覆盖

伴前牙代偿的骨性Ⅲ类错𬌗畸形

ANB= 负值

SNB-SNA<0°

上颌

前牙

下颌

当上、下前牙直立时骨性Ⅲ类错𬌗畸形表现出明显的反𬌗

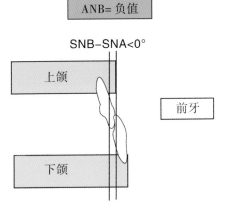

图 8.15　当图 8.14 的上、下前牙均为直立状态时，可见严重的骨性Ⅲ类错𬌗畸形

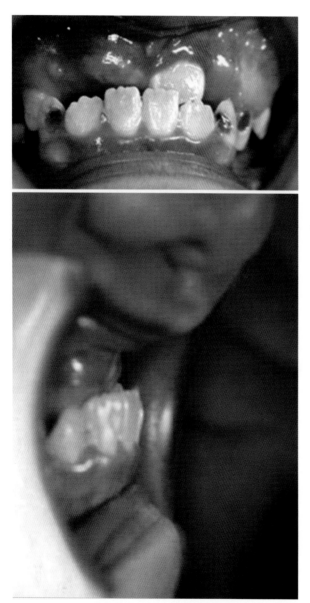

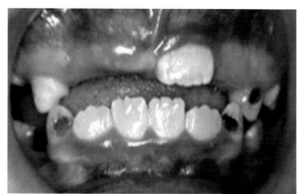

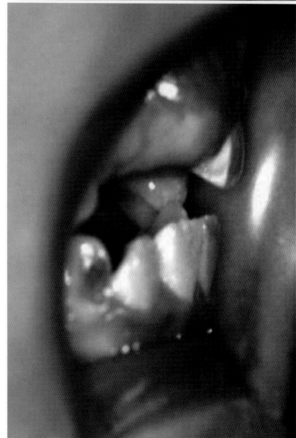

图 8.16 最大牙齿接触或正中𬌗位

图 8.17 同一患者在休息位的口内照，没有前牙反𬌗

Rakosi 提到：当使用Ⅲ类肌激动器治疗，下颌骨向后退到一个理想的位置时，下颌骨的运动对骨性Ⅲ类错殆畸形的预后起着重要的提示作用。他建议：下颌骨通常以旋转的方式闭合，进入最初的牙齿接触位置，然后向前或向后滑动，进入最大的牙齿接触状态。下颌骨前向旋转滑动闭合的病例比后向旋转滑动闭合病例预后好。

此外，通过对患者进行功能分析，可以得出以下结论：骨性Ⅲ类错殆畸形患者常伴有开唇露齿、舌前伸低位、异常吞咽模式。舌肌及唇肌功能异常容易引起严重的错殆畸形且影响治疗后的稳定性（Grabe，1963；Rakosi，1985；Graber et al，1997；Rakosi，Graber，2010）。

8.2 早期治疗的原因

如果不治疗，错殆畸形的严重程度会增加，可能引起功能疾患，并对患者的心理产生影响（图8.18~图8.20）。

对于Ⅲ类错殆畸形的早期治疗一直存在争议，尤其有关治疗能否达到生长改良目的方面争议颇多。自然生长和诱导的生长是无法分开衡量的。笔者认为治疗效果是决定是否治疗以及是否早期治疗的最关键因素。如果治疗能够减轻错殆畸形的严重程度，并且患者和正畸医生都满意，那么早期矫治就值得做。

8.2.1 早期治疗：什么时候是合适的时间

一旦决定开始治疗，医生就必须从最终的目标出发，知道最终的结果应该是怎样的。

治疗目标应与正畸治疗方案相同，以达到良好的功能、可接受的美学效果和良好的稳定性。应在适当部位、适当的时间应用适当的矫治器治疗。

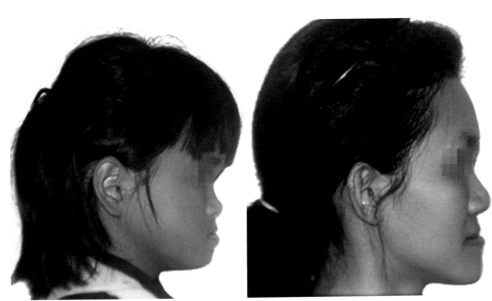

图 8.18 如果不及早治疗，左图的女孩可能会成长为右图的样子。这当然对患者有心理上的影响，患者会因为有一个凹面型被取笑

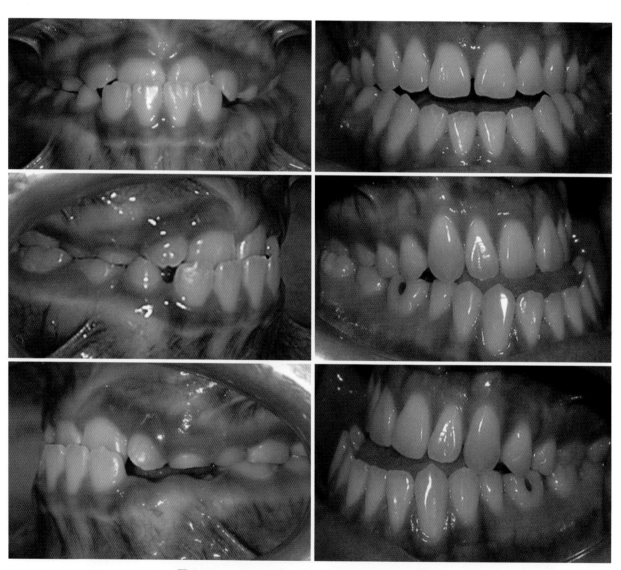

图 8.19　如果不治疗，错𬌗的严重程度会大大增加

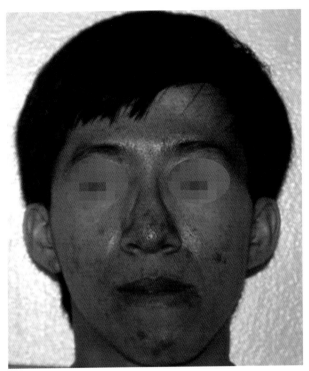

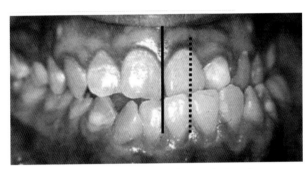

图 8.20　一名未经治疗的男性患者，口内为恒牙列，面部不对称，图示左侧前牙反𬌗和单侧后牙反𬌗（Chebib，Chamma，1981；Joondeph，2001；Pirttiniemi，1994；Ross，2001）

8.2.2　乳牙列

因为 Ⅲ 类错𬌗畸形非常复杂，在这一阶段治疗 Ⅲ 类错𬌗畸形时间相当早。治疗可能需要耗费很长的时间，患者可能会感到疲惫。大多数病例建议在生长发育阶段进行观察（图 8.21~图 8.23），而许多前牙反𬌗病例是通过恒牙列萌出的上、下颌前牙自行解决。

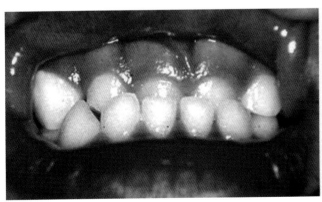

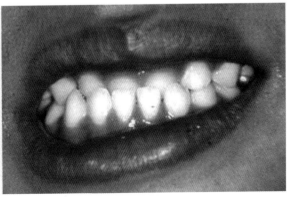

图 8.21　乳牙列前牙反𬌗

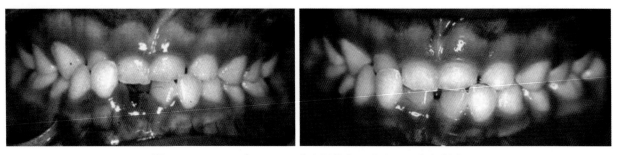

图 8.22 31、41 在 51、61 牙舌侧萌出；反𬌗可以自行解决

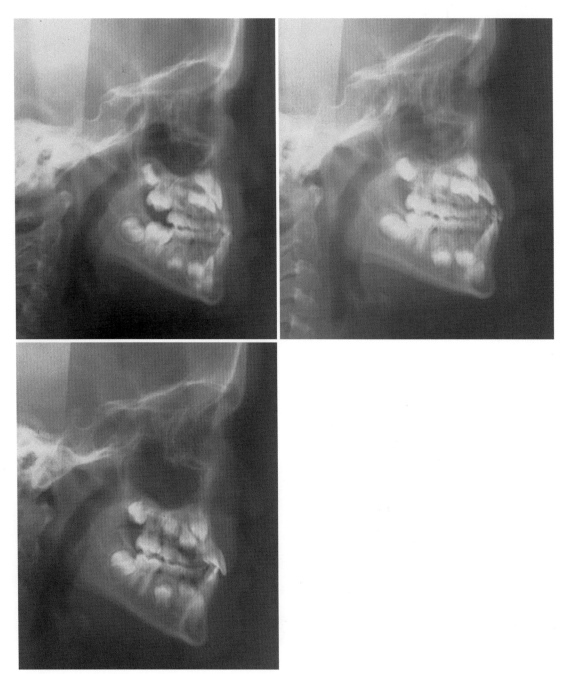

图 8.23 以上图片分别显示了 6 岁、7 岁和 8 岁时上、下颌前牙的萌出路径。前牙反𬌗通过上、下前牙的萌出可以自我矫正

8.3 齿槽性Ⅲ类错殆畸形的早期矫治（图8.24~8.41）

8.3.1 混合牙列早期

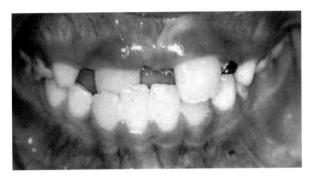

图8.24 一名8岁女童早期混合牙列期口内照；11号牙、41号牙和42号牙形成反殆。需要矫正反殆。如果不治疗，11号牙会抑制上颌生长

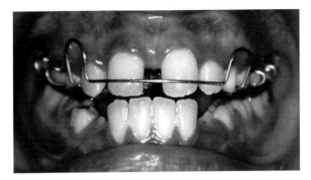

图8.27 上中切牙可见间隙

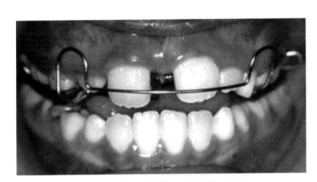

图8.25 采用推簧与殆垫矫正反殆

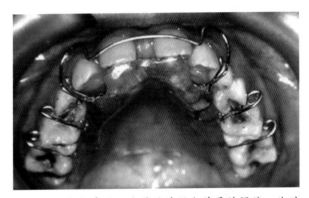

图8.28 上颌采用双曲唇弓关闭上前牙的间隙。此时不需要咬合

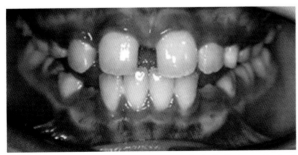

图8.26 反殆矫正。上颌恒侧切牙基本萌出，此时下颌尖牙开始萌出

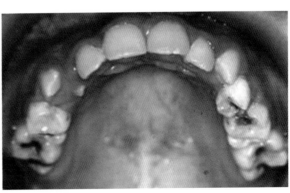

图8.29 间隙关闭

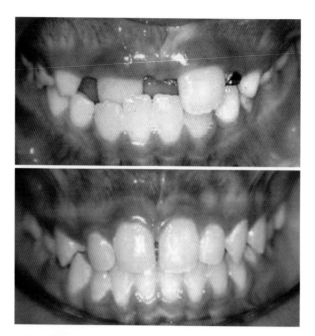

图 8.30　对比治疗前和治疗后前牙反𬌗和上切牙间间隙的关闭

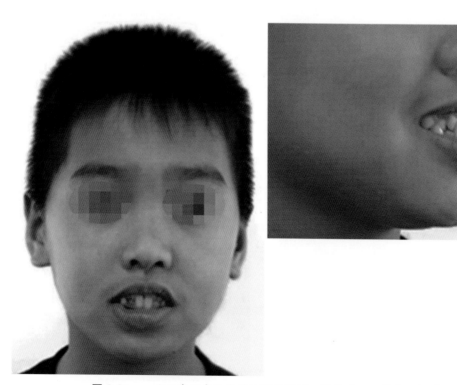

图 8.31　一名 8 岁男童为齿槽性Ⅲ类错颌；微笑时可以露出下切牙

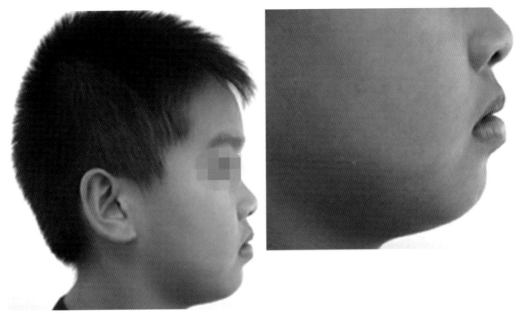

图 8.32　面部轮廓正常

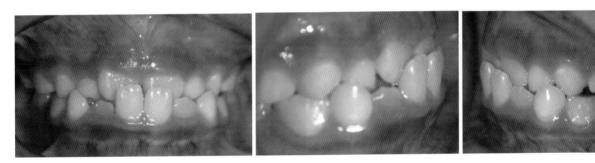

图 8.33　前牙反𬌗

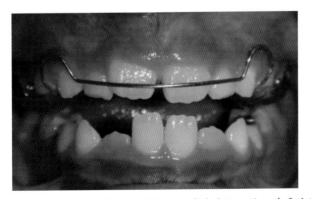

图 8.34　上颌采用推簧与𬌗垫将上恒前牙唇倾，矫正前牙反𬌗

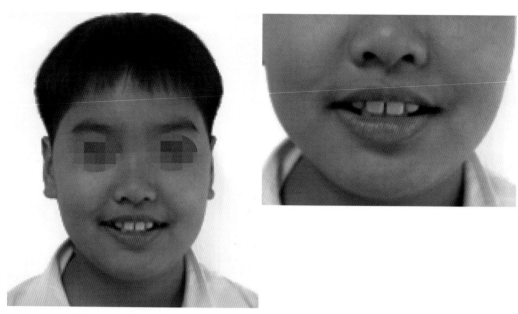

图 8.35 前牙反𬌗矫正后，患者微笑时暴露上前牙，比治疗前更加美观

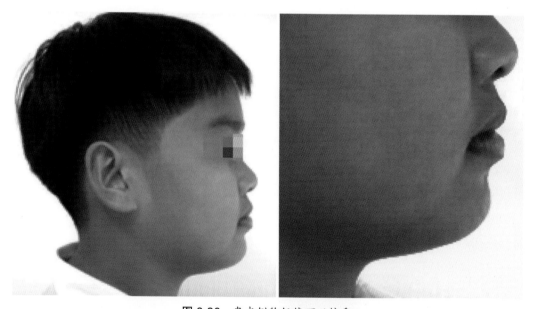

图 8.36 患者侧貌仍然可以接受

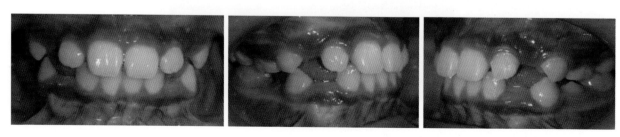

图 8.37 治疗开始 2 年后口内照

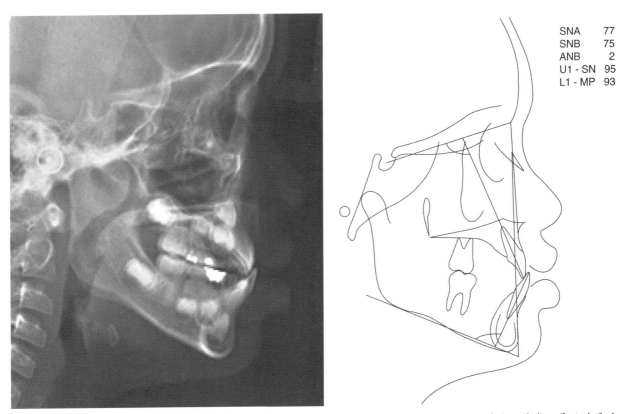

SNA	77
SNB	75
ANB	2
U1 - SN	95
L1 - MP	93

图 8.38　图 8.31、8.32、8.33 中患者的头颅侧位 X 线片，治疗前 ANB 2°，表明上、下颌骨均无异常。导致前牙反殆的原因是上、下前牙倾斜度的问题

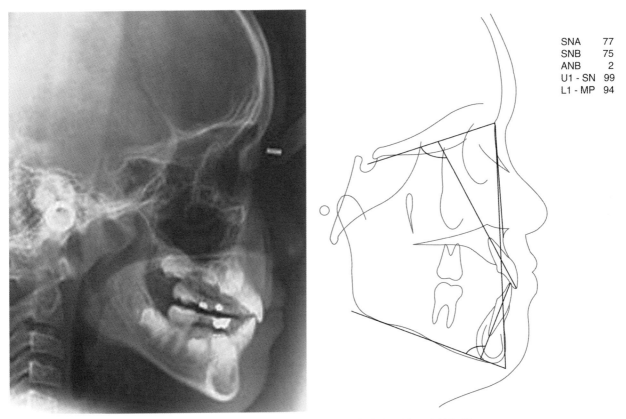

SNA	77
SNB	75
ANB	2
U1 - SN	99
L1 - MP	94

图 8.39　同一患者 X 线头颅侧位片及前牙反殆矫正后描记图

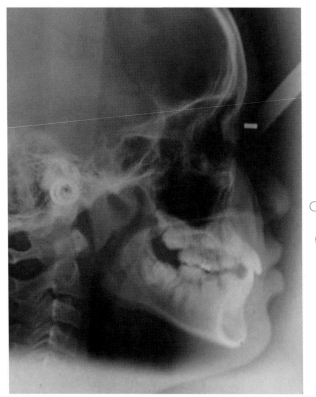
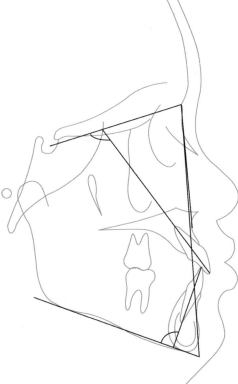

SNA	77
SNB	76
ANB	1
U1 - SN	108
L1 - MP	94

图 8.40　前牙反𬌗矫正 2 年后头颅侧位片及描记图

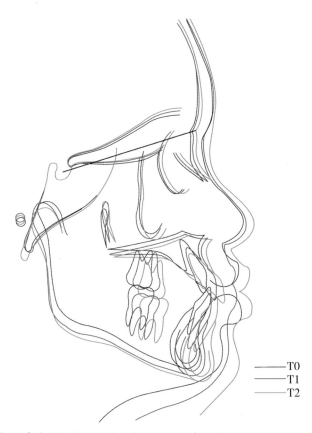

T0
T1
T2

图 8.41　在治疗前（T0）、前牙反𬌗矫正后（T1）和矫治结束 2 年后（T2）三个时间点的头颅侧位片重叠图

8.4 Ⅲ类错殆畸形的矫治

8.4.1 面具前牵或面具前牵联合快速扩弓装置的应用（图8.42~图8.51）

很多学者主张使用面具或者快速扩弓装置或者面具前牵结合快速扩弓来促进上颌骨的生长或者同时尝试抑制下颌的生长。临时支抗装置也已经被用于牵引上颌骨（Beccetti，McNamara，2004；Cha，2003；Gallagher et al，1998；Ghiz et al，2005；Gu et al，2000；Hass，1980；Kajiyama et al，2000；Keles et al，2002；Liou，2005；McNamara，2000；Mermingo et al，1990；Ngan，2002；Ngan et al，2015；Pangrazio-Kulbersh et al，1998；Saadia，Torres，2000；Satravaha，1987；Turley，2002；Yüksel et al，2001）。

笔者更倾向于不过早使用快速扩弓装置（RPE），虽然对患者来说RPE很容易起作用，但是在许多研究中提到早期或晚期使用RPE的结果没有显著差异。

8.4.2 颏兜的应用

许多学者已经做了很多关于使用颏兜（图8.52）改善上下颌骨生长有效性研究。Mitani Hideo在他的文章中表示，早期应用颏兜治疗骨性Ⅲ类错殆，颏兜在前2年疗效显著，但由于髁突软骨需要逐渐适应颏兜的力量，即使在压力下，髁突也可以使骨形成恢复至初始水平，因此要长时间保持。如果面部生长完成前停止使用颏兜治疗，压力的降低会刺激和加速髁突的生长，从而引起下颌继续生长。他还补充说，不正确使用颏兜会导致颞下颌关节功能紊乱，应该谨慎使用并进行监测（Deguchi et al，1999；Deguchi et al，2002；Graber，1977；Ishikawa et al，1988；Ko et al，2004；Mitani，2002；Sugawara et al，1990；Wendell et al，1985）。

8.4.3 功能性矫治器的应用

功能性矫治器（Frankel的FR-3，Bimler的bionator等）已被用于治疗骨性Ⅲ类错殆畸形（Frankel，Frankel，1989；Graber et al，1997；Levin et al，2008；Rakosi，1985；Rakosi、Graber，2010；Satravaha，1993；Satravaha，Taweesedt，1996a；Satravaha，Taweesedt，1996b；Satravaha，Taweesedt，1999）。

8.4.4 Ⅲ类肌激动器的使用

作者推荐Thomas Rakosi的Ⅲ类肌激动器（Rakosi，1985；Satravaha 1993；Graber et al，1997；Rakosi，Graber，2010）用于骨性Ⅲ类错殆治疗的早期阶段（图8.53~图8.55）；使用这种矫治器的目的是：

1. 达到下颌骨的后退位。
2. 促进上颌骨生长。
3. 建立正常的覆盖。
4. 建立正常覆殆。

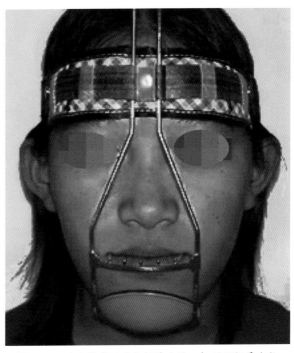

图8.42 面具前牵促进上颌骨生长，抑制下颌骨生长

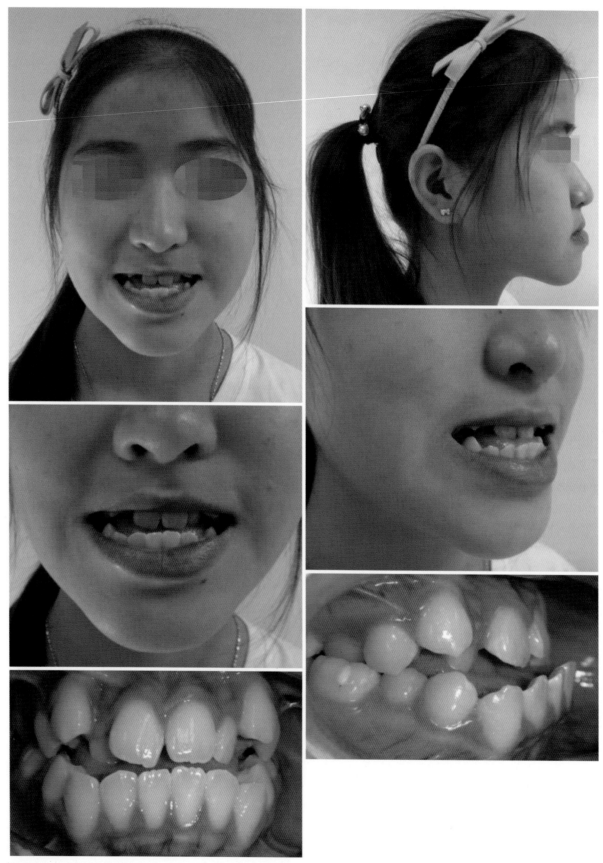

图8.43　一名14岁女孩的口外及口内照，凹面型。她患有Ⅲ类错𬌗并伴有深反覆盖和上颌的严重拥挤。她的舌体较大，舌低位，轻度开𬌗。微笑时出现深的反𬌗，下前牙比上前牙暴露量多

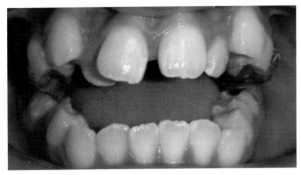

图 8.44 快速扩弓装置用于上颌牙弓横向扩展和前伸

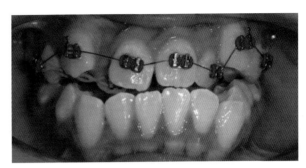

图 8.45 去除快速扩弓装置后，固定矫治器矫正上颌拥挤

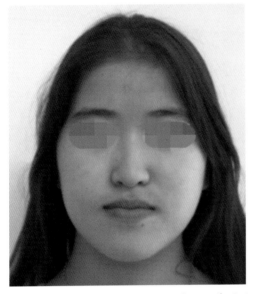

图 8.46 与图 8.43 是同一女孩使用快速扩弓装置后的口外照片，由于上颌骨的横向扩展，改善了患者的长面型

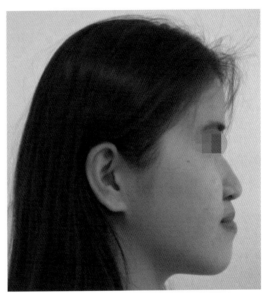

图 8.47 与图 8.43 展示的同一女孩在快速扩弓装置使用后的侧貌。患者的面中部凹陷得到改善

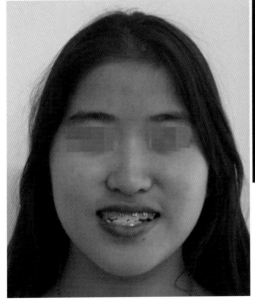

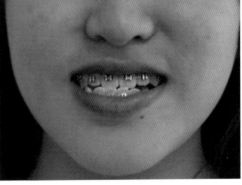

图 8.48 去除快速扩弓装置后，治疗第二阶段使用正畸固定矫治器；患者面容和侧貌都得到了改善

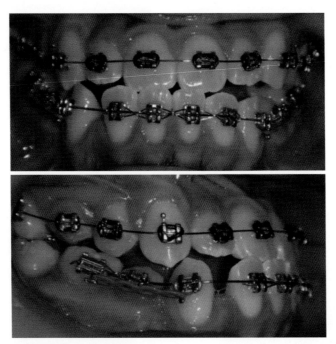

图 8.49 前牙区严重拥挤解除；拔除 34 号和 44 号牙齿是为了将下尖牙远移，使下前牙获得正确的覆𬌗、覆盖

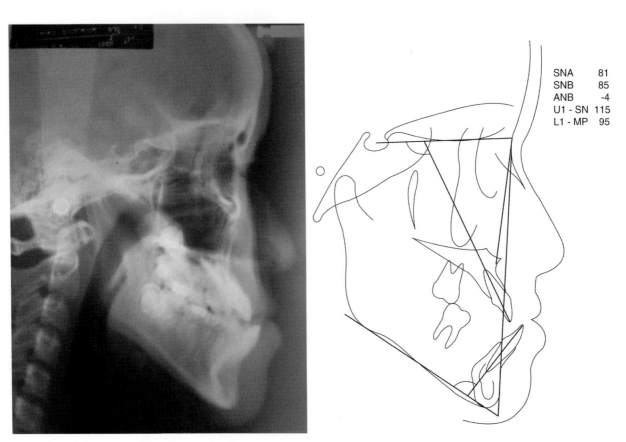

SNA	81
SNB	85
ANB	-4
U1 - SN	115
L1 - MP	95

图 8.50 同一女孩快速扩弓前头颅侧位片及描记图，SNA 角为 81°

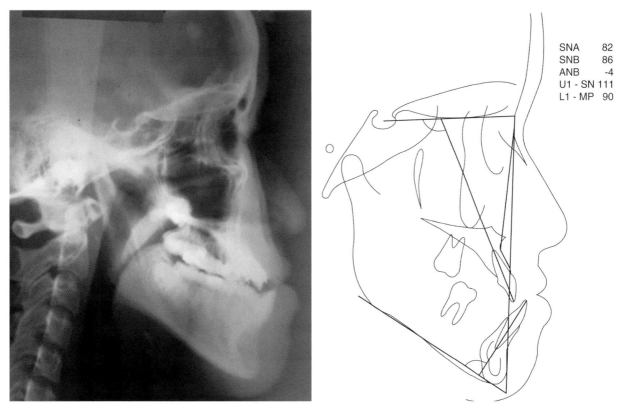

SNA	82
SNB	86
ANB	-4
U1 - SN	111
L1 - MP	90

图 8.51　使用快速扩弓后，SNA 从 81°增加至 82°

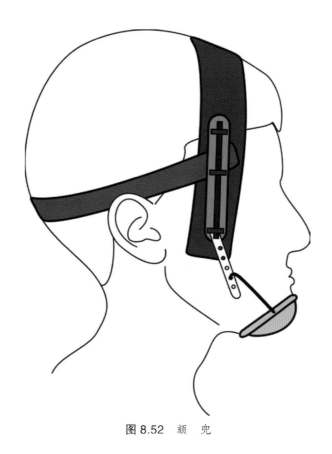

图 8.52　颏　兜

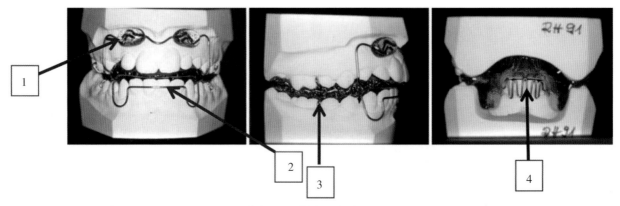

图 8.53　Ⅲ类肌激动器

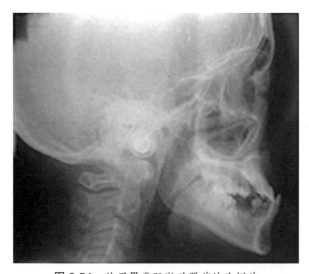

图 8.54　使用Ⅲ类肌激动器前的头侧片

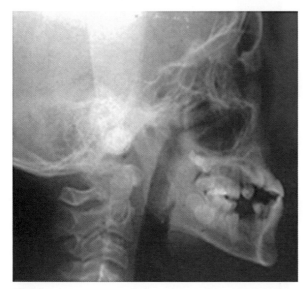

图 8.55　图 8.89 同一患者头颅侧位片显示Ⅲ类肌激动器使用后可得到正常的覆𬌗、覆盖，该患者下颌骨向后移动到新位置

Thomas Rakosi 型Ⅲ类肌激动器是一种双颌型矫治器，由丙烯酸基托部分和弓丝组成。组件及其功能如下：

1. 上唇挡刺激骨形成或促进上颌的生长。

2. 下唇弓用来固定矫治器；作者认为下唇弓区应该对下前牙没有任何作用力。与下颌前牙唇面的距离约为 2mm。

3. 第一磨牙近中放置停止曲固定矫治器。

4. 舌刺可以防止来自平导和舌低位的力量对下前牙施加压力。

8.5　Ⅲ类肌激动器结构

必须进行咬合重建设定新的咬合位置，使下颌达到目标位，该位置应该比原来的位置更靠后（图 8.56~图 8.61）。肌激动器的厚度必须根据患者生长型来决定，但是由于激

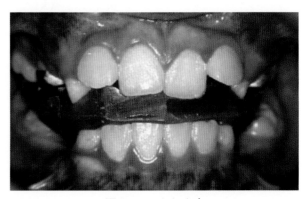

图 8.56　咬合重建

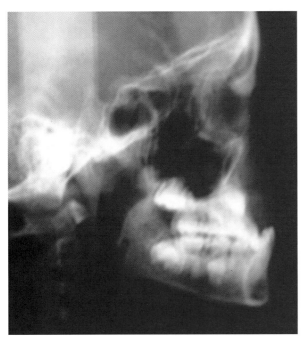

图 8.57　水平生长型患者的头颅侧位片

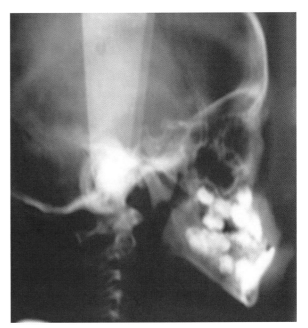

图 8.58　垂直生长型患者的头颅侧位片

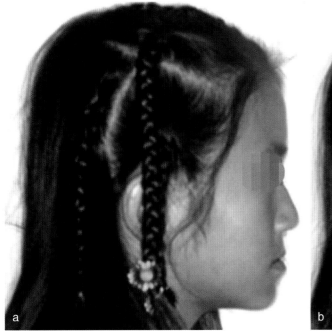

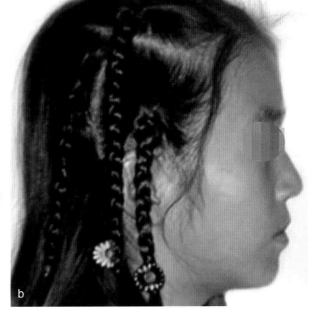

图 8.59　一名 9 岁女孩咬合重建前（a）与咬合重建后（b）的侧貌。通过咬合重建，患者面下部高度增加，面部更加协调美观

活装置是依赖肌肉的力量传递的，因此应该预留有息止空间（Rakosi，1985；Graber et al，1997；Rakosi，Graber，2010；Witt，Gehrke，1981）。

在水平生长型的患者中，下颌骨后退的距离可以比垂直生长型的患者多。因此，水平生长型的患者在使用Ⅲ类肌激活器纠正矢状位差异时，预后比垂直生长型的患者更好。

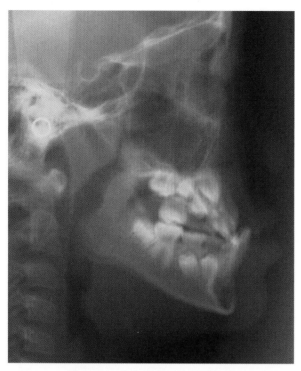

图8.60　咬合状态下头颅侧位片

8.6　咬合重建记录检查

1. 在口腔中有咬合重建的患者必须在肌肉放松的状态下可以闭合嘴唇。

2. 患者的下颌和面部中线必须一致。骨性中线偏移应该通过咬合重建校正。

3. 由于患者的面部外观会发生不可逆的变化，因此需要得到患者和家长的允许。

8.7　患者戴用肌激动器的指导

1. 告知患者及其父母，Ⅲ类肌激动器是一种双颌矫治器械，它可以轻松放入患者口腔（图8.62，图8.63）。

2. 考虑到生长激素的分泌时间，患者每天至少应佩戴12h，大部分时间为夜间戴用（Funatsu et al，2006）。

3. 患者在做作业时可以佩戴肌激动器，同时不影响说话。

4. 患者应该能够自己戴上和取下。在第一个晚上，当患者早上醒来的时候，应该检查肌激动器是否还在嘴里。如果没有，他们应该增加白天佩戴肌激动器的时间。

腺样体或扁桃体大，或有口呼吸习惯的患者在睡眠时将肌激动器放在嘴里会有困难。在使用Ⅲ类肌激动器之前，应该解除这个问题。

5. 使用Ⅲ类肌激动器的平均时间约为1年。

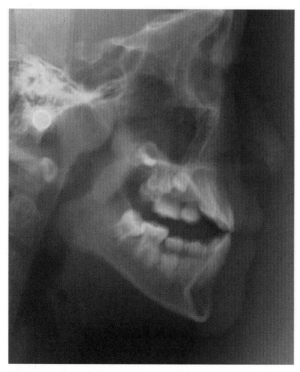

图8.61　同一患者位于咬合重建位置的头颅侧位片。注意：咬合重建使下颌骨向后进入一个更靠后的位置。患者面部高度增加，面部比例协调美观

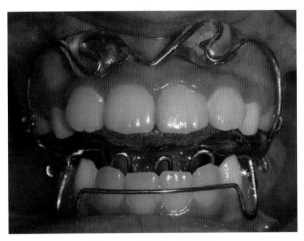

图 8.62　Ⅲ类肌激动器

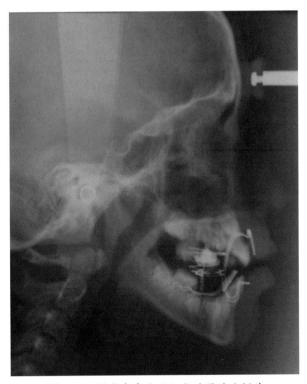

图 8.63　Ⅲ类患者使用肌激动器的头侧片

8.8　患者的预约

患者应该每 4 周复诊 1 次。

8.9　矫治器的调整

目标：

1. 达到正常的覆𬌗。

2. 达到正常的覆盖。

3. 控制牙齿的萌出。

4. 获得良好的尖窝咬合。

肌激动器制作流程如下（图 8.64）：

1. 在上前牙舌面的矫治器上添加自凝丙烯酸，唇展上前牙。

2. 激活上唇挡，产生骨膜牵拉，促进上颌生长。

3. 通过调磨丙烯酸和控制牙齿萌出来整平 spee 曲线。

4. 使用Ⅲ类肌激动器时，因为下前牙有舌向倾斜趋势，因此下唇弓不能加力。

这可能是由于吞咽时口周肌肉收缩和舌刺造成的。舌刺用来防止来自舌头的反作用力作用于下前牙。

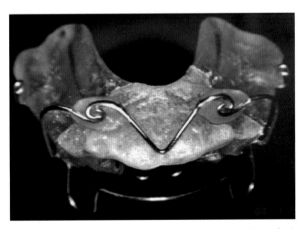

图 8.64　在每次复诊时，添加自凝丙烯酸唇展上前牙以获得正常的覆𬌗、覆盖

8.10 使用Ⅲ类肌激动器的病例

病例1（图8.65~图8.70）

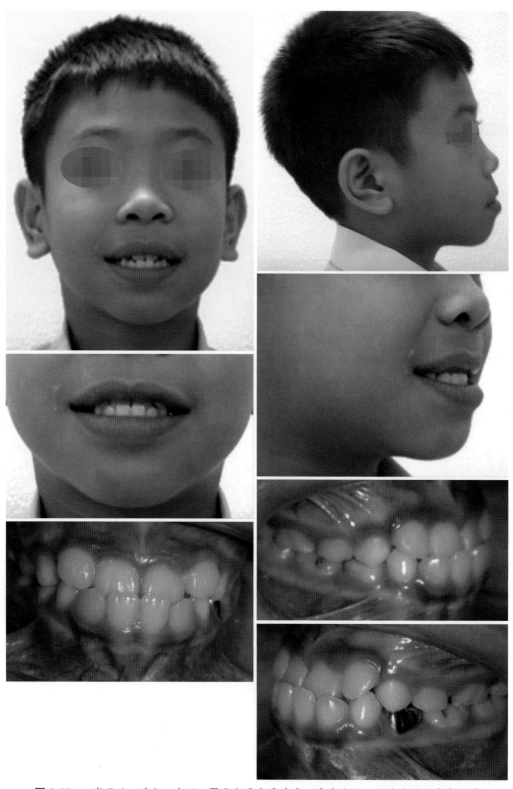

图8.65　9岁男孩口外和口内照，Ⅲ类尖牙磨牙关系，前牙反𬌗。微笑的时候露出下牙

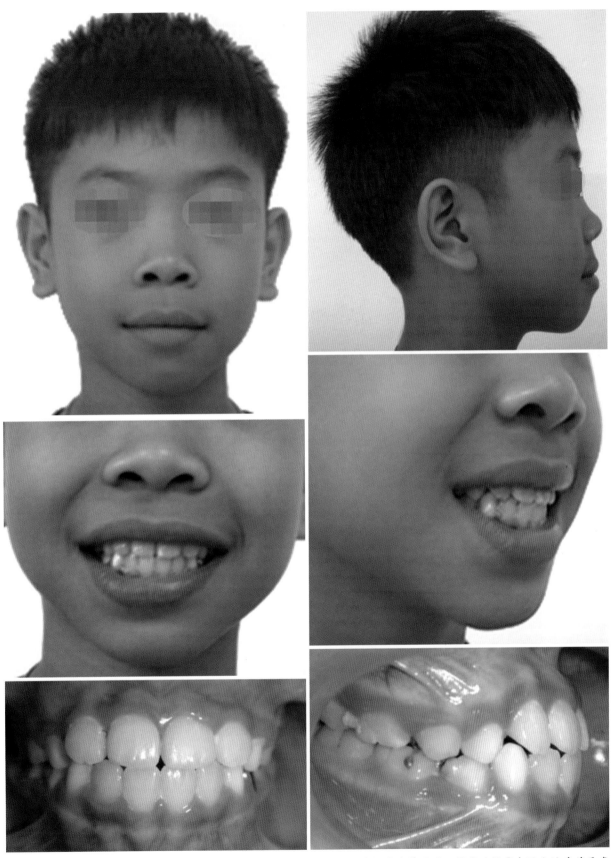

图 8.66 同一男孩在使用Ⅲ类肌激动器治疗后的口外和口内照；他的侧貌改善明显。笑的时候露出了比治疗前更多的上牙，容貌改善的同时反殆得到矫正，实现了磨牙和尖牙Ⅰ类关系

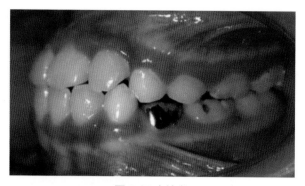

图 8.66（续）

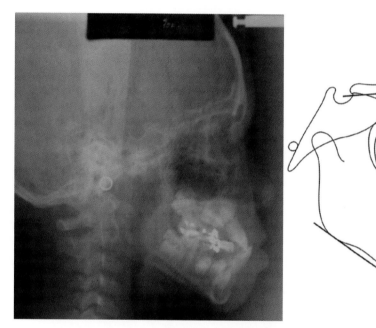

SNA	83
SNB	83
ANB	0
U1 - SN	106
L1 - MP	92

图 8.67　治疗前头侧位片及描记图，ANB 角 0°

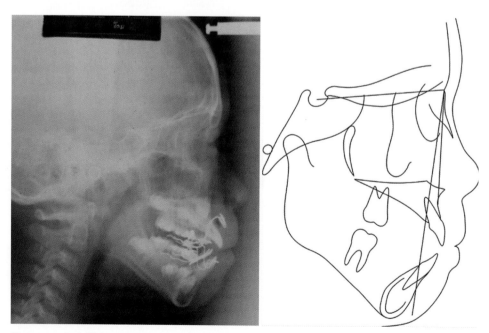

图 8.68　使用Ⅲ类肌激动器后头颅侧位片及描记图显示下颌骨的位置比原来的位置更靠后

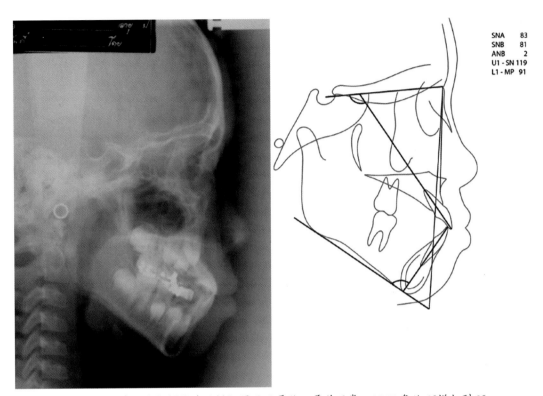

SNA	83
SNB	81
ANB	2
U1 - SN	119
L1 - MP	91

图 8.69　治疗后头颅侧位片及描记图显示覆𬌗、覆盖正常，ANB 角从 0°增加到 2°

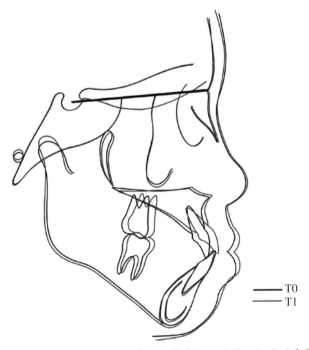

—— T0
—— T1

图 8.70　治疗前（T0）和覆𬌗、覆盖纠正后（T1）头测重叠

病例 2（图 8.71~ 图 8.78）

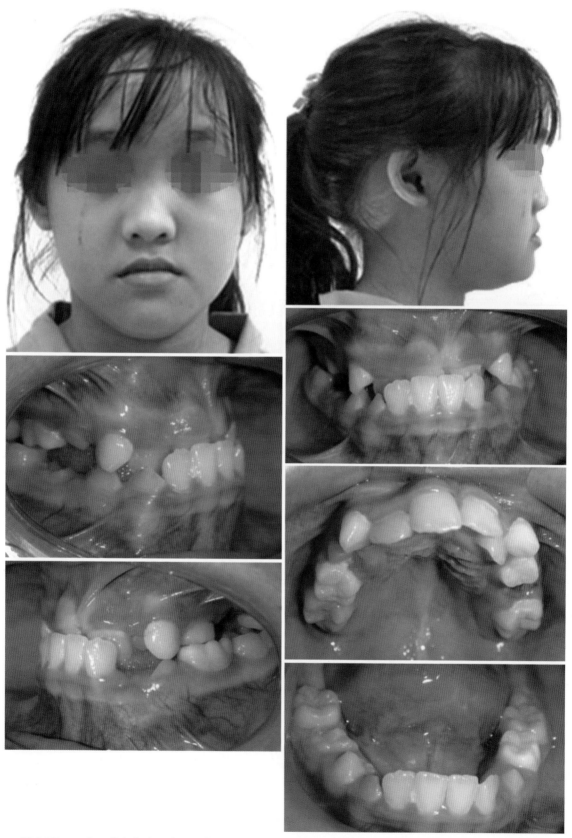

图 8.71　一名 9 岁女童的口外及口内照。侧貌为凹面型。口内图片显示前牙反殆严重，上牙严重拥挤

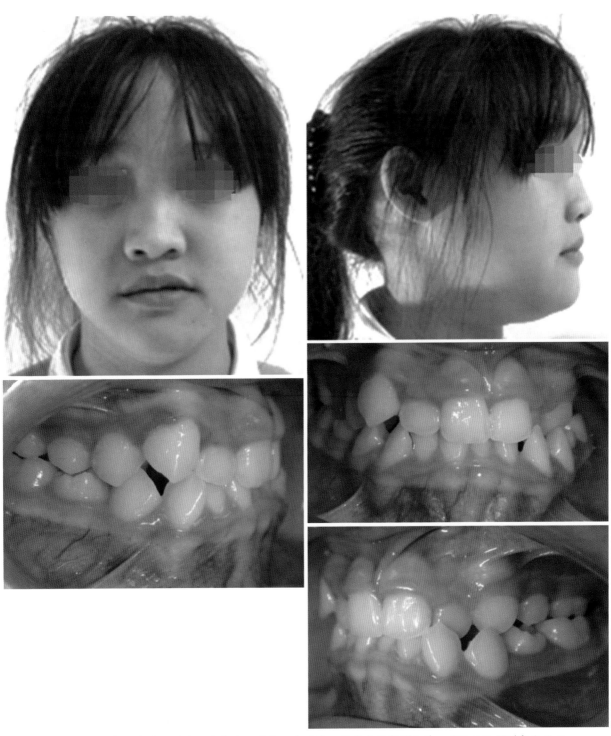

图 8.72　Ⅲ类肌激动器治疗后患者的口外和口内照片。患者容貌得到改善，前牙反𬌗得到部分矫正

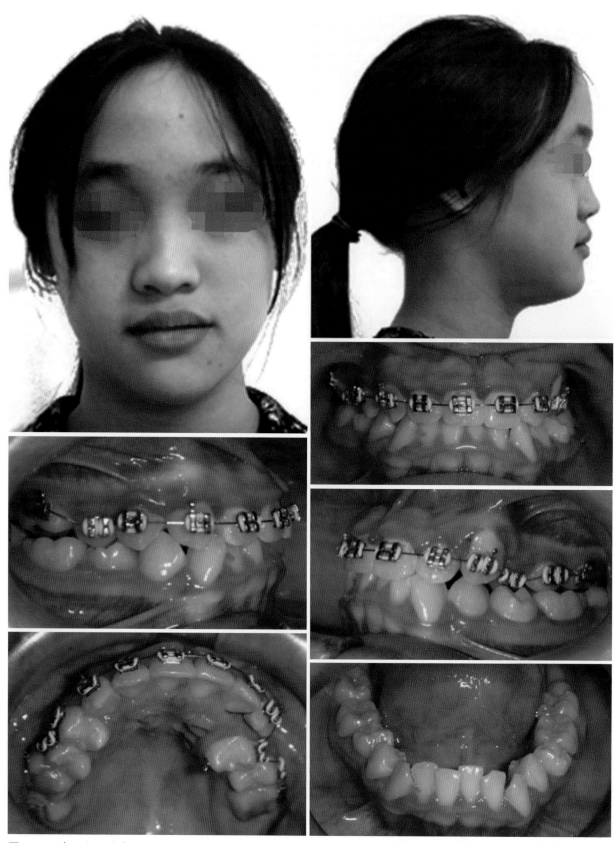

图 8.73　在二期治疗中，同一女孩使用固定矫治器继续矫正前牙反𬌗及上牙拥挤的口外和口内照。随后也会在下颌牙列粘接固定矫治器。患者侧貌得到很大的改善

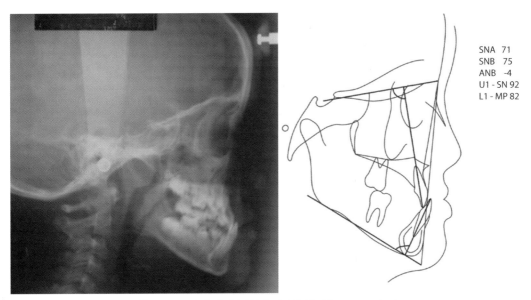

SNA　71
SNB　75
ANB　-4
U1 - SN 92
L1 - MP 82

图 8.74　治疗前头颅侧位片及描记图，ANB 为 4°

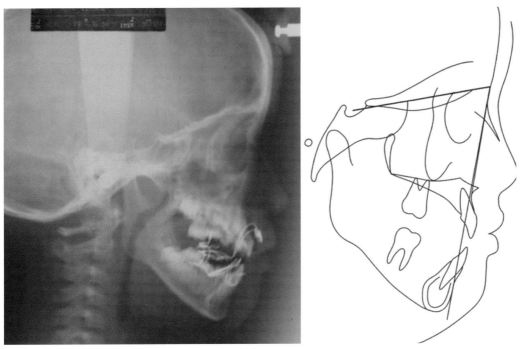

图 8.75　使用 Ⅲ 类肌激动器后头颅侧位片及描记图显示下颌骨被拉回到一个新的位置

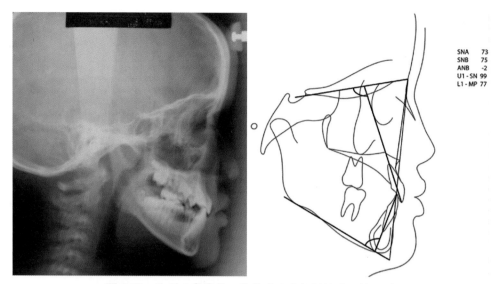

SNA	73
SNB	75
ANB	-2
U1 - SN	99
L1 - MP	77

图 8.76　达到正常覆𬌗、覆盖后的头颅侧位片及描记图

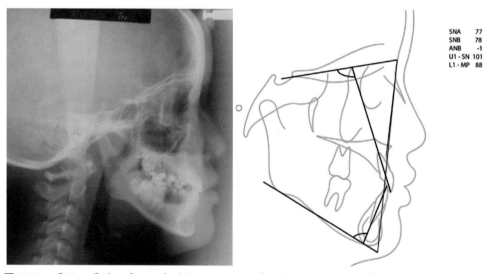

SNA	77
SNB	78
ANB	-1
U1 - SN	101
L1 - MP	88

图 8.77　覆𬌗、覆盖正常后 1 年随访。上、下颌骨的矢状关系得到改善，ANB 角从 –2°～–1°

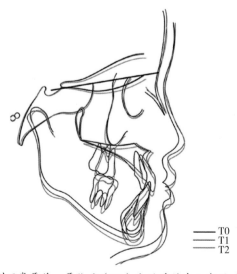

—— T0
—— T1
—— T2

图 8.78　治疗前（T0），达到正常覆盖、覆𬌗后（T1）和治疗结束 1 年后（T2），不同时间的头影重叠

8.11 伴前牙代偿的骨性Ⅲ类错𬌗畸形的治疗

在很多情况下，骨性Ⅲ类错𬌗畸形呈现假性咬合状态，然而骨骼差异非常严重；当下颌生长停止后，可能需要正颌手术来解决。

在一些情况下，当尝试尽早阻断性治疗时，可以降低错𬌗畸形的严重程度。

病例3（图8.79~图8.94）

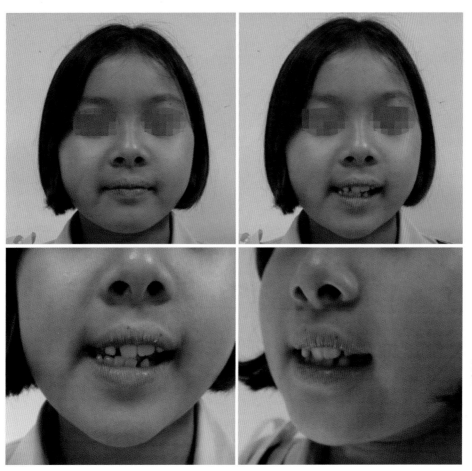

图8.79 一名7岁女孩在微笑时面部不对称，下巴向右偏

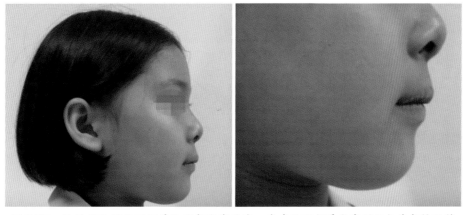

图8.80 她的侧貌显示下颌骨和额部发育过度。患者的下颌骨发育明显与其年龄不符

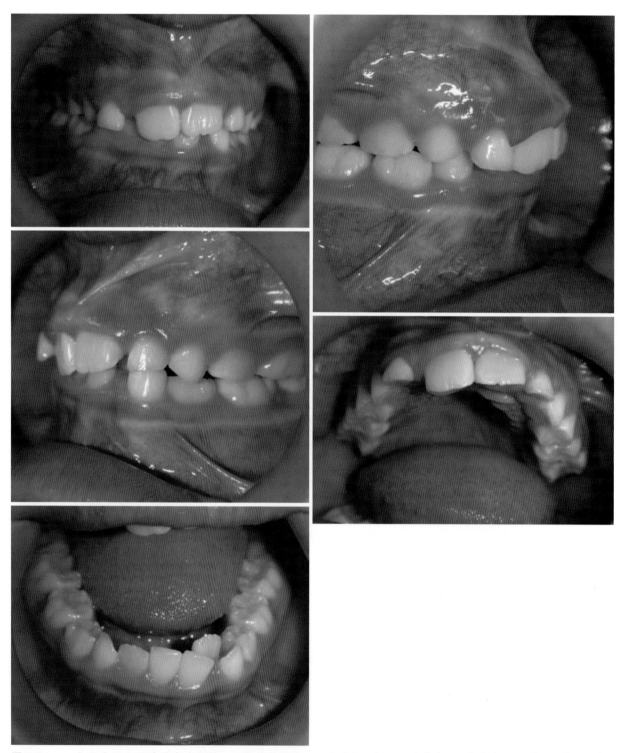

图8.81　口内照片显示下前牙中度拥挤，32牙舌向移位，73牙唇倾，由于下前牙舌倾，患者表现为覆𬌗、覆盖正常，没有出现反𬌗

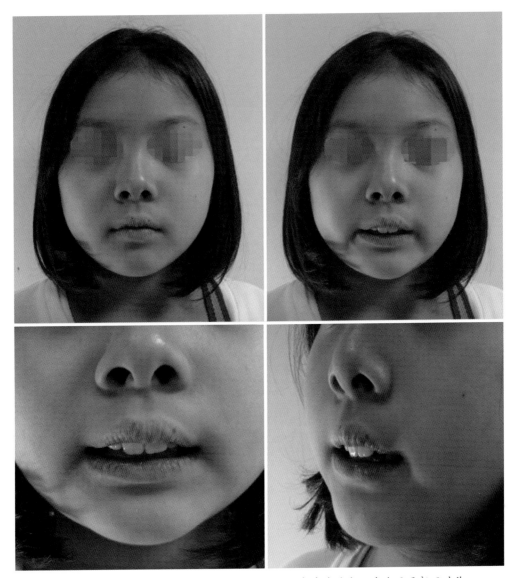

图 8.82　使用Ⅲ类肌激动器后，下颌中线与面部中线重合，消除了面部不对称

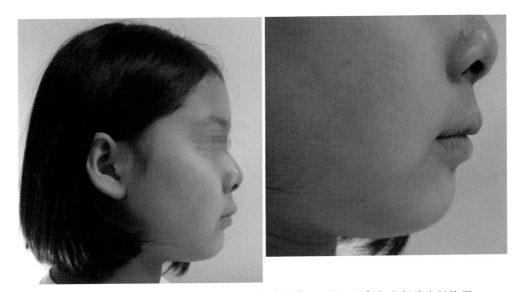

图 8.83　使用Ⅲ类肌激动器后，侧貌得到改善；下颌、额部与上颌的比例协调

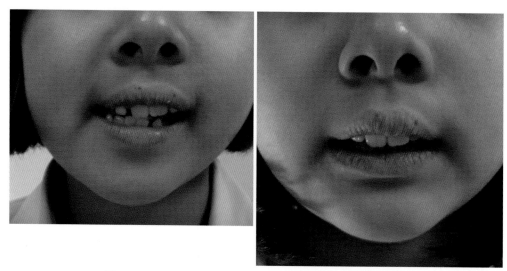

图 8.84　使用Ⅲ类肌激动器治疗前和中线矫正后笑容比较

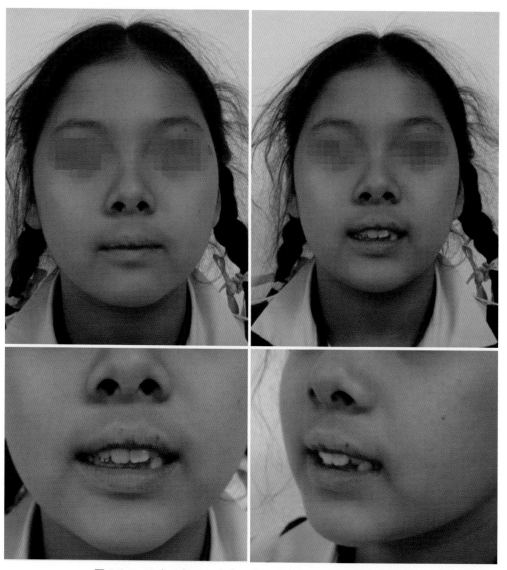

图 8.85　治疗两年后，患者面部对称性较好。治疗结果稳定

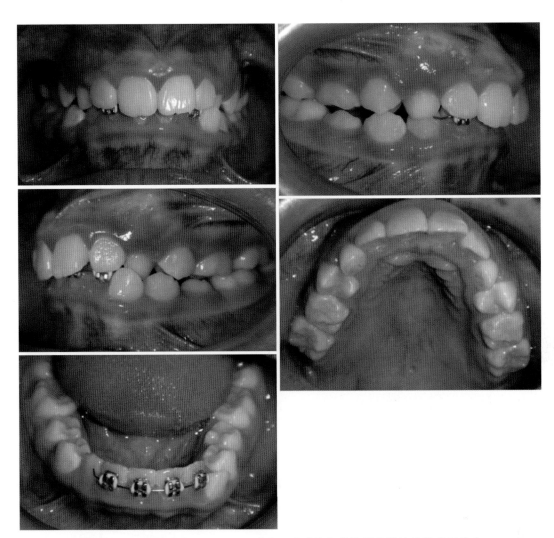

图 8.86　口内照显示63、73、34反𬌗，通过局部粘接固定矫治器排齐下前牙

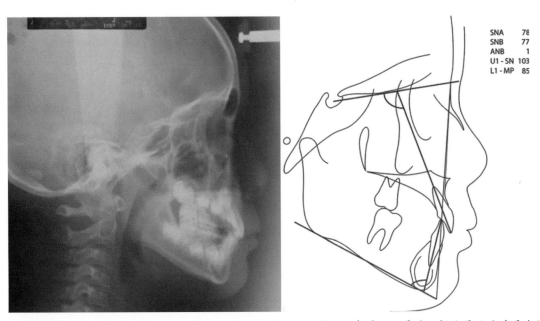

SNA	78
SNB	77
ANB	1
U1 - SN	103
L1 - MP	85

图 8.87　治疗前头侧片及描记图显示ANB角1°。通过下前牙舌倾获得正常覆𬌗、覆盖，解除属于伴前牙代偿的骨性Ⅲ类错𬌗畸形

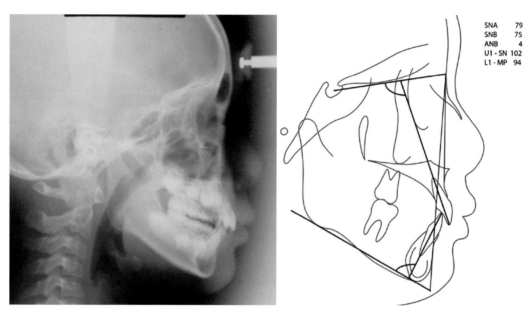

图 8.88　通过使用Ⅲ类肌激动器，下颌骨被推至更后位，ANB 从 1°增至 4°

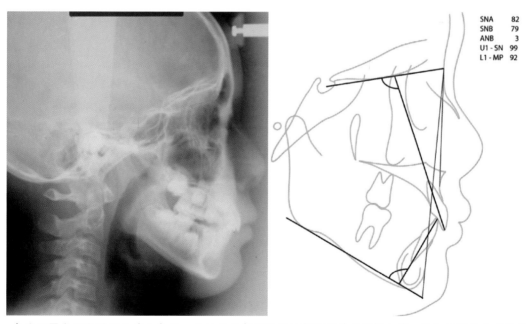

图 8.89　在使用Ⅲ类肌激动器治疗 2 年后，开始用局部固定矫治解决下前牙拥挤之前，拍头颅侧位片并做描记图。下颌骨继续快速增长，ANB 从 +4°角减少到 +3°

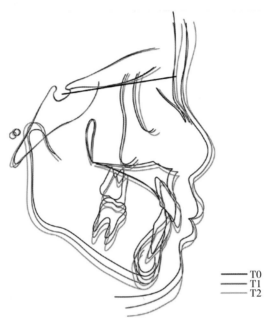

图 8.90　将治疗前（T0）、Ⅲ类肌激动器治疗后 1 年（T1），治疗后 2 年（T2）三个时间点的头影测量片描记图进行叠加

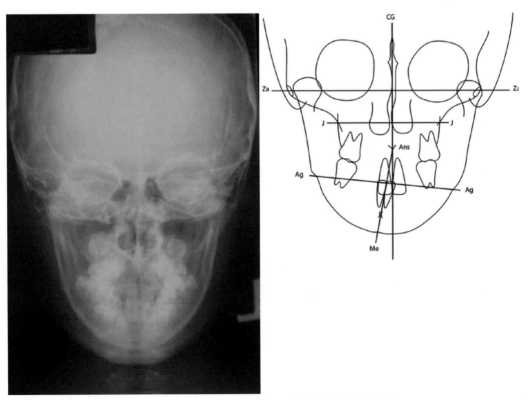

图 8.91　治疗前头颅前位片（PA）示面部明显不对称，下颌中线向右侧移位（Letzer，Kronman，1967）

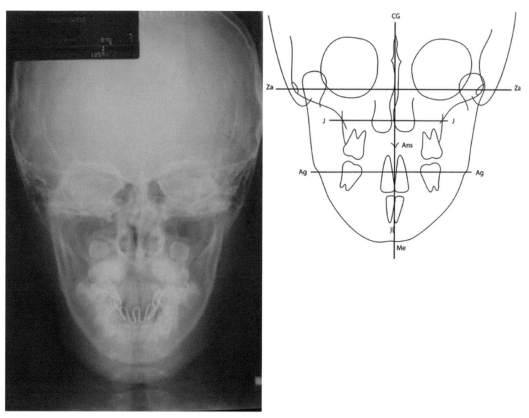

图8.92 Ⅲ类肌激动器戴入后，正位片和描记图显示移位的下颌中线与面部中线一致。无面部不对称

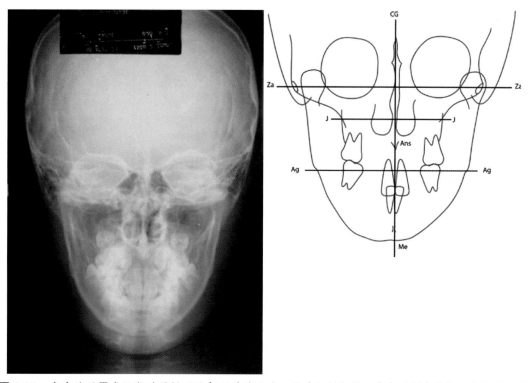

图8.93 患者使用Ⅲ类肌激动器纠正面部不对称后的正位片和描记图，其中下颌中线与面部中线一致

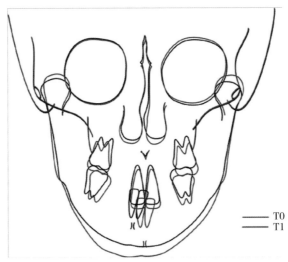

图 8.94 治疗前（T0）及使用Ⅲ类肌激动器（T1）矫正面部不对称后患者正位片重叠图

8.12 当患者可以退到切对切的位置时，Ⅲ类肌激动器可以用于治疗功能性骨性Ⅲ类错𬌗畸形

病例 4（图 8.95~ 图 8.102）

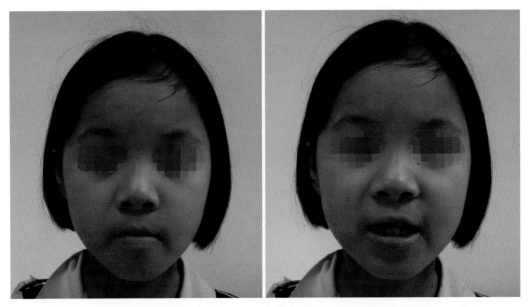

图 8.95 7 岁女孩在生理性姿势位和微笑时的口外照片，微笑时可以露出上下前牙

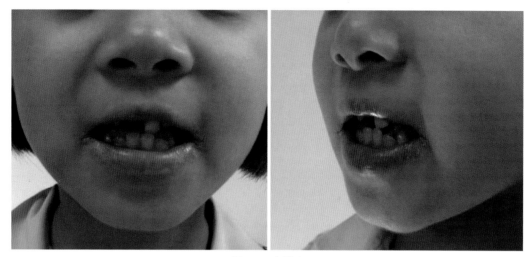

图 8.95（续）

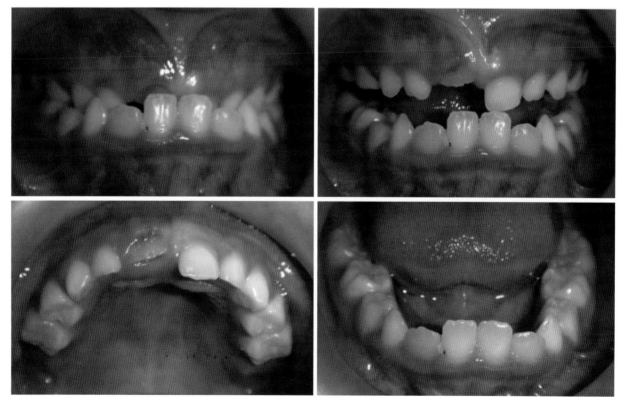

图 8.96　她的口内照显示为混合牙列的早期阶段，上前牙被下前牙完全遮挡。11 号牙齿正在萌出；患者能咬至切对切

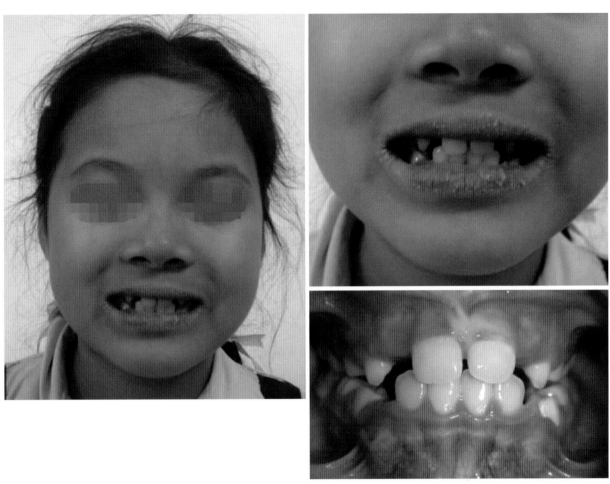

图 8.97　在使用 Ⅲ 类肌激动器后，下颌骨被向后推；11 号和 21 号牙萌出，实现正常覆盖、覆殆

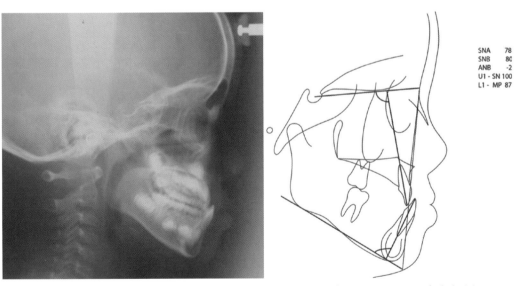

SNA	78
SNB	80
ANB	-2
U1 - SN	100
L1 - MP	87

图 8.98　治疗前头颅侧位片及描记图显示前牙反殆 ANB 角为 -2°。上、下前牙均舌倾

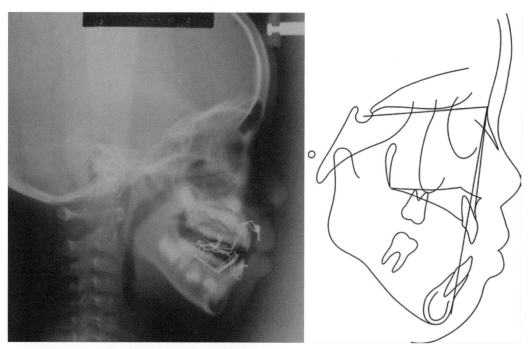

图 8.99　Ⅲ类肌激动器戴用后头颅侧位片及描记图显示下颌骨被拉回到一个新的位置

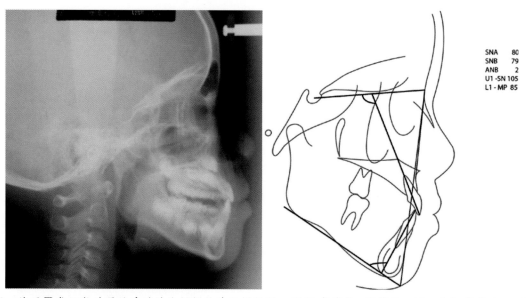

SNA　　80
SNB　　79
ANB　　2
U1 -SN 105
L1 - MP 85

图 8.100　使用Ⅲ类肌激动器治疗时的头颅侧位片及描记图；ANB 角度从 −2° 增至 +2°，上切牙角从 100° 增加到
105°，建立正常覆盖、覆𬌗

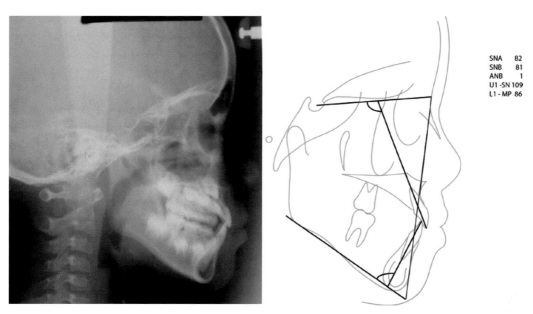

SNA	82
SNB	81
ANB	1
U1 -SN	109
L1 - MP	86

图 8.101　Ⅲ类肌激动器治疗时的头颅侧位片和描记图，通过引导 11 和 21 牙萌出，建立正常覆盖、覆𬌗。随着下颌骨继续快速增长，ANB 角度从 +2°减小到 +1°

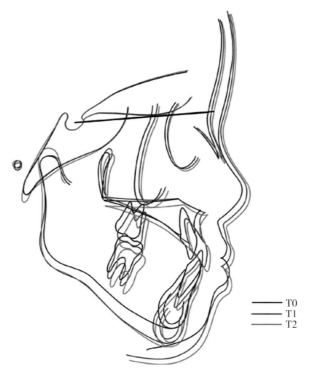

图 8.102　治疗前（T0），达到正常覆盖、覆𬌗后（T1），后牙建立稳定咬合后（T2）三个时间点的头颅侧位片描记叠加图

8.13　Ⅲ类肌激动器治疗后骨骼和牙齿改变的稳定性

Ⅲ类肌激动器可以同时引起牙和颌骨的改变（图8.103~图8.124）。Satravaha和Taweesedt针对使用Ⅲ类肌激动器治疗Ⅲ类错殆畸形后骨骼变化的稳定性做了相关研究。他们发现骨骼效应影响着骨面型的改变，并且这种改变一直存在（Satravaha，Taweesedt，1996a；

Satravaha，Taweesedt，1996b；Satravaha，Taweesedt，1999）。

8.14　牙齿不稳定的原因

如前所述，Ⅲ类错殆畸形的患者伴有舌体肥大或伴有舌低位以及异常吞咽的习惯。舌肌的力量在牙齿不稳定因素中扮演了重要的角色（图8.103~图8.105）。

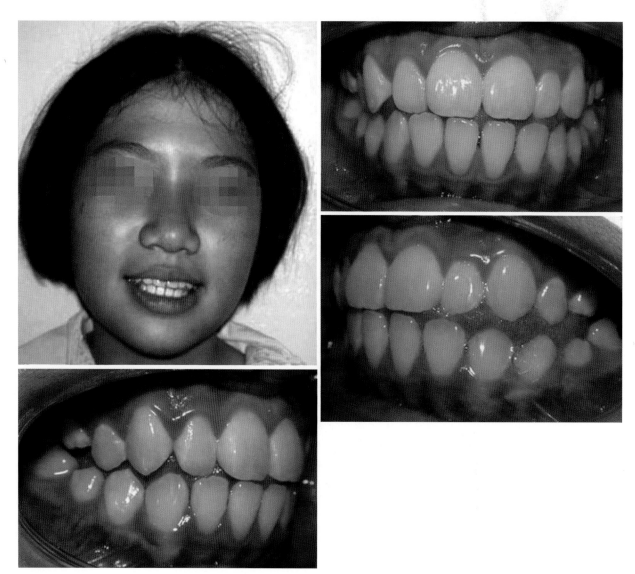

图8.103　一位12岁女孩在使用Ⅲ类肌激动器的口外和口内照片，舌体较大，向前及向侧方推挤牙齿，微笑时可以看到她的舌头和上下前牙

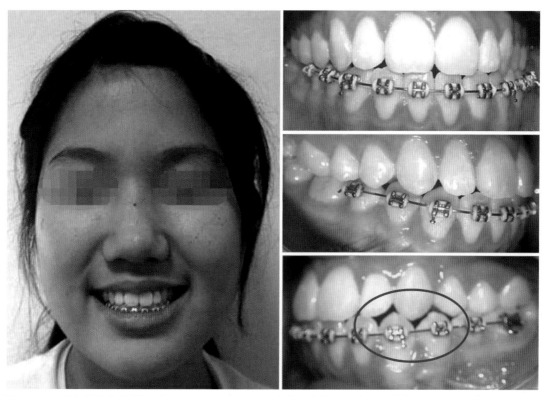

图 8.104 未粘接上颌托槽，圆圈处可见吐舌习惯仍存在。患者的父亲和患者都被告知牙齿有复发的风险

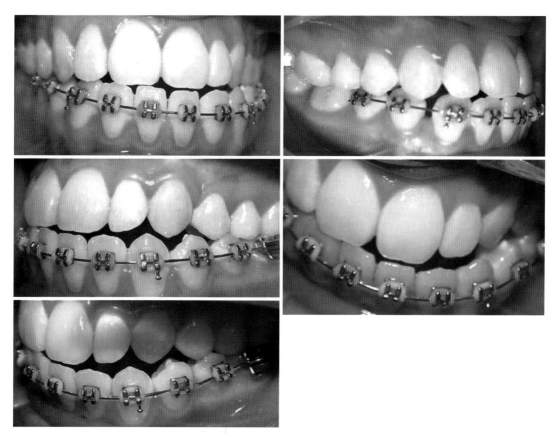

图 8.105 几个月后，由于舌体肥大和吐舌不良习惯，口腔内可见反𬌗、开𬌗及散隙

病例 5

作者经常将 Daniel Garliner 推荐的肌功能训练方法用于所有Ⅲ类错秴畸形患者的治疗中，并使用 Pearlen 导板作为上颌保持器，同时利用导板进行舌肌训练（图 8.106、图 8.107）（Garliner，1981；Satravaha，1990；Satravaha，Taweesedt，2002）。

Ⅲ类肌激动器治疗联合肌功能练习治疗后，骨骼和牙齿的稳定性都较好。图 8.106 使用橡皮圈进行肌功能训练。

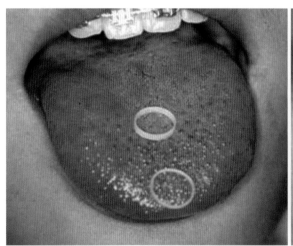 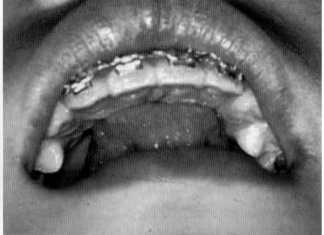

图 8.106　使用橡皮圈进行肌功能训练

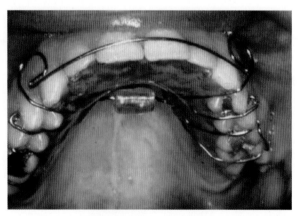

图 8.107　Pearlen 导板

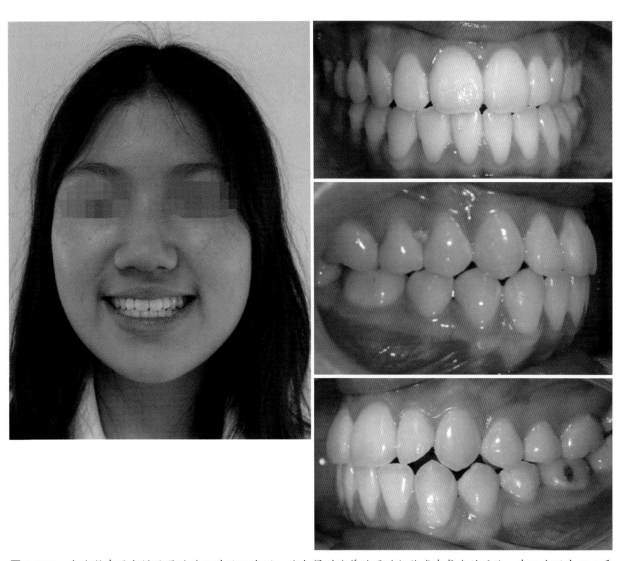

图 8.108　去除所有固定矫治器时的口外及口内照；咬合得到改善的同时仍然存在复发的风险。在口内照中可以看到 13、43、44、23、24、33 和 34 牙处有开𬌗的趋势。舌珠板被用作上颌保持器，以帮助提醒和进行舌肌训练

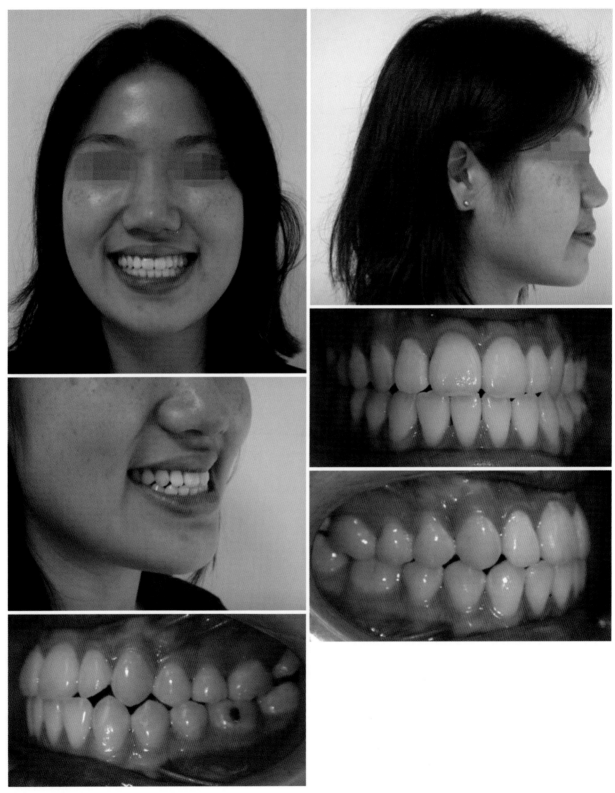

图 8.109　固定矫治器结束后 1 年 3 个月时的口外、口内照。患者继续肌功能训练，治疗效果稳定

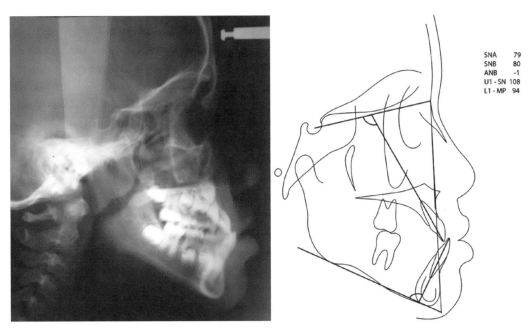

图 8.110　治疗开始时头颅侧位片及描记图，ANB 为 −1°

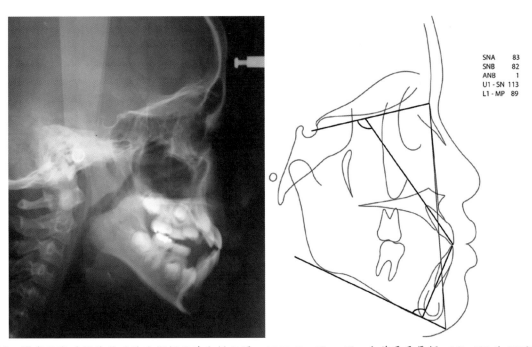

图 8.111　Ⅲ 类肌激动器使用后的头颅侧位片和描记图；ANB 从 −1°~+1°。上前牙更唇倾，U1−SN 从 108° 增加到 113°；而下前牙更舌倾，L1−MP 从 94° 下降到 89°

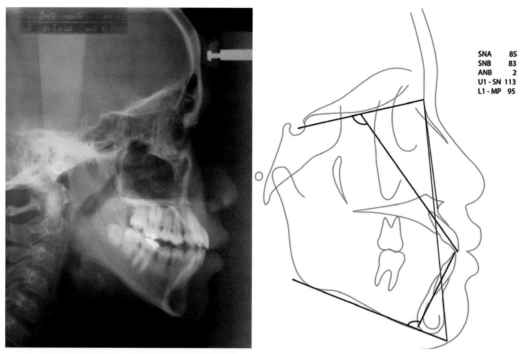

SNA	85
SNB	83
ANB	2
U1-SN	113
L1-MP	95

图 8.112 在二期治疗使用固定矫治器前进行头影测量描记；ANB 角为 2°，上前牙保持稳定，下前牙出现唇倾，L1-MP 由 89° 增加到 95°

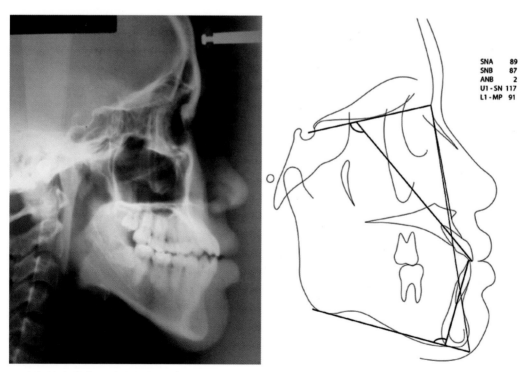

SNA	89
SNB	87
ANB	2
U1-SN	117
L1-MP	91

图 8.113 固定矫治结束后的头颅侧位片及描记图。ANB 角 2°；U1-SN 从 113° 增长至 117°；下前牙舌倾，L1-MP 从 95° 下降到 91°

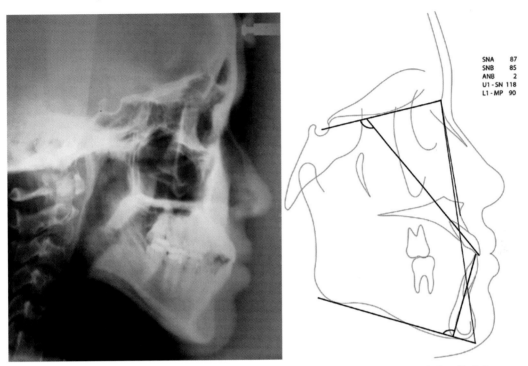

SNA	87
SNB	85
ANB	2
U1 - SN	118
L1 - MP	90

图 8.114　治疗后 3 年零 1 个月的头颅侧位片及描记图；ANB 角以及上下前牙保持稳定

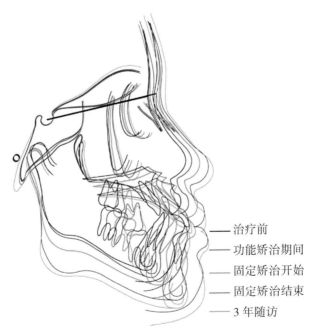

—— 治疗前

—— 功能矫治期间

—— 固定矫治开始

—— 固定矫治结束

—— 3 年随访

图 8.115　不同时间点重叠图

病例 6（图 8.116~图 8.124）

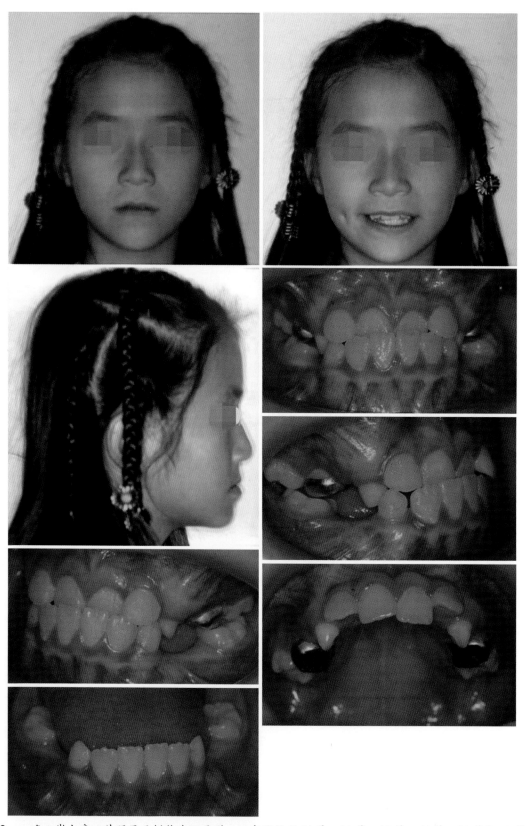

图 8.116 一名 9 岁女童口外照显示侧貌为凹面型；口内照显示 11 号、21 号、42 号、41 号、31 号和 32 号的牙齿是反𬌗，12 号和 22 号的牙齿唇倾，磨牙为Ⅲ类关系

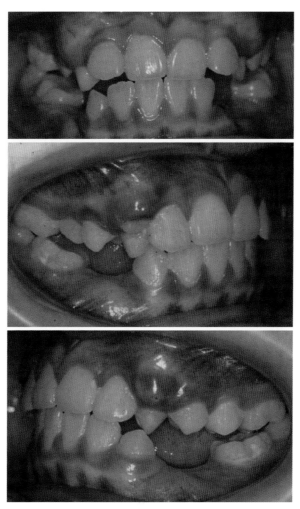

图 8.117 Ⅲ类肌激动器治疗后达到正常覆盖、覆𬌗

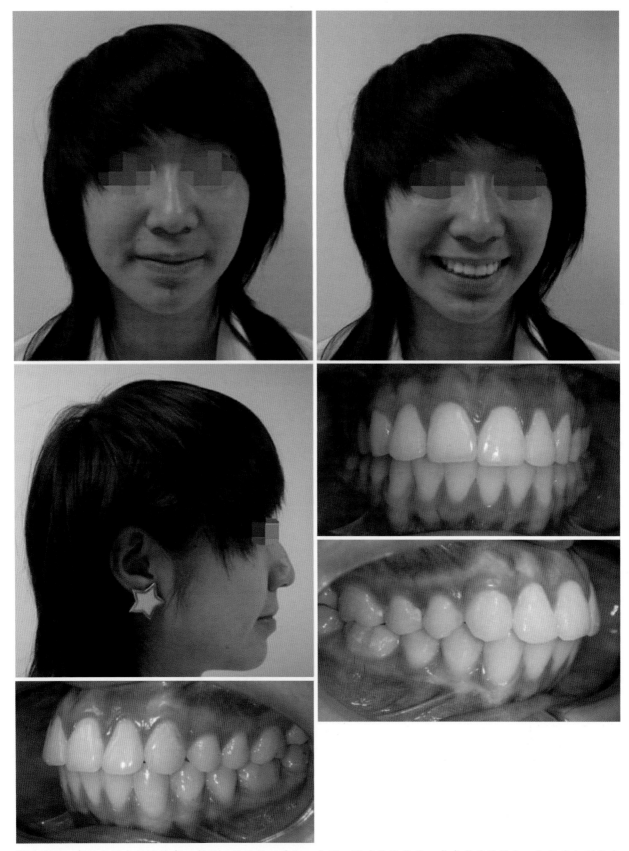

图 8.118　在二期固定矫治结束 5 年后回访时的口外和口内照，治疗效果稳定。患者的舌体很大，但她意识到仍存在复发风险，于是继续进行肌功能训练

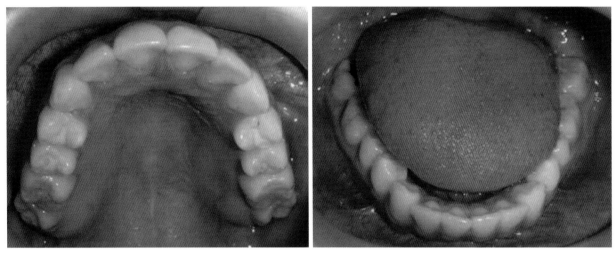

图 8.118（续）

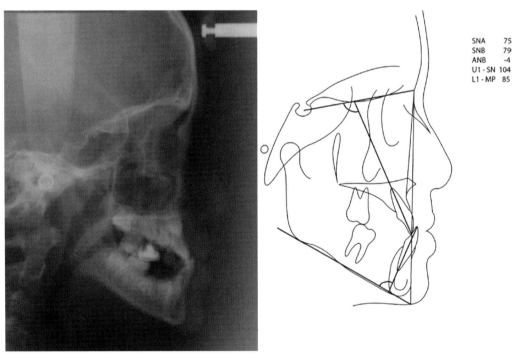

SNA	75
SNB	79
ANB	-4
U1 - SN	104
L1 - MP	85

图 8.119 治疗前头颅侧位片及描记图；ANB 角 -4°

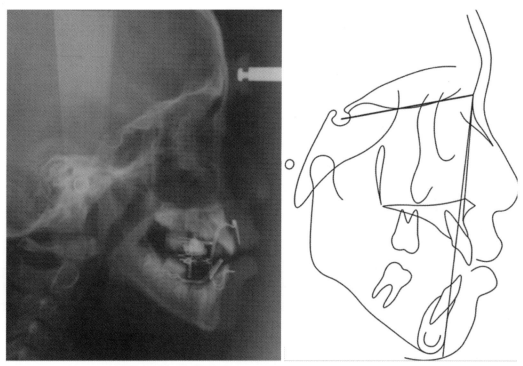

图 8.120 Ⅲ类肌激动器矫治阶段头颅侧位片及描记图

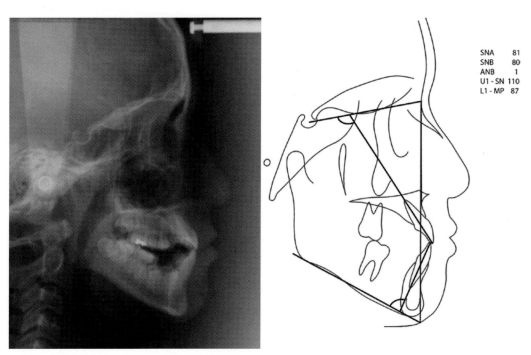

SNA	81
SNB	80
ANB	1
U1 - SN	110
L1 - MP	87

图 8.121 Ⅲ类肌激动器治疗阶段头颅侧位片及描记图；ANB 角从 −4°增加到 +1°，上前牙倾斜角从 104°增加到 110°，下前牙从 85°增加到 87°。实现了正常覆盖、覆𬌗

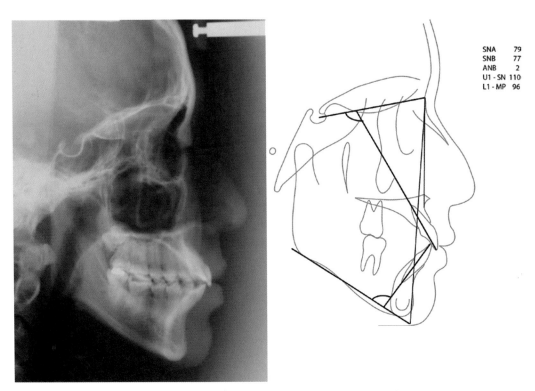

SNA	79
SNB	77
ANB	2
U1 - SN	110
L1 - MP	96

图 8.122 治疗结束时头颅侧位片和描记图；ANB 角 2°

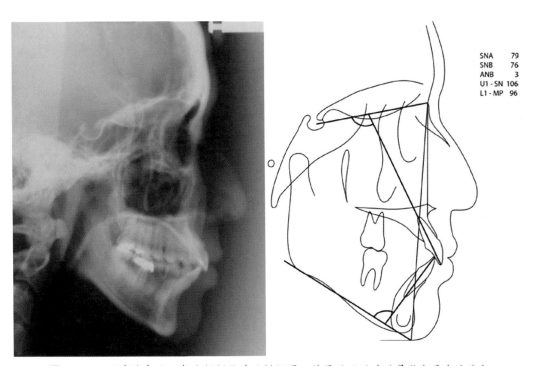

SNA	79
SNB	76
ANB	3
U1 - SN	106
L1 - MP	96

图 8.123 治疗结束后 9 年头颅侧位片及描记图；结果显示治疗后骨骼和牙齿均稳定

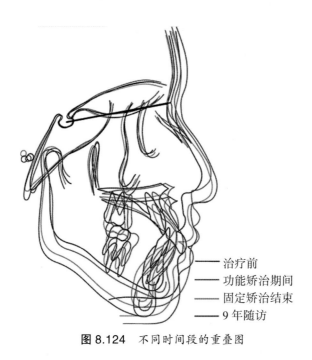

治疗前
功能矫治期间
固定矫治结束
9 年随访

图 8.124　不同时间段的重叠图

结　论

如前所述，Ⅲ类错殆畸形是错殆畸形里最难治疗的一类病例。总之，Ⅲ类的早期治疗能够成功的原因在于正确的诊断以及审慎的考量治疗计划，并在合适的时机选用合适的矫治器进行治疗。齿槽性Ⅲ类错殆早期治疗的目的在于诱因诊治。如果是骨性Ⅲ类的病例，其中一些严重病例的生长改良是非常有限的，这种病例通常需要后期正颌手术的参与。

大多数骨性Ⅲ类错殆畸形存在垂直向、横向以及矢状向三维方向上的不调。因此在很多病例中常需要进行二期治疗。总之，Ⅲ类错殆畸形的早期矫治应当慎重，这样能够帮助降低错殆畸形的严重性，从而避免手术。因此，Ⅲ类肌激动器在Ⅲ类治疗早期联合固定矫治或者可摘矫治器可能是有效的。

参考文献

Baccetti T, Franchi L, McNamara Jr JM, 2004. Cephalometric variables predicting the long-term success or failure of combined rapid maxillary expansion and facial mask therapy. Am J Orthod Dentofacial Orthop, 126:16–22.

Cha KS, 2003. Skeletal changes of maxillary protraction in patients exhibiting skeletal Class Ⅲ malocclusion: a comparison of three skeletal maturation groups. Angle Orthod, 73:26–35.

Chebib FS, Chamma AM, 1981. Indices of craniofacial asymmetry. Angle Orthod, 51:214–226.

Deguchi T, Kuroda T, Hunt NP, et al, 1999. Long-term application of chincup force alters the morphology of the dolichofacial Class Ⅲ mandible. Am J Orthod Dentofacial Orthop, 116:610–615.

Deguchi T, Kuroda T, Minochima Y, et al, 2002. Craniofacial features of patients with Class Ⅲ abnormalities: growth-related changes and effects of short-term and long-term chincup therapy. Am J Orthod Dentofacial Orthop, 121:84–92.

Fränkel R, Fränkel C, 1989. Orofacial orthopedics with the function regulator. Basel/München/Paris/London/New York/Tokyo/Sydney: Karger.

Funatsu M, Sato K, Mitani H, 2006. Effect of growth hormone on craniofacial growth. Angle Orthod, 76(6): 970–976. doi:10.2319/011905-17.

Gallagher RW, Miranda F, Buschnang PH, 1998. Maxillary protraction: treatment and posttreatment effects. Am J Orthod Dentofacial Orthop, 113:612–619.

Garliner D, 1981. Myofunctional therapy, ISBN 75-14781.

Ghiz MA, Ngan P, Gunel E, 2005. Cephalometric variables to predict future success of early orthopedic Class Ⅲ treatment. Am J Orthod Dentofacial Orthop, 127: 301–306.

Graber TM, 1963. The "three M's" muscles, malformation, and malocclusion. Am J Orthod, 49(6):418–450.

Graber LW, 1977. Chincup therapy for mandibular prognathism. Am J Orthod, 72:23–41.

Graber T, Rakosi T, Petrovic A, 1997. Dentofacial orthopedics with functional appliances. 2nd ed. St. Louis: Mosby.

Gu Y, Rabie AB, Hägg U, 2000. Treatment effects of simple fixed appliance and reverse headgear in correction of anterior crossbites. Am J Orthod Dentofacial Orthop, 117: 691–699.

Hass AJ, 1980. Long-term posttreatment evaluation of rapid palatal expansion. Angle Orthod, 50(3):189–217.

Ishikawa H, Nakamura S, Kim C, et al, 1988.Individual growth in Class Ⅲ malocclusions and its relationship to the chin cap effects. Am J Orthod Dentofacial Orthop, 114:337–346.

Joondeph DR, 2001. Mysteries of asymmetries. Am J Orthod

Dentofacial Orthop, 117:577–579.

Kajiyama K, Murakami T, Suzuki A, 2000. Evaluation of the modified maxillary protractor applied to Class Ⅲ malocclusion with retruded maxilla in early mixed dentition. Am J Orthod Dentofacial Orthop, 118:549–559.

Keles A, Cetinkaya Tokmak E, Erverdi N, et al, 2002. Effect of verifying the force direction on maxillary orthopedic protraction. Angle Orthod, 72:387–396.

Ko YL, Baek SH, Mah J, et al, 2004. Determinants of successful chincap therapy in skeletal Class Ⅲ malocclusion. Am J Orthod Dentofacial Orthop, 126:33–41.

Letzer G, Kronman J, 1967. A posteroanterior cephalometric evaluation of craniofacial asymmetry. Angle Orthod, 37:205–211.

Levin AS, McNamara JA, Franchi L, et al, 2008. Short-term and long-term treatment outcomes with the FR-3 appliance of Fränkel. Am J Orthod Dentofacial Orthop, 134:513–524.

Liou JWE, 2005. Tooth borne orthopedic maxillary protraction in Class Ⅲ patients. JCO, 39:68–75.

McNamara JA, 2000. Maxillary transverse deficiency. Am J Orthod Dentofacial Orthop, 117: 567–570.

Mermingos J, Full CA, Anderson G, 1990. Protraction of the maxillofacial complex. Am J Orthod Dentofacial Orthop, 98:47–55.

Mitani H, 2002. Early application of chincap therapy to skeletal Class Ⅲ malocclusion, presented at the International Symposium on Early Orthodontic Treatment, February 8–10, 2002; Phoenix, Ariz. Am J Orthod Dentofacial Orthop, 121:584–585.

Ngan P, 2002. Biomechanics of maxillary expansion and protraction in Class Ⅲ patients, presented at the International Symposium on Early Orthodontic Treatment, February 8-10, 2002, Phoenix, Ariz. Am J Orthod Dentofacial Orthop, 121:582–583.

Ngan P, Wilmes B, Drescher D, et al, 2015. Comparison of two maxillary protraction protocols: tooth-borne versus bone-anchored protraction facemask treatment. Prog Orthod, 16:26. doi:10.1186/s40510-015-0096-7.

Pangrazio-Kulbersh V, Berger J, Kersten G, 1998. Effects of protraction mechanics on the midface. Am J Orthod Dentofacial Orthop, 114:484–491.

Pirttiniemi PM, 1994. Association of mandibular and facial asymmetry-a review. Am J Orthod Dentofacial Orthop, 106:191–200.

Rakosi T, 1985. Funktionelle Therapie in der Kieferorthopädie. München Wien; Hanser.

Rakosi T, Graber T, 2010. Orthodontic and dento-facial orthopedic treatment. Stuttgart/New York: Thieme.

Ross B, 2001. Commentary: the orthodontist and complex craniofacial anomalies. Am J Orthod Dentofacial Orthop, 119:92–94.

Saadia M, Torres E, 2000. Sagittal changes after maxillary protraction with expansion in Class Ⅲ patients in the primary, mixed, and late mixed dentitions: a longitudinal retrospective study. Am J Orthod Dentofacial Orthop, 117:669–680.

Satravaha S, 1987. Rapid maxillary expansion in an adult patient with/in spite of torus palatinus. Prakt Kieferorthop, 1:97–100.

Satravaha S, 1990. Combined therapy with appliances and myofunctional exercises in an adult with periodontal involvement. Prakt Kieferorthop, 4:49–52.

Satravaha S, 1993. Frühbehandung bei Progenie-fällen in Thailand. Prakt Kieferorthop, 7:23–30.

Satravaha S, Taweesedt N, 1996a. Skeletal and dental changes following activator therapy on Class Ⅲ patients. Mahidol Dent J, 16: 31–39.

Satravaha S, Taweesedt N, 1996b. Changes in maxillary and mandibular body lengths follo-wing Class Ⅲ activator therapy. Mahidol Dent J, 16:40–47.

Satravaha S, Taweesedt N, 1999. Stability of skeletal changes after activator treatment of patients with Class Ⅲ malocclusions. Am J Orthod Dentofacial Orthop, 116:196–206.

Satravaha S, Taweesedt N, 2002. Nonsurgical orthodontic treatment of anterior open-bite in adult: a case report. J Tha A O, 1:25–31.

Sugawara J, Asano T, Endo N, et al, 1990. Longterm effects of chincap therapy on skeletal profile in mandibular prognathism. Am J Orthod Dentofacial Orthop, 98:127–133.

Turley PK, 2002. Commentary: managing the developing Class Ⅲ malocclusion with palatal expansion and facemask therapy. Am J Orthod Dentofacial Orthop, 122: 349–352.

Wendell PD, Ravinda N, Sakamoto T, et al, 1985. The effect of chin cup therapy on the mandible: a longitudinal study. Am J Orthod Dentofacial Orthop, 87:265–274.

Witt E, Gehrke ME, 1981. Leitfaden der kieferorthopädischen Technik. Berlin/ Chicago/Rio de Janeiro und Tokio: Quintesseny Verlags-GmbH.

Yüksel S, Ücem TT, Keykubat A, 2001. Early and late facemask therapy. Eur J Orthod, 23:559–568.

第 9 章

横向问题的纠正

Julia Harfin

对上牙弓缩窄或者伴有单侧或双侧反殆的儿童，最重要矫治的目标之一是恢复上牙弓的正常形态。

这类错殆畸形的病因是多因素的，其中功能因素起着重要作用。环境因素不仅在治疗开始是决定因素，在错殆保持阶段也至关重要。Ⅰ类、Ⅱ类或Ⅲ类中伴或不伴拥挤的患者都会受环境的影响。

普遍认为横向问题是在乳牙列期或替牙早期要解决的问题。解决横向问题利于尖牙及前磨牙的正常萌出。

众所周知，患者年纪越小疗效越好并且复发相对较少。治疗的最佳时机为恒侧切牙萌出之前。

正常上颌宽度的恢复不仅能获得横向空间，也给舌体更大的空间，使它在正确的位置发挥作用，从而确保在患者成年阶段疗效仍然得以维持。

治疗结束后不仅牙弓周长正常，还使患者恢复了正常的鼻呼吸习惯（白天及夜间）并终止打鼾。

此外，关于快速扩弓装置（Mc Namara）所产生的气道变化的长期稳定性的信息有限。一些研究表明，上颌缩窄与儿童呼吸暂停有非常密切的关系，这是一个需要考虑的重要问题。

可以选择不同的矫治器扩展腭部，这些矫治器的选择取决于治疗目的是需要骨性扩弓还是牙性扩弓。

应用普通可摘矫治器时，牙槽骨的扩展会引起牙齿的扩展而不会产生骨骼改变。这种类型的矫治器能够使牙齿颊倾但不能打开腭中缝（图9.1）。

当需要进行骨性扩弓时，必须配合使用固定装置，其结果是上颌两侧扩弓器相互远离（图9.2）。戴用快速扩弓装置（简称"快扩"）2 周后的治疗前后咬合位片显示腭中缝的扩展非常明显。

Emerson Angell 博士（Angell，1860）是第一批用稳定夹板固定腭中缝的医生中的一员。1860年他描述了使用螺钉来实现上颌扩弓的方法。Andrew Haas 博士将快扩作为治疗上颌狭窄的常规临床程序（Hass，1961；1965；1980；1997）。

建议在腭中缝骨化之前进行扩弓。患者中存在个体差异，但一般认为女孩在 12~14 岁完成发育，男孩稍晚（14~17 岁）。

上颌扩弓常用于增加上牙弓周长、矫正单侧或双侧反殆、改善前牙反殆，并在某些情况下改善气道流量。

根据诊断和治疗计划，所有的矫治器都有类似的设计，第一磨牙上有带环，或者第一和第二乳磨牙上有金属冠。不同的学者描述了不

J. Harfin
Department of Orthodontics, Maimonides University,
Buenos Aires, Argentina
e-mail: harfinjulia@gmail.com

同的设计（粘接或胶结），但它们都包括一个位于中央的螺旋器。

扩弓器通过矫形力来扩展腭中缝。根据个性化治疗目标，每天加力 1、2 或 3 次（1/4 圈）。在第一天，不会有疼痛或仅有轻微不适。

患者及家长必须接受关于矫治器维护方面的指导，并严格保持口腔卫生。在最初的 3~4d 内，极少患者出现说话困难或者咀嚼困难的情况。

医生应给患者一份书面注意事项说明，在佩戴矫治器的时候给予适当的关心。在整个过程中，父母的帮助非常重要。

通常骨缝将在 6~10d 打开。

当腭中缝被打开后就会出现中切牙间隙，由于嵴上纤维的作用，2~3 周后间隙会自发关闭。在快扩期间，患者需要每周复诊一次，在监测下进行治疗。

在混合牙列早期时期，前牙区缺乏间隙也是快扩的适应证（Rosa et al, 2012）。这个过程不需要患者的配合，可以增加上牙弓的周长。

一般来说，中面型、短面型及长面型患者中不一定需要打开咬合。在相对较短的时间内这些结果都是可以预测的。

可以应用不同类型的快扩（图 9.3）。

以下患者矫治结果可以作为使用这种方案的很好的案例。

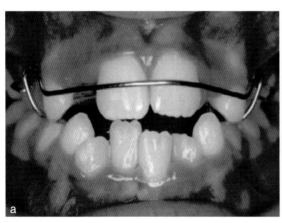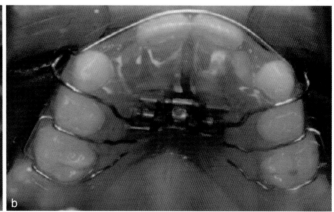

图 9.1 可摘式矫治器纠正轻度横向问题的示例

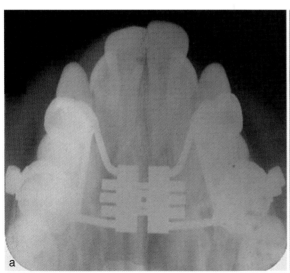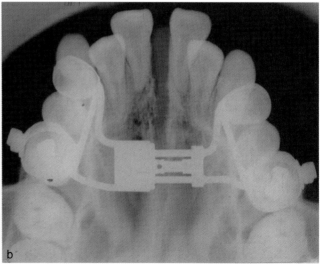

图 9.2 治疗前及使用快扩装置 2 周后咬合片

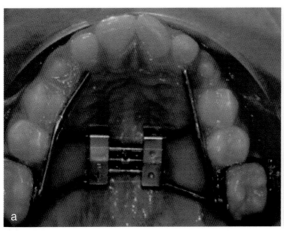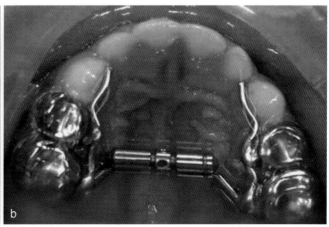

图 9.3　不同类型的快扩可用于相同的治疗方案

病例 1

一个 8 岁的患者由于上颌侧切牙萌出空间不足，家庭医生建议正畸治疗。患者的母亲对中切牙间间隙表示担忧。治疗前上颌牙弓狭窄（图 9.4）。

为了增加上颌牙弓的横向宽度，保护第一磨牙，避免其发生脱钙或蛀牙，于是在上颌第二乳磨牙上粘接带环及上颌快速扩弓器。将金属丝向远中分别延伸至两侧第一磨牙，向近中延伸至乳尖牙（图 9.5a）。螺旋扩弓簧一天加力两次（一次在早上，一次在晚饭后）。扩弓在 2 周内结束，可见上颌切牙间间隙变宽（图 9.5b）。

3 周以后间隙几乎如期关闭，同时上颌侧切牙开始萌出。此时，螺旋扩弓簧用复合材料固定。在这些病例中，强烈建议用扩弓器作为固定保持装置，至少放置 6 个月（图 9.6）。

该患者由于个人原因没有做其他的正畸治疗。患者 3 年后复诊，上颌侧切牙萌出且中切牙间间隙已经关闭。口内照显示右侧前磨牙萌出，上颌弓宽度得以维持（图 9.7）。

这一典型病例反映了在混合牙列早期阶段恢复正常牙弓周长的重要性。

在那些需要拔除前磨牙的病例中快速扩弓是很必要的，快速扩弓终止之前，推迟拔牙相当重要。

一般情况下，建议将扩弓器保留 6 个月，以便于控制任何类型的复发，并允许腭中缝与周围组织进行改建。在这个过程中重要的是允许面部肌肉适应新的上颌牙弓横向宽度。否则，矫治后将复发。重要的是，肌肉在保持横向宽度方面起着重要作用。

一般来说，当快扩装置被放置在乳磨牙上时，由于混合牙列早期上牙弓周长增加，切牙的位置也会有所纠正。

当快扩装置用金属丝焊接到乳磨牙的腭侧面时，其效果毋庸置疑。通常第一恒磨牙间宽度也实现了扩展（Mutinelli et al，2008）（图 9.8）。

这种矫治器的疗效是所有正畸医生公认的。Adkins 和他的同事对牙弓扩展和牙弓长度之间的关系进行了深入研究。他们得出的结论是：腭部宽度增加 1mm 时，牙弓周长平均增加 0.7mm，但这些比例可能会因年龄和患者的面型而有所不同。

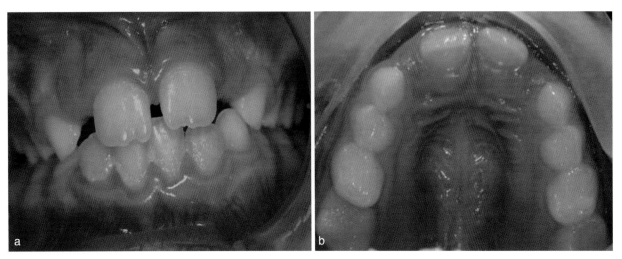

图 9.4　治疗前口内照片。上颌侧切牙空间明显不足

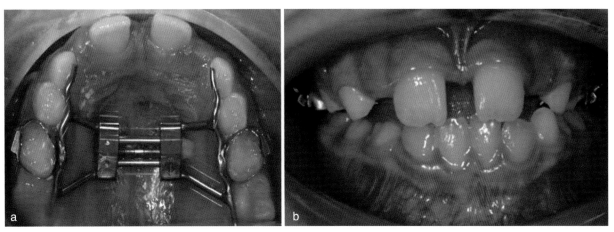

图 9.5　上颌扩弓 14d 后的结果。中切牙间可见较宽的牙间隙

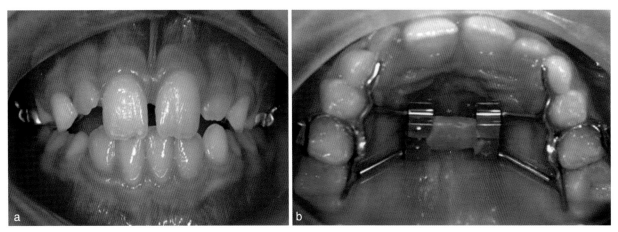

图 9.6　3 周后间隙基本关闭。此时，用材料将螺旋扩弓簧固定

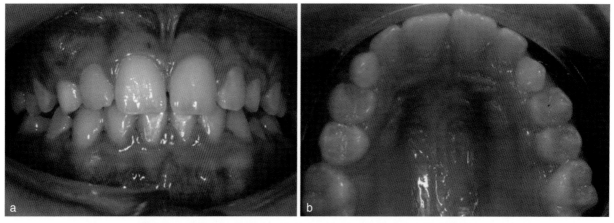

图 9.7 未进行正畸治疗 3 年后的口内照，所有治疗目标均达到

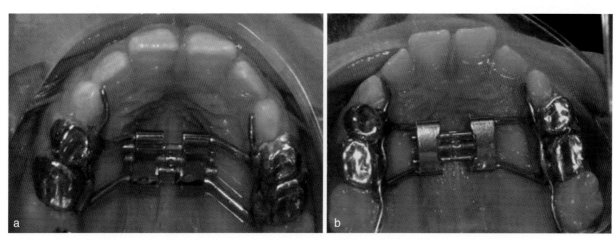

图 9.8 上颌使用快扩装置进行扩弓，同时在乳磨牙上粘接金属冠，这样固位更佳

病例 2

一位 8 岁患者，她的母亲是一名儿童呼吸科医生，她对于孩子的尖圆形上颌牙弓表示担忧（图 9.9a）。这个孩子在 6 岁之前有口呼吸，在语音治疗师那里接受了 1 年的治疗后，纠正了口呼吸习惯。为了恢复上颌牙弓形态，同时为上切牙留出足够的空间，在第一磨牙上安装带环及快速扩弓装置，金属延伸至上颌乳尖牙。螺旋扩弓簧是一天加力两次。扩弓一周后可见中切牙间间隙（图 9.9b）。

8 个月后，在扭转的上切牙和乳尖牙上粘接金属托槽（0.022 英寸），用 0.016 英寸的不

锈钢丝排齐上前牙，为期 6 个月（图 9.10a）。7 个月后取得良好效果。在没有增加矫治器的情况下尖牙和前磨牙在正确的位置萌出。保持牙弓宽度同时戴用可摘保持器（图 9.10b）。

治疗前和治疗后微笑对比清楚地显示出她的改变。这是获得更好微笑的最佳方案之一（图 9.11）。

侧面微笑照片显示了上唇厚度的变化。由于面型在维持结果中起着重要的作用，因此确定个性化的治疗方案非常重要。建议随访 6 个月，直到第二磨牙完全萌出（图 9.12）。

Silva 和同事描述说，快扩之后，上颌向下、向后移位。与此同时，Hass 的研究结果表明，

快扩后有轻微的咬合打开和A点的向前位移。这些研究很难进行比较。

保持方案可以根据不同的情况变化，可以使用可摘腭托（如Hawley或Schwartz保持器）或功能装置（如功能训练装置）。没有一个明确的保持时间，但建议患者至少需要保持12个月，使软硬组织有足够的时间进行改建。

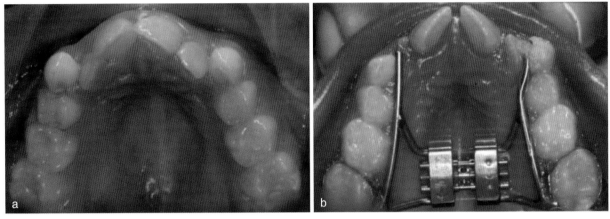

图9.9 快扩装置激活1周后治疗前后咬验照片对比

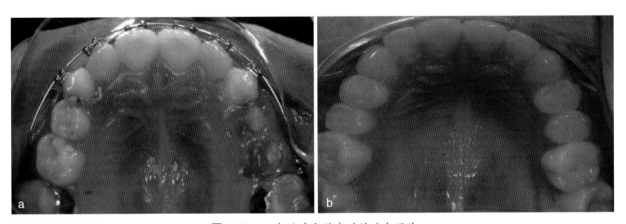

图9.10 二期治疗和结束时的咬合照片

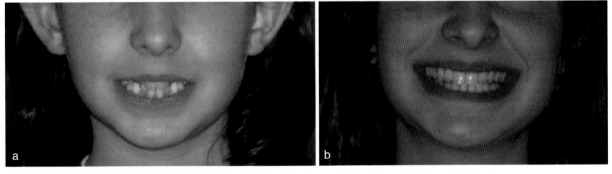

图9.11 治疗前（a）、治疗后（b）正面微笑比较。微笑发生明显改善

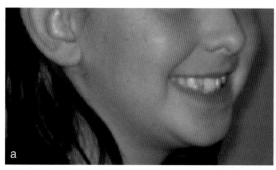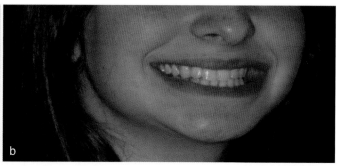

图9.12 上唇厚度的改善与微笑宽度的增加令人非常满意

病例3

下面是关于横向问题矫正的一个有趣的案例。患者7岁6个月第一次就诊。他是家里四个孩子中最小的一个，其他三个均为Ⅲ类尖牙、磨牙关系。没有用药史。

因为上切牙缺失前牙区与腭侧直接相连，因此她存在一些发音困难问题（图9.13）。

口内照可见乳牙和磨牙区有轻微的压迫。右侧乳尖牙反𬤊（图9.14）。

全景X线片显示无缺牙、无多生牙（图9.15a），侧位X线片显示患者面中部生长正常。闭唇正常，鼻唇角正常（图9.15b）。

治疗目标是：

1. 横向宽度正常。
2. 覆𬤊、覆盖正常。
3. 保持Ⅰ类尖牙、磨牙关系。
4. 长期保持。

为了完成治疗目标，建议采用双期矫治。在一期阶段，Haas扩弓器被放置在第二恒磨牙上，金属丝延伸至乳尖牙。建议每天加力两次，每周复诊一次。该方案已被证明在这个年龄是有效的（图9.16）。在这一阶段，没有在下牙弓上粘接托槽来矫正前段拥挤。

快扩装置的一个缺点是：在一些临床病例中，当磨牙颊倾时，前牙开𬤊可能会增大（图9.17a）。为了监测舌体的位置，可以使用可摘的功能训练器（Trainers）改变舌体的位置和训练鼻呼吸。建议在白天和夜间使用3~4h（图9.17b）。

3个月后的随访结果显示上切牙位置有所改善，而快扩装置仍作为保持器继续佩戴。没有观察到磨牙倾斜（图9.18）。患者必须继续使用功能训练器来控制舌体的位置。

1年后，患者准备好接受第二阶段的治

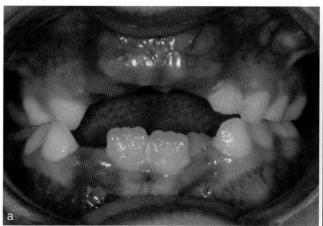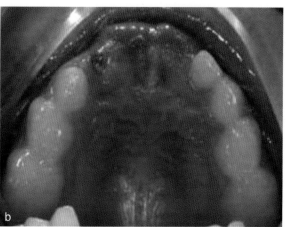

图9.13 一名7岁6个月大的患者的前牙（a）和咬合照（b）

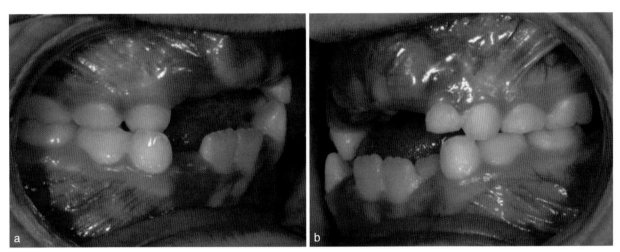

图 9.14　治疗开始时的侧位咬合照。右侧乳尖牙出现了反𬌗

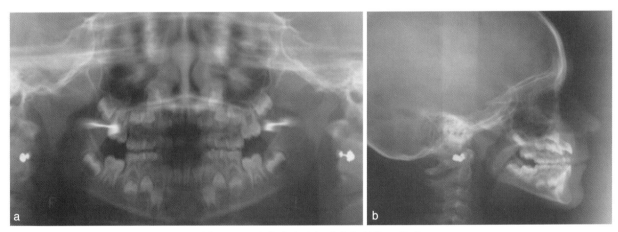

图 9.15　治疗前曲面断层片和侧位 X 线片

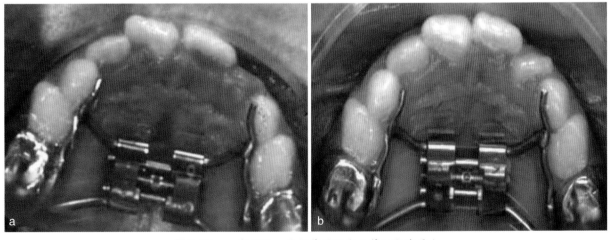

图 9.16　一期矫治。快扩装置固定于第二乳磨牙上

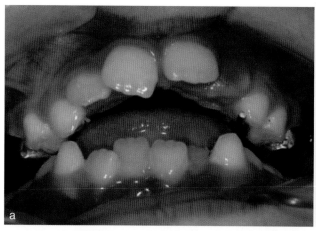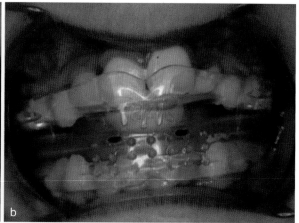

图 9.17 建议使用可摘的功能矫治器建立鼻呼吸和训练舌体位置（肌功能训练研究）

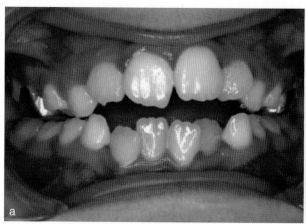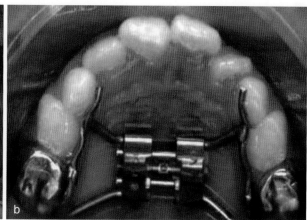

图 9.18 3 个月后随访，快扩作为一种保持装置，配合使用功能训练器调整舌体位置

疗，开𬌗完全闭合。在上下牙弓粘接陶瓷托槽（0.022 英寸），放置 0.016 英寸的不锈钢丝排齐。为了恢复上尖牙的空间，在右侧和左侧放置推簧，同时增加左侧推簧长度来纠正中线（图 9.19）。

由于右侧较左侧有足够的空间来让尖牙萌出，所以在左侧增加推簧长度是必要的。为了矫正前牙拥挤，在下牙弓上粘接托槽，在第二乳牙上粘接带环，放置 0.014 英寸镍钛丝（图 9.20）。

3 个月后的随访结果显示改善明显。覆盖和覆𬌗几乎都是正常的，口腔卫生状况良好（图 9.21）。

虽然患者 11 岁，但上尖牙先于第二前磨牙萌出。为了增加前牙转矩，上颌的推簧从 0.016 英寸 ×0.022 英寸不锈钢丝开始保留，保持直到所有前磨牙萌出为止。下颌左侧放置 0.018NiTi 弓丝及推簧，为左侧尖牙和第一前磨牙萌出留出空间（图 9.22）。

通过对上、下牙弓进行评估发现所有的第一前磨牙均萌出且未见拥挤。第二乳磨牙上仍有较低的带环（图 9.23）。

矫治结束后的正面照显示，所有目标都实现了：中线基本对正，龈缘平行于𬌗平面，覆盖和覆𬌗均在正常值范围内（图 9.24）。

侧位咬合照片证实了第二阶段治疗的所有治疗目标都实现了。I 类尖牙、磨牙关系实现，𬌗平面和龈缘平行（图 9.25）。

矫治结束时，上、下颌进行固定保持，至少保持至第三磨牙萌出（图9.26）。

X线片显示牙根平行。上、下第二、三磨牙也在正常萌出（图9.27）。

对比正畸治疗前、后照片，双期正畸治疗均有明显改善（图9.28）。

从咬合角度观察到相似的结果。从右侧到左侧尖牙粘接固定保持丝以保持上前牙的位置（图9.29）。

主动治疗结束后30个月的随访结果显示，前牙区覆𬌗、覆盖有轻微复发。建议与语音治疗师协商，改善舌体的位置和某些吞咽习惯，以保持垂直向的矫治结果（图9.30）。

观察左右两侧咬合照，可见Ⅰ类尖牙、磨牙关系保持较好，但前牙区有轻微改变（图9.31）。

放置舌侧保持丝固定保持，维持上、下牙弓形态（图9.32），以非常保守和高效的方案完成治疗目标。

综上所述，矫正上颌骨横向宽度的最佳时间是在混合牙列早期或晚期。这一过程矫治结果更好、更稳定。

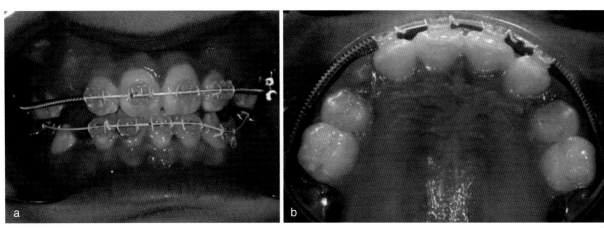

图9.19　Ⅱ期治疗阶段开始，上、下颌粘接0.022英寸的陶瓷托槽。在左侧放置推簧，以开辟左侧尖牙萌出空间

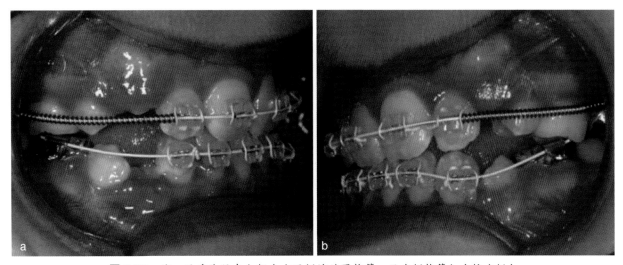

图9.20　这一治疗阶段在上颌左右两侧均放置推簧，且左侧推簧加力较右侧大

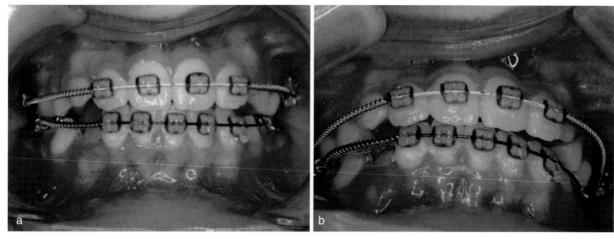

图 9.21　3 个月后随访。下前牙区拥挤基本纠正

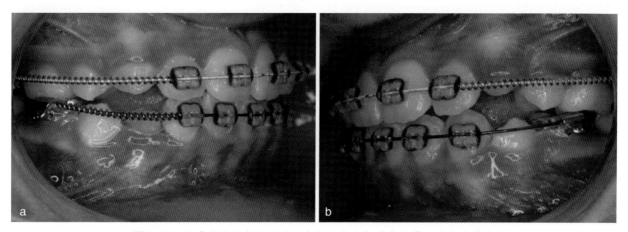

图 9.22　治疗阶段咬合侧面照。左上、右上尖牙先于第二前磨牙萌出

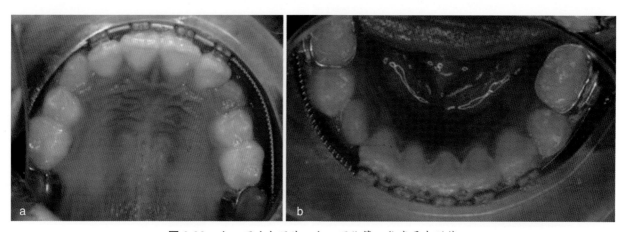

图 9.23　上、下咬合照片。上、下𬌗第二乳磨牙未脱落

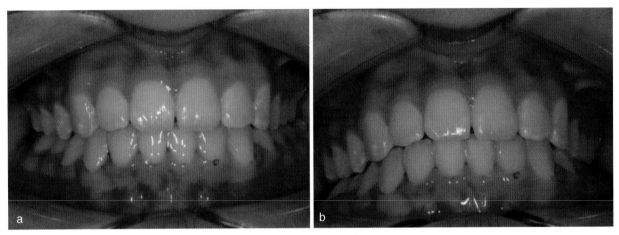

图 9.24　正畸治疗结束时的正面照。中线对正，覆𬌗、覆盖正常

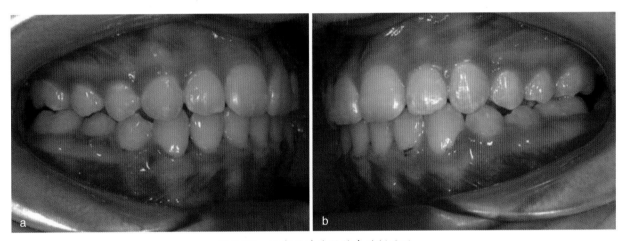

图 9.25　二期治疗阶段结束的侧面照

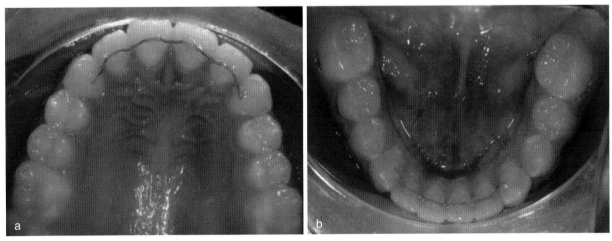

图 9.26　上下颌两侧尖牙之间粘接固定保持丝

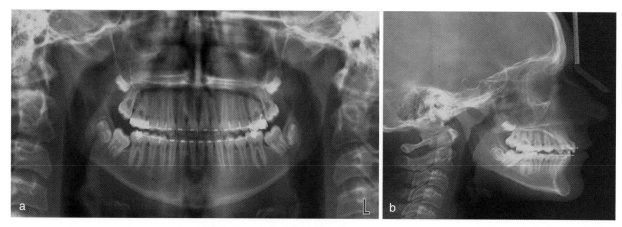

图9.27　治疗结束时的全景和头颅侧位片

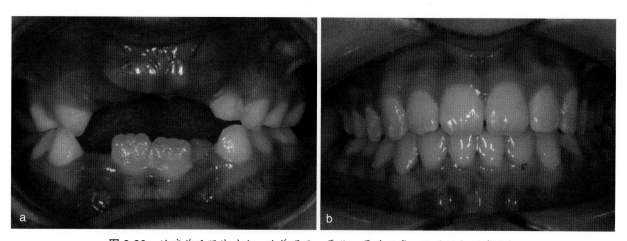

图9.28　治疗前后照片对比。改善明显，覆𬌗、覆盖正常。𬌗平面与龈缘平行

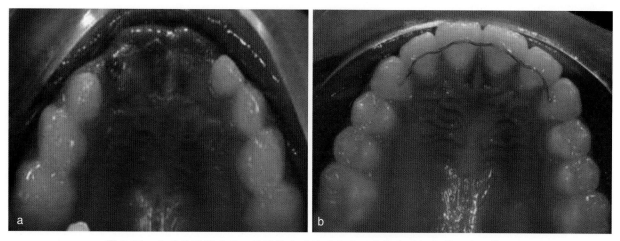

图9.29　上牙弓明显改变。矫治结束时的照片显示上颌尖牙间粘接固定保持丝

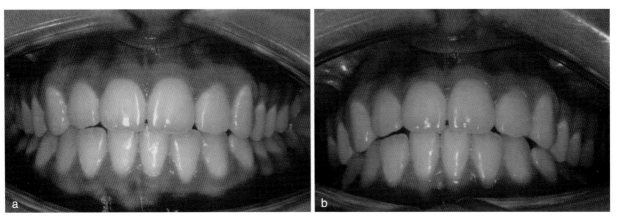

图 9.30　30 个月后复查可见前牙区出现轻微复发。患者要继续请语音治疗师纠正舌体位置

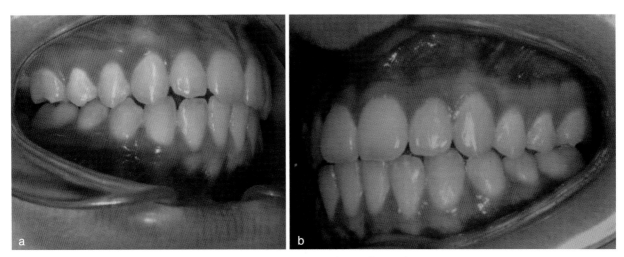

图 9.31　咬合侧面照示前牙区有轻微复发

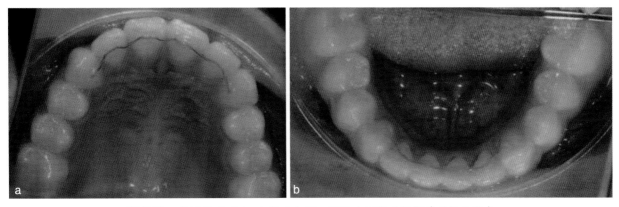

图 9.32　矫治结束后 30 个月咬合照，可见上下颌舌侧保持丝依然存在

结　论

在乳牙期或替牙早期，乳磨牙上粘接扩弓

装置进行扩弓不会引起牙根吸收或者牙周骨组织副作用（Garib et al, 2014）。同时，这一操作可以保护第一恒磨牙。

快速扩弓装置被用于扩开腭中缝增加牙弓

宽度，它与可摘式矫治器相比有更多的骨骼效应，牙齿倾斜较少。

理想情况下，上颌扩弓必须在腭中缝骨化之前使用，才能得到长期稳定的结果。当然，因年龄、面型和病因的不同，上颌扩弓的效果也会有所不同。

加力方式必须由正畸医生决定，但在早期或晚期混合牙列中，最常用的方式是一天加力2次。

由于横向、前后向、垂直向差异之间存在较大的相关性，因此早期纠正横向尺寸差异非常重要。大量的研究表明上颌牙弓缩窄导致了上颌弓宽度不足、前牙段拥挤及尖牙萌出空间不足（Bahreman，2013）。

上颌快速扩弓有助于矫正后牙反𬌗，增加牙弓长度，促进Ⅱ类和Ⅲ类关系矫正，增加尖牙萌出的空间，改善鼻呼吸，使微笑更美（McNamara，Brudon，2001；Mc Namara，2002；McNamara et al，2015）。

可以使用不同类型的快扩装置，但为了避免发生龋齿或牙釉质脱钙，最好使用那些没有基托的装置，粘接面不仅可以设计在牙的腭侧，也可设计在磨牙的咬合面。

该方案为颅面骨骼的正常生长创造了最佳条件，并有助于建立一个正常的口颌系统。

总而言之，无论是男性还是女性患者，都没有观察到快速扩弓有明显的副作用。

参考文献

Adkins MD, Nanda RS, Cuurrier GF, 1990. Arch perimeter changes on rapid palatal expansion. Am J Orthod Dentofacial Orthop, 97:194–199.

Angell EC, 1860. Treatment of irregularities of the permanent or adult teeth. Dent Cosmos, 1:540–544.

Bahreman A, 2013. Early–age orthodontic treatment. Hanover Park: Quintessence Books.

Da Silva Filho OG, Boas MC, Capelloza FL, 1991. Rapid maxillary expansion in the primary and mixed dentition: a cephalometric evaluation. Am J Orthod Dentofacial Orthop, 100:171–179.

Garib DG, Ockle Menezes MH, da Silva FG, Bitten-court Dutra dos Santos P, 2014. Immediate periodontal bone plate changes induced by rapid maxillary expansion in the early mixed dentition: CT findings. Dental Press J Orthod, 19:36–43.

Haas A, 1997. Palatal expansion. Just the beginning of dentofacial orthopedics. Am J Orthod Dentofacial Orthop, 112:219–255.

Hass A, 1961. Rapid expansion of the maxillary dental arch and the nasal cavity by opening the mid palatal suture. Angle Orthod, 31:73–90.

Hass A, 1965. Treatment of the maxillary deficiency by opening the mid palatal suture. Angle Orthod, 65:200–217.

Hass A, 1980. Long term posttreatment evaluation of rapid palatal expansion. Angle Orthod, 50: 189–217.

Lima Filho RM, de Oliveira Ruella AC, 2008. Long term maxillary changes in patients with skeletal Class Ⅱ malocclusion treated with slow and rapid palatal expansion. Am J Orthod Dentofacial Orthop, 134:383–388.

McNamara Jr JA, 2002. Early intervention in the transverse dimensión. Is It worth the effort? Am J Orthod Dentofacial Orthop, 121(6): 572–574.

McNamara JA Jr, Brudon WL, 2001. Orthodontic and dentofacial orthopedics. Ann Arbor: Needham Press.

McNamara Jr JA, Lione R, Franchi L, et al, 2015. The role of rapid maxillary expansion in the promotion of oral and general health. Prog Orthod, 16:33.

Mutinelli S, Cozzani M, Manfredi M, et al, 2008. Dental arch changes following rapid maxillary expansión. Eur J Orthod, 30:469–476.

Rosa M, Lucchi P, Mariani L, et al, 2012. Spontaneous correction of anterior crossbite by RME anchored on deciduous teeth in the early mixed dentition. Eur J Paediatr Dent, 13:176–180.

第 10 章

混合牙列期上颌磨牙位置的矫正

Jose Cortes Bedon

众所周知，上颌第一磨牙的矢状向位置对达到长期稳定的矫治结果至关重要。

本章将介绍一种最有效的可矫正第一磨牙的矢状向和水平向位置的矫治器。

正畸医生需要研究清楚磨牙位置异常的真正病因，是牙性错𬌗还是骨性错𬌗或者是二者兼有。

磨牙的异位萌出可能与早期萌出时受到一些干扰相关，比如乳磨牙不对称的牙根吸收、乳牙根滞留、囊肿、乳磨牙的早失。

另外，磨牙的异位萌出可同时存在于Ⅰ类、Ⅱ类、Ⅲ类错𬌗畸形中。

乳磨牙龋坏或者是过早拔除而导致的恒磨牙的异位萌出最常见，同时也是最容易矫正的问题。

曲面断层片可用来判断磨牙是仅牙冠倾斜近移还是整体近移。图 10.1a 是一个左侧上颌磨牙近中倾斜的典型示例，而图 10.1b 则是磨牙整体近中移动。

在很多病例中，骨性矢状向错𬌗常伴随着垂直向错𬌗的问题（深覆𬌗、开𬌗等）。

在对Ⅱ类错𬌗患者选定矫治器时，对面型及生长型的考虑十分重要。

不幸的是，没有一种单一的矫治器可以解决上述的问题，但联合使用多种活动或固定矫治器可以获得良好的矫治效果。

最终的矫治结果由错𬌗的严重程度、正畸医生的治疗水平和患儿及家长的配合程度决定。

广泛认同的观点是问题发现的越早，就会越容易治疗。

下面通过 3 个不同的病例阐述上述观点。图 10.2 是一个用传统简单方法解决问题的典型病例，通过曲面断层片，可以观察到近中倾斜的左侧上颌第一磨牙和第二乳磨牙。

因此，在矫正上颌第一磨牙位置时，替牙列期和恒牙列期之间的过渡是十分重要的，正如之前所展示的，没有必要将所有牙齿都贴上托槽，笔者推荐局部矫治。

如图 10.3a 所示：在乳尖牙和第一乳磨牙颊面上贴上托槽，在第一恒磨牙上粘接带环，0.016 英寸的不锈钢圆丝上放置镍钛推簧以远移和竖直第一磨牙图 10.3b。

经过 5 个月的治疗后，磨牙的位置已经得到矫正（图 10.4a），上颌左侧第二磨牙依旧按照正常的萌出道萌出。等到第一前磨牙萌出后，在其颊面上粘上托槽继续做间隙维持（图 10.4b）。

治疗前后的对比说明了使用这种简单的方法能成功矫正第一磨牙的位置并且恢复第二前磨牙的萌出间隙。

根据诊断，造成安氏Ⅱ类错𬌗畸形磨牙远

J.C. Bedon
Department of Orthodontics, Maimonides University,
Buenos Aires, Argentina
e-mail: cortes2cortes@hotmail.com

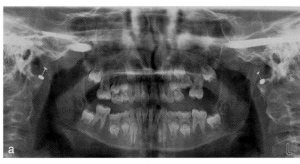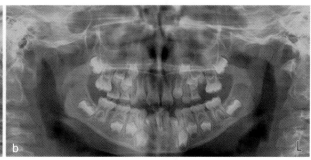

图 10.1 磨牙近中倾斜（a）与磨牙近中移动（b）的曲面断层片

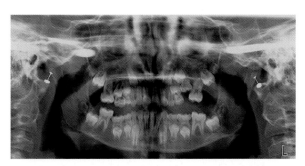

图 10.2 左侧上颌第一磨牙明显近中倾斜并且第二乳磨牙阻生

中关系的原因是伴或不伴骨性畸形的磨牙前移，或者下颌后缩，或者二者皆有。

根据生物力学原理，医生需要平行于磨牙颊面或稍微向近中倾斜粘接颊管以便首先竖直磨牙，这样远移磨牙到正常的位置就会相对容易。

可以使用螺旋推簧、头帽、摆式矫治器等矫正磨牙的矢状向位置。

目前颈牵引头帽被广泛应用。下面的病例会告诉读者如何使用颈牵引头帽，这是一位初诊时 11 岁的小女孩。

经过仔细分析患者的侧位片及咬合照片，患者为均面型，前牙明显前突，口腔卫生良好，可见上颌右侧第一磨牙明显近中倾斜及近中扭转（图 10.6）。

考虑患者配合度良好，建议每天戴用颈牵引头帽 12~14h 来矫正第一磨牙近中倾斜及扭转（图 10.7）。

尽管上下颌牙列均未粘接托槽，经过 14 个月的治疗后，磨牙关系已经达到 I 类咬合关系（图 10.8）。

两年后的跟踪随访发现该患者磨牙关系维持 I 类咬合关系，覆𬌗、覆盖正常。正确应用颈牵引的治疗效果是毋庸置疑的（图 10.9）。

两年后的随访可看到，患者的面部生长型得到维持，嘴唇放松且闭合良好（图 10.10）。

摆式矫治器是一种可在短期内有效矫正磨牙矢状向位置并达到磨牙 I 类咬合关系的矫治器，但是在使用过程中应严格监测可能带来的副作用（Fuziy et al，2006）。

矫治分为两个阶段，在第一阶段，将磨牙矫正到正确位置；第二阶段仍需要进一步调整牙齿以完成矫治。

治疗过程中应避免磨牙过度的远中倾斜并提倡一定程度的过矫治以防止轻微的复发，矫正磨牙最好的时机就是尽快为尖牙及前磨牙萌出创造空间。

摆式矫治器包括一个带或不带中心螺旋的塑料基板，由 0.032 英寸 TMA 丝弯制的后段圈簧和为了维持矫治器稳定粘接在第一和第二前磨牙𬌗面的不锈钢钢丝组成（图 10.11）。制作时要求能直接在口内调整。

图 10.12 展示了一位 9 岁 9 个月的女孩初戴摆式矫治器的口内照片，她的下颌应用了多用途弓以整平𬌗平面。

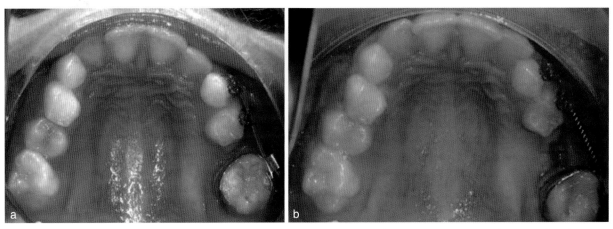

图 10.3　在乳尖牙和第一乳磨牙颊面上贴上托槽，在第一恒磨牙上粘接带环（a），放置镍钛推簧以矫正第一磨牙（b）

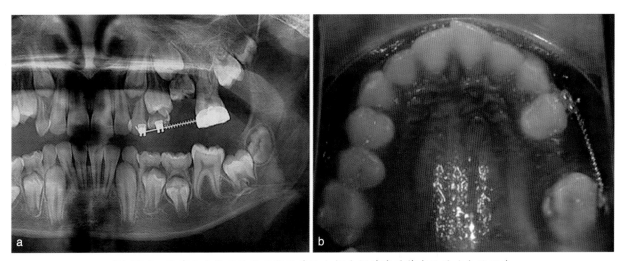

图 10.4　治疗 5 个月后的曲面断层片和上颌左侧前磨牙萌出后的咬合面照片

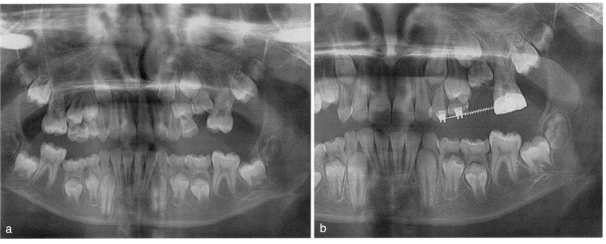

图 10.5　治疗前后曲面断层片对比

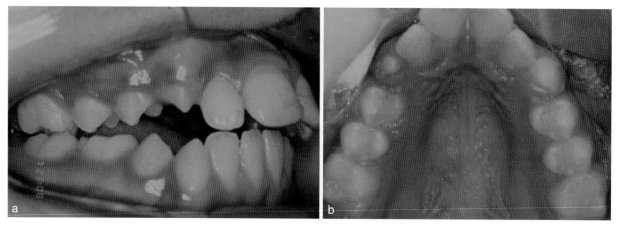

图 10.6　治疗前口内照：上颌右侧第一磨牙明显近中倾斜及近中扭转

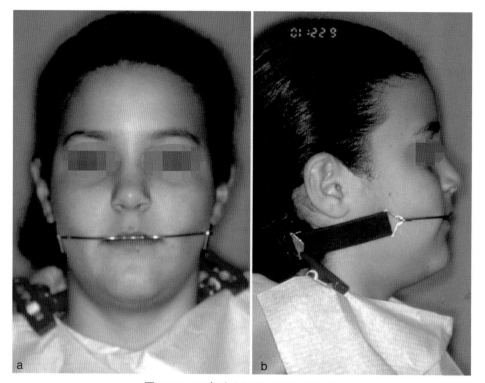

图 10.7　颈牵引头帽的正面和侧面照

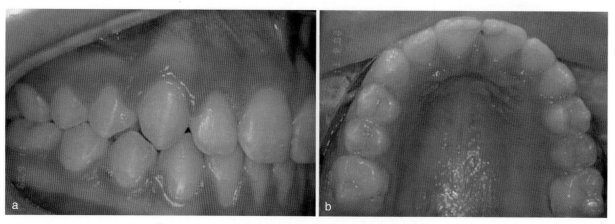

图 10.8　16 个月治疗后的口内照：磨牙位置明显已被矫正

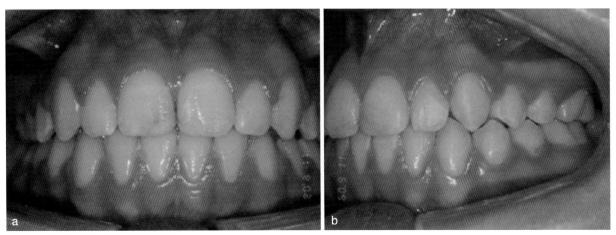

图 10.9 两年后的跟踪随访：患者磨牙关系维持Ⅰ类咬合关系，覆骀、覆盖正常

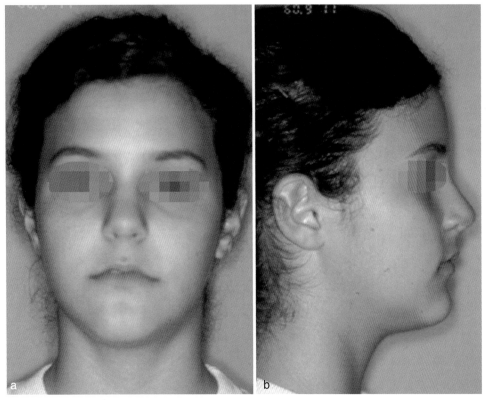

图 10.10 两年后的跟踪随访的正面照和侧面照

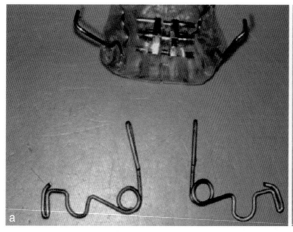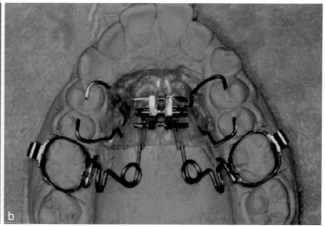

图 10.11　摆式矫治器的部分组件。由 0.032 英寸 TMA 丝弯制的后段圈簧和粘接在第一和第二前磨牙殆面的不锈钢钢丝

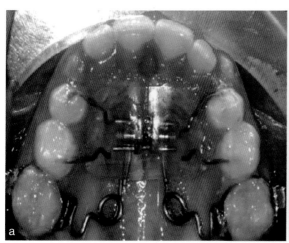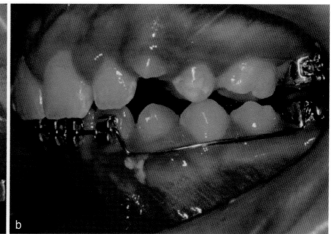

图 10.12　治疗开始前的口内照

　　经过 3 个月的治疗过后，口内向后的圈簧被激活了 45°，但是可以清晰地观察到磨牙远移的效果（图 10.13）。

　　由 10.14 可以看出患者第二前磨牙已经向远中萌出，且双侧第一磨牙及第二前磨牙位置得到明显改善。随后在第二前磨牙颊舌面分别粘接托槽和舌侧扣以进一步远移该牙齿（图 10.15）。应从三维方向去控制磨牙的移动以尽量减少不希望的倾斜移动。

　　还有一个问题就是如何将磨牙维持在这个新的位置直到前磨牙和尖牙萌出完成。在移除摆式矫治器的同时将上颌 Nance 弓和横腭杆粘接了上去（图 10.16）。

　　为了进一步治疗，在上颌粘接 0.022 英寸槽沟的陶瓷托槽，在下颌粘接了金属托槽进行第二阶段治疗，时间为 7 个月（图 10.17）。

　　经过 25 个月的治疗，患者磨牙和尖牙达到 I 类咬合关系，使用上、下前牙舌侧丝进行固定保持（图 10.18）。

　　3 年后跟踪随访发现患者磨牙尖牙维持 I 类咬合关系，覆𬌗、覆盖正常，龈缘线与𬌗平面平行（图 10.19）。

　　通过前后的口内照和曲面断层片对比：尖牙和磨牙位置已经得到了明显矫正（图 10.20，图 10.21）。

　　正如最后一个病例所展示的那样，在混合

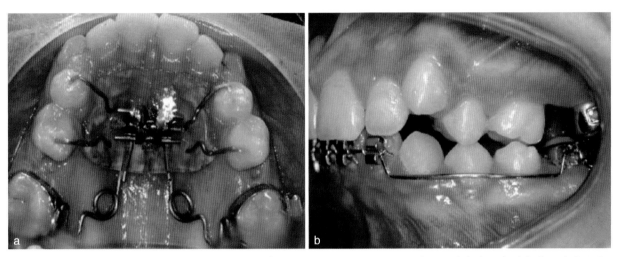

图 10.13　经过 3 个月的治疗后，口内向后的圈簧虽然仅仅被激活了 45°，但是可以清晰地观察到磨牙远移的效果

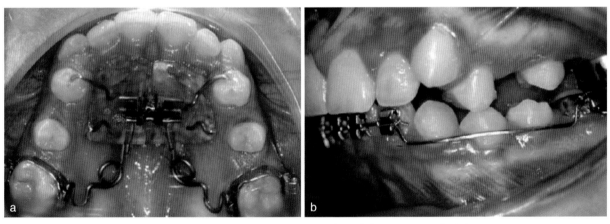

图 10.14　治疗 6 个月后的口内照：第二前磨牙已经向远中萌出

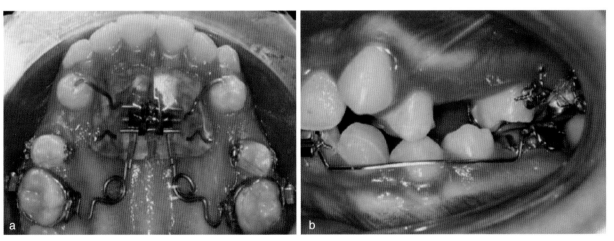

图 10.15　第二前磨牙已经远移到位

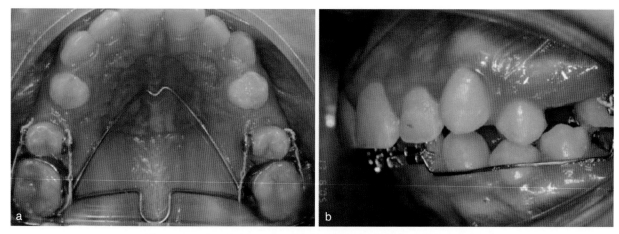

图 10.16　使用上颌 Nance 弓和横腭杆维持上颌第一磨牙的位置

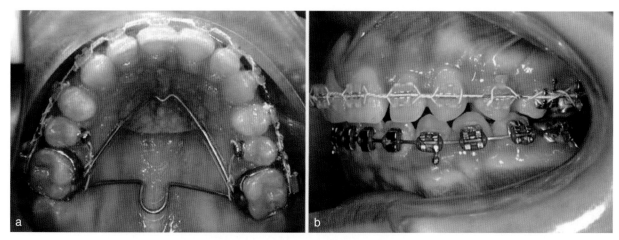

图 10.17　第二阶段治疗结束的口内照

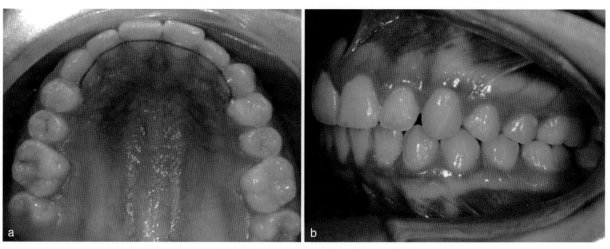

图 10.18　主动治疗结束的口内照：尖牙、磨牙关系为Ⅰ类咬合关系

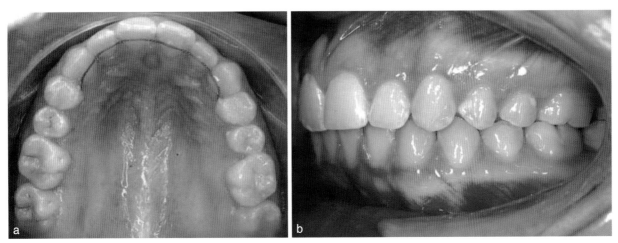

图 10.19　3 年后随访：患者磨牙关系维持Ⅰ类咬合关系，覆𬌗、覆盖正常

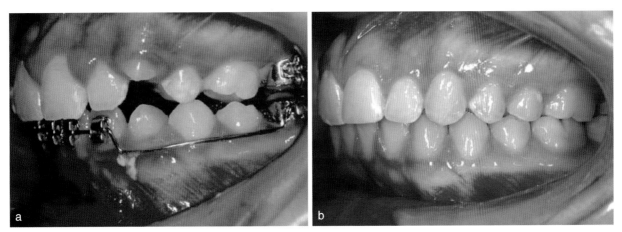

图 10.20　治疗前与治疗 3 年后的口内照对比

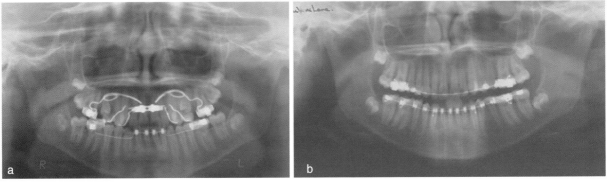

图 10.21　可见第二磨牙正常萌出

牙列晚期，摆式矫治器是一种非常有效的可以矫正磨牙位置的矫治器。与其他的矫治器相比，摆式矫治器的优点是不依赖于患者良好的依从性。

作为矫治结束的金标准，恢复磨牙关系是一个较大的挑战，尤其是在混合牙列晚期和恒牙列早期。

正确的诊断和矫治时机是矫治成功和达到稳定结果的关键，但是，单一类型的托槽和弓丝是无法矫正磨牙关系的，只有制定详细的治疗计划才能达到矫治目标。同时为了达到更好的矫治结果，应结合每位患者的自身情况制定个性化的治疗方案。

在第一阶段完成磨牙关系的矫正将使第二阶段能更快更好地达到矫治结果。

参考文献

Bussick TJ, McNamara JA, 2000. Dentoalveolar and skeletal changes associated with the pendulum appliance. AJODO, 117:333–343.

Fuziy A, Rodriguez de Almeida R, Janson G, et al, 2006. Sagittal, vertical and transverse changes consequent to maxillary molar distalization with the pendulum appliance. AJODO, 130:502–510.

Hilgers JJ, 1993. The pendulum appliance. An updated. Clin Impressions, 1:5–7.

Hilgers JJ, Bennet RK, 1994. The pendulum appliance Part II maintaining the gain. Clin Impressions, 3:5–9.

第 11 章

面部不对称的治疗

Julia Harfin

容貌对称是正畸治疗最重要的治疗目标之一。

微笑不仅与牙齿有关还与其周围的软组织有关，患者认为自己中线明显不齐的主诉对于诊断和制定方案非常重要。

治疗策略包括生长改良和咬合引导，需要在患者乳牙列或混合牙列期进行干预以尽量减小牙槽骨发育与骨发育之间差异对正常生长的影响。

面部对称意味着面部所有结构都对称，可以用一条正中线来确定是否对称。

全面诊断是矫治成功的基础。详细了解用药史、牙科治疗史，以及进行影像学和功能检查在确定病因时非常重要。

人面部左右两侧肯定是有差异的，但是，没有一个临界值去界定它，目前仅凭医生和患者对平衡对称的主观感受来判定。

不对称可被分为牙性、骨性、功能性、混合性。软组织可使不对称的问题表现得更为明显或得到一定程度的掩饰（图11.1）。

需要注意的是肌肉功能异常可带来牙齿和骨的异常，患者年龄越小，越易于纠正。

不对称的病因是多方面的，包括颅面综合征如腭裂、面裂、颅缝早闭、关节强直等（图11.2）。

下面这位患者由于左侧关节纤维强直导致左侧面部变短，表现为张口受限，正常开口度是40mm，但该患者张口度只有29mm。单侧髁突关节强直导致同侧下颌生长发育受限进而导致颜面不对称（图11.3）。

骨性不对称与牙性不对称有明显差异，骨性不对称可发生在上颌、下颌或者双颌且伴有肌肉功能失衡。牙性不对称可能是由龋病、乳磨牙缺失或发育不全、前牙近远中大小不一致、磨牙反𬌗造成的。

这两种不对称都可以造成牙性或者骨性反𬌗，后牙反𬌗在乳牙列和混合牙列早期是最为常见的错𬌗类型之一，在病例报道中占8%~22%（Kutin，Hawes，1969；Egermark Eriksson et al，1990）。最常见的因素是正中咬合时的早接触导致𬌗平面偏斜。

诊断是决定正确治疗方案的最重要的步骤，除了单侧反𬌗之外，一些混合牙列早期的患者还可见正中咬合时中线的偏斜。但是，当患者处于正中关系位时，咬合关系发生了完全的变化：中线一致，双侧反𬌗（图11.4）。

上𬌗牙弓狭窄或者上、下颌牙齿错位可造成异常的牙齿接触导致上述的功能性偏斜进而导致正中咬合时中线偏斜。

矫治技术的选择应该与诊断和矫治计划一致，一些患者需要正畸治疗，另一些患者则需要手术治疗，详情可见以下病例。

J. Harfin
Department of Orthodontics, Maimonides University,
Buenos Aires, Argentina
e-mail: harfinjulia@gmail.com

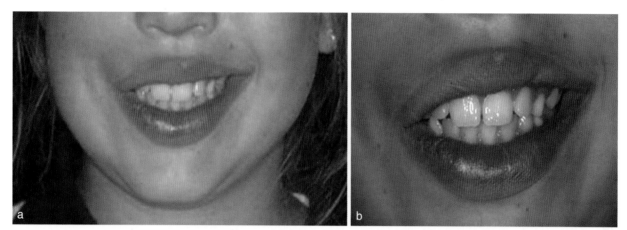

图 11.1 车祸导致左侧下颌骨折引起的神经麻痹导致患者微笑时面部偏斜

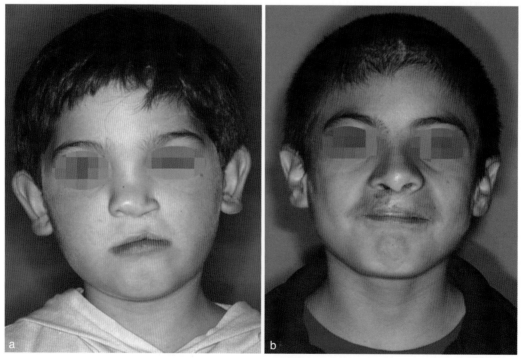

图 11.2 唇腭裂患者：面中部和面下三分之一明显不对称

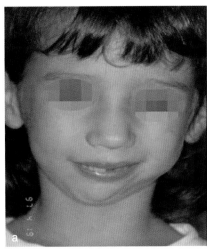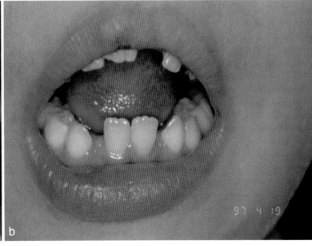

图 11.3 关节强直导致的面部不对称

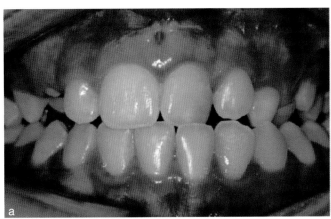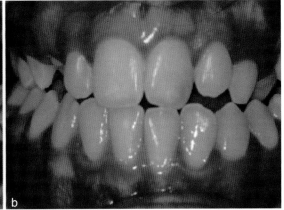

图 11.4 功能性偏斜患者，于正中关系位时咬合关系发生了的变化，中线一致

病例 1

一个 8 岁 6 个月大的患者由其家庭医生送来就医以解决右侧后牙反𬌗的问题，未发现关节症状（图 11.5）。

后牙反𬌗往往发生在很早的时期且不能自我修正，常见的病因包括：乳牙滞留、乳牙早失、牙弓发育缺陷等。首先是要诊断明确反𬌗的真正病因，一个单侧反𬌗伴中线不齐的患者就诊时，医生要判断他的正中关系是骨性偏斜还是功能性偏斜。

每个患者的治疗计划都是不同的。

侧面口内照显示：患者右侧第一乳磨牙、第二乳磨牙、第一磨牙呈反𬌗关系；左侧正常，口腔卫生良好（图 11.6）。

当患者处于正中关系位时咬合关系发生了变化，表现为前牙及双侧后牙区开𬌗，唯一的接触点是左侧的上下颌尖牙（图 11.7）。治疗计划是调磨上、下颌尖牙直到正中咬合位与正中关系位一致。

通常来说，单侧后牙反𬌗是由于患者从正中关系位到牙尖交错位的过程中不对称运动导致，通常下颌的位置偏斜但下颌体本身是对称的。如果不能得到及时正确的治疗，最终有可能发展为骨性偏斜（图 11.8）。

患者中线会明显偏向反颌侧，一侧磨牙关系呈安氏Ⅲ类，一侧呈安氏Ⅱ类；当处于正中关系位时，中线趋于一致。

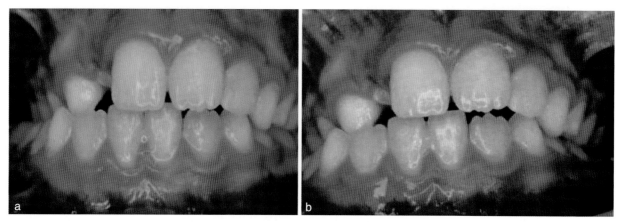

图 11.5 牙尖交错位和正中关系位的口内照对比

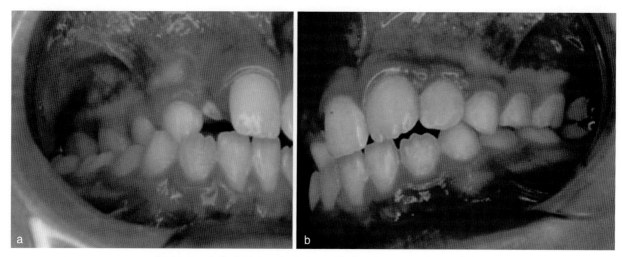

图 11.6 初诊时侧面口内照显示：患者右侧反𬌗，左侧正常

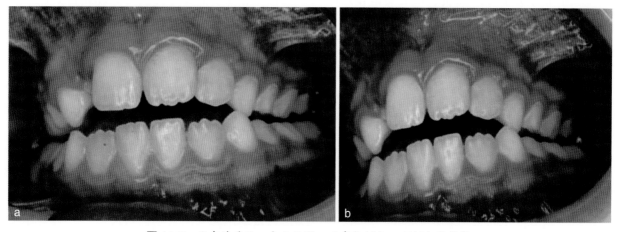

图 11.7 正中关系位口内正面照：只有左侧上、下颌尖牙接触

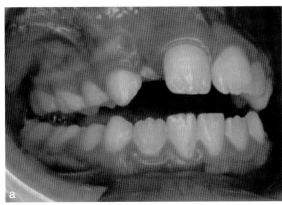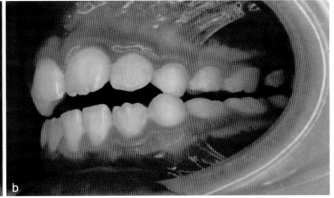

图 11.8 正中关系位口内侧面照：明显开𬌗，尖牙区早接触

下颌骨的神经肌肉引导是由中枢神经系统控制的，了解这一点有助于预防髁突位置异常和不对称生长。

后牙反𬌗的患儿已被证明有咬合力减弱和双侧肌肉运动不对称的现象，反𬌗侧的颞前肌运动更为活跃而咬肌运动减弱；另外，反𬌗与颞下颌关节之间的联系非常紧密（da Silva Andrade et al，2008）。

这位患者回来复诊时已经 14 岁，在没有采用任何正畸治疗的情况下，中线齐，双侧咬合关系基本正常，但覆𬌗、覆盖较浅；患者拒绝了继续做二期矫治的建议（图 11.9）。

患者口内侧面照显示：双侧磨牙关系基本呈安氏 I 类咬合关系（图 11.10）。通过对比治疗前的口内照，可以发现这种简单保守的方法基本达到了矫治目标（图 11.11）。

临床诊断是辨别牙性、牙槽源性、骨性偏斜导致的不对称的最重要工具（Burstone，1998），另外全面分析患者面型和骨骼发育是完成治疗计划必不可少的一部分。

因为患者很难自我调整，所以进行早期矫治十分重要，乳牙列反𬌗可进一步发展成恒牙列反𬌗，进一步对口腔颌面系统的生长发育有长期影响。

反𬌗侧的髁突位置在关节窝相对更加向外向后，这对下颌的生长发育有长期的不良影响。

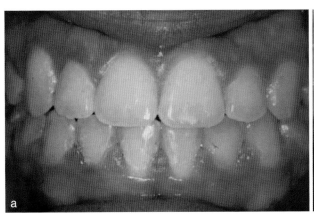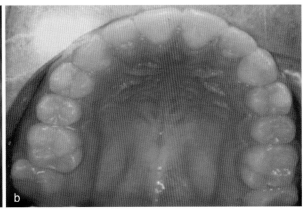

图 11.9 5 年后的口内照：中线齐，覆𬌗、覆盖较浅

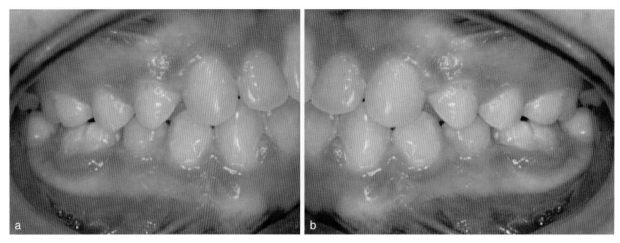

图 11.10 14 岁时的口内侧面照：尖牙、磨牙关系呈Ⅰ类咬合关系

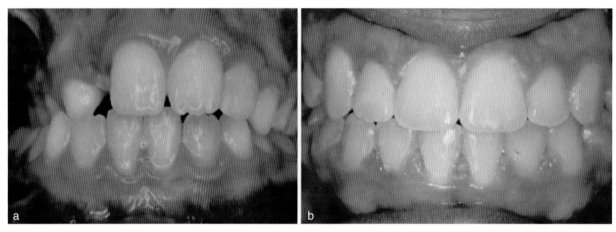

图 11.11 术前与术后口内正面照

病例 2

一个 11 岁 8 个月大的男孩因面下 2/3 不对称被再次送至正畸科就医。患者牙齿基本都已萌出，下颌支左侧明显长于右侧，颏部右偏。

首选方案是等患者到 20~22 岁时采用正畸正颌联合治疗。

找出病因来确定这个年龄段更为实际的治疗方法（图 11.12）。

临床检查需要和影像检查相结合才能得到更为可信的诊断，需要通过正中关系位的影像片来确定下颌真实的位置，同时，牙性因素和骨性因素在患者后牙反𬌗问题上分别所占的比重也是需要知道的。

通过对正中咬合正面照片的分析，可以观察到明显的中线不齐（图 11.13a），但当患者处于正中关系位时，咬合关系发生了完全的变化，中线一致，出现了前后牙双侧开𬌗（图 11.13b）。

正中咬合的侧面照显示：左侧尖牙为Ⅱ类咬合关系，磨牙关系为Ⅰ类咬合关系；右侧尖牙为Ⅲ类咬合关系，磨牙为Ⅰ类咬合关系（图 11.14）。

但是在正中关系位时，咬合关系变成了开𬌗，因此治疗计划也应该发生变化，在粘接托槽之前应该确定后牙的近远中倾斜度（Burstone，1998），良好的前后牙轴倾度需要在治疗的第一阶段完成（图 11.15）。

影像学检查对于证实临床诊断十分有用，常用曲面断层片来观察双侧髁突形态、下颌升支和下颌体的差异（图 11.16）。

单侧后牙反𬌗的患者通常髁突形态也不对称，除此之外，后牙反𬌗侧髁突、下颌升支均小于对侧（Kilic et al，2008）。

该患者的正侧位片显示下颌明显偏向右侧（图 11.17）。

患者的神经肌肉对新的下颌位置的使用可导致下颌不对称的生长，面部发育失调，咀嚼肌的功能发生改变（图 11.18）。

患者这三年发生了很大的变化，为了制定出最好的计划，医生必须知道这种不对称的变化是否已经稳定还是会继续发展。除此之外，医生还要找到真正的病因，没有一个细心完整的诊断将无法达到治疗目标。

研究发现反𬌗伴偏𬌗在颞下颌关节疾病中占很大比重，因为反𬌗导致的下颌偏斜可能进一步导致髁突不对称发育（Schmid et al，1991）。

髁突位置的变化会导致下颌不对称的生长，Schmid 教授认为生长发育期患者的颜面偏斜是咬合改变造成下颌移位的结果。

下颌位置不对称可能会直接影响下颌形态的生长，可以通过下面这个病例来解释。

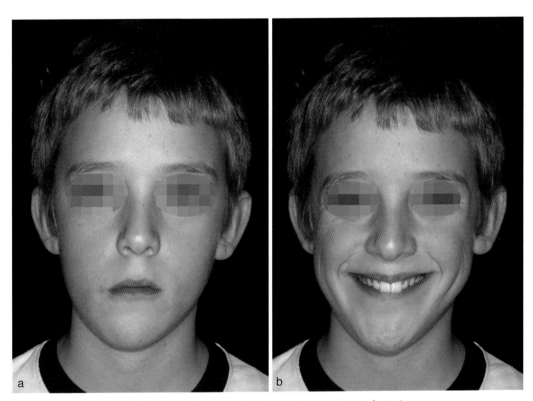

图 11.12　术前正面照：面部明显不对称，额部右偏

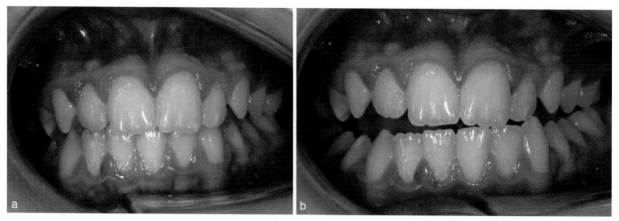

图 11.13　牙尖交错位（a）和正中关系位的口内照对比。正中关系位时中线一致（b）

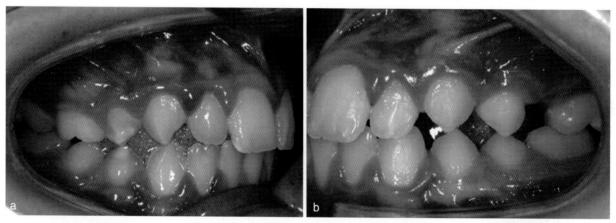

图 11.14　正中咬合的侧面照：左侧尖牙为Ⅱ类咬合关系，右侧尖牙为Ⅲ类咬合关系

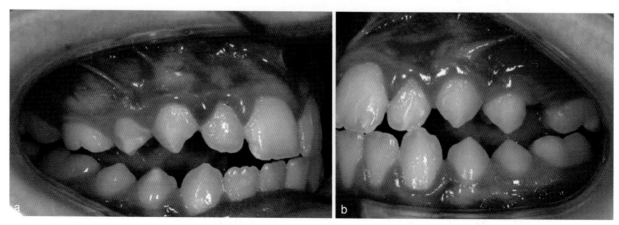

图 11.15　正中关系位的侧面照：左右两侧明显开𬌗

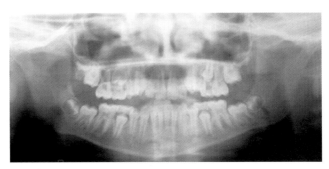

图 11.16　曲面断层片用来观察双侧髁突形态、下颌升支和下颌体的差异

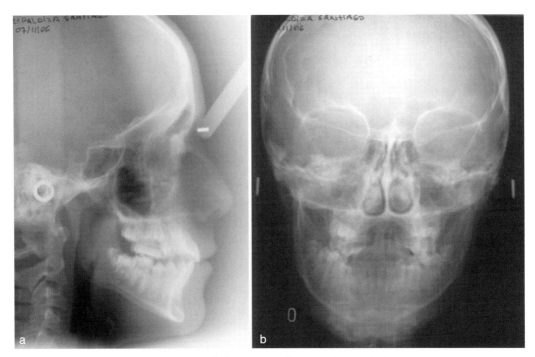

图 11.17　患者的正侧位片显示下颌明显偏斜

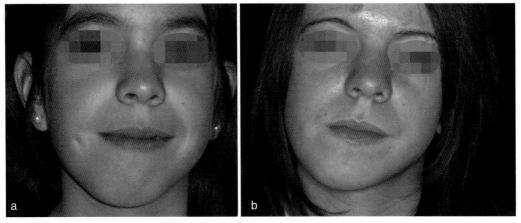

图 11.18　3 年前、后的正面照对比（未经治疗）

病例 3

一位女孩因为张口时下颌偏向左侧被他的家庭医生送至正畸科会诊；但是在闭口时几乎不能观察到下颌偏斜，只是左侧较右侧稍丰满一些（图 11.19）。

医疗记录显示她 2 岁时从高处坠落造成髁突骨折，但没有接受治疗，这可能是现在下颌偏斜的原因。

该患者开口度基本正常达 40mm，关节区无功能紊乱、弹响、疼痛。为了正确诊断，医生需要知道骨折处的解剖形态，但是当时没有影像资料。

从口内正面像可以看出中线不齐，上下切牙早接触，前牙区开𬌗（图 11.20），磨牙 I 类关系，双侧乳磨牙反𬌗（图 11.21）。

全口曲面断层片可见髁突骨折，左、右下颌升支及喙突明显不对称，牙齿萌出情况正常（图 11.22a）。

侧位片显示下颌骨不对称，下颌下缘及后缘呈双重影像（图 11.22b）。

一年后患者下颌依然明显左偏，开口时伴疼痛和弹响，关节科会诊意见为关节盘前内侧位且同侧肌肉萎缩（图 11.23）。

此阶段的正面口内照显示：中线基本正常，右侧明显开𬌗，无论在行使功能还是休息时，舌头处于上下颌牙齿之间（图 11.24）。

众所周知，形态和功能密切相关，因此，需要通过功能矫治器来改善患者的肌肉组织功能。

临床研究发现，髁突骨折的适应性改变可造成生长期的功能性干扰，诊断明确后应该及时治疗（Tavares，Aligayer，2012）。

建议戴用 6~8 周肌激动器进行保守治疗，患者配合很好，坚持每天戴用（图 11.25）；患者左侧髁突骨折区发生了令人满意的生长改建，

形态发生了明显改善，第二磨牙继续正常萌出（图 11.26）。

为了解决侧方开𬌗的问题，可在前牙区粘接 0.022 英寸的槽沟直丝弓托槽，在第一磨牙上粘接带环，使用 0.016 英寸的铜镍钛丝进行初排，在语音治疗师的帮助下有效的矫正了舌体位置（图 11.27）。

6 个月后，上颌牙弓基本排齐，尖牙仍然未粘接托槽（图 11.28）。

待上颌牙弓完全排齐整平后，上颌换用 0.016 英寸 × 0.022 英寸的不锈钢方丝，下颌粘接托槽换用 0.017 英寸 × 0.025 英寸多股麻花方丝（图 11.29）。

使用 1/8 橡皮圈做三角形牵引以调整𬌗平面和维持舌体位置。每天戴用 22~23h，当达到矫治效果时，改为夜晚戴用以进一步保持矫治效果（图 11.30）。

矫治结束后，中线齐，咬合平面和牙龈平面平齐，覆𬌗、覆盖正常（图 11.31）；尖牙关系及磨牙关系为 I 类，颞下颌关节区无弹响和疼痛；应该继续配合语音治疗师矫正舌习惯以防止复发（图 11.32）。患者面部比例达到改善，嘴唇自然闭合（图 11.33）。

矫治后影像资料显示：全口牙齿排列整齐，无咬合干扰，髁突区形态明显改善。通过术前、术后面像可以看出患者面部不对称的情况得到改善。通过保守的功能矫治对生长发育期的髁突骨折进行治疗可使骨折处结构和功能发生一定程度的重建（Chatzistaurou，Basdra，2007）（图 11.35）。

对比矫治前、矫治中、矫治后的 X 线片可以发现髁突形态改善比预期要好，继续长期使用功能矫治器对维持和提升矫治结果是非常必要的（图 11.36）。髁突改建取得令人满意的效果和良好的咬合关系非常值得探索。

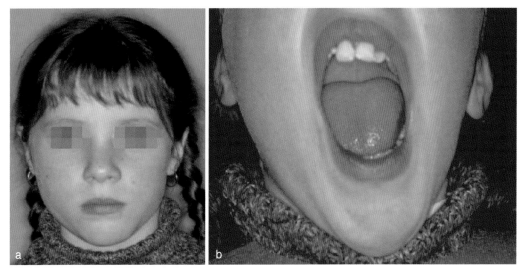

图 11.19　张口时下颌明显偏斜，开口度达平均水平：40mm

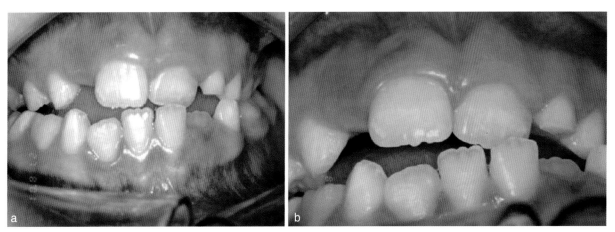

图 11.20　口内正面照：中线不齐，上下中切牙早接触

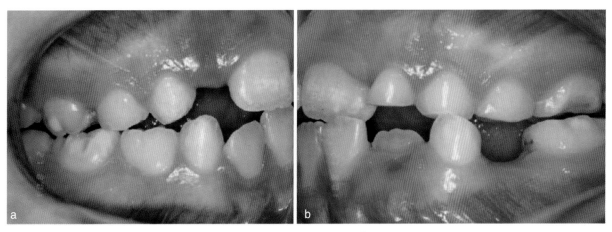

图 11.21　上颌牙弓缩窄

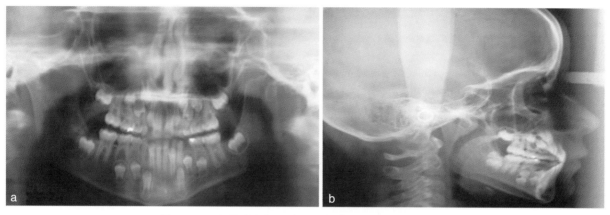

图 11.22 全景片和侧位片：髁突骨折，下颌明显不对称

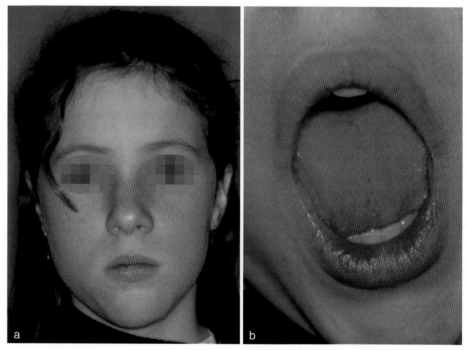

图 11.23 张口时下颌依然明显左偏，开口时伴疼痛和弹响

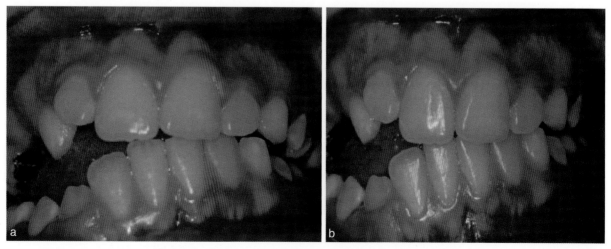

图 11.24 正面口内照显示：中线基本正常，右侧明显开𬌗

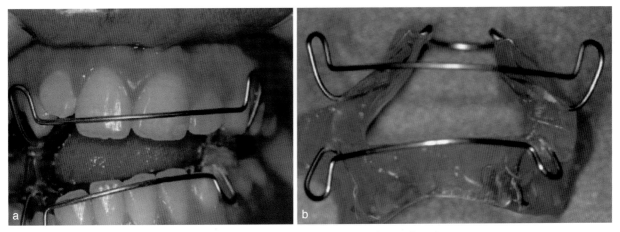

图 11.25　建议戴用 6~8 周肌激动器进行保守治疗

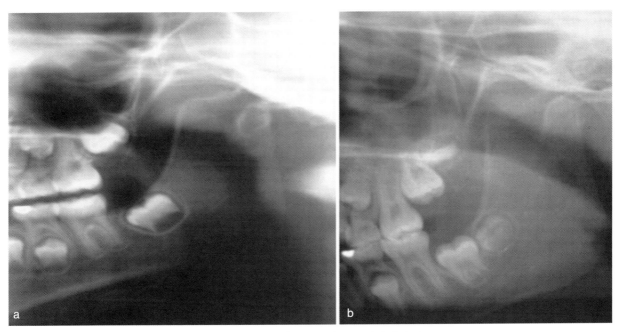

图 11.26　髁突骨折区发生明显的生长改建

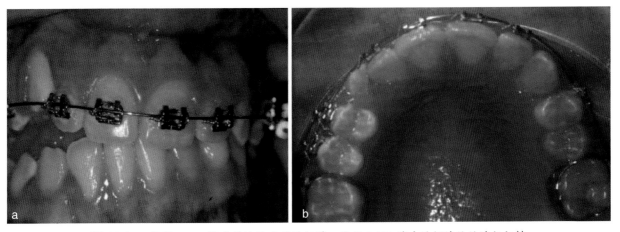

图 11.27　粘接 0.022 英寸槽沟的直丝弓托槽，使用 0.016 英寸的铜镍钛丝进行初排

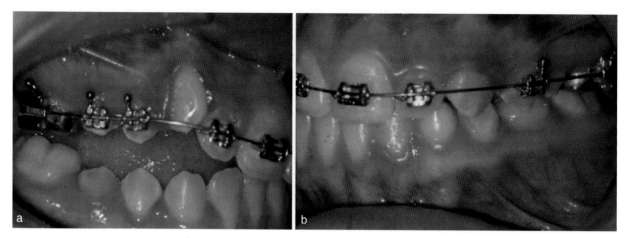

图 11.28 使用 0.016 英寸的铜镍钛丝治疗时的口内侧面照

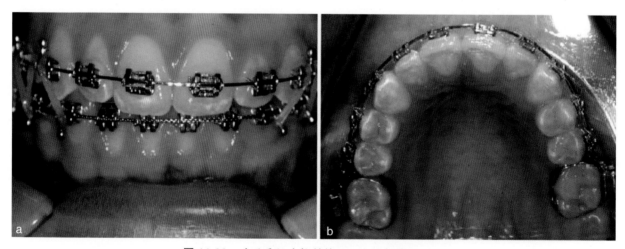

图 11.29 为了更好地控制转矩，上下颌使用方丝

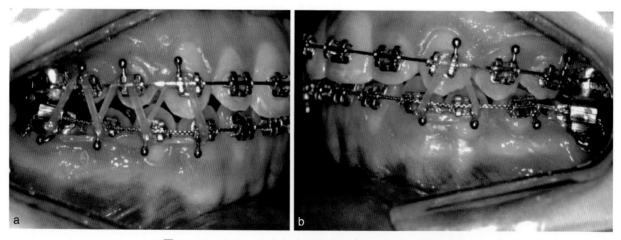

图 11.30 使用 1/8 橡皮圈做三角形牵引以调整咬合关系

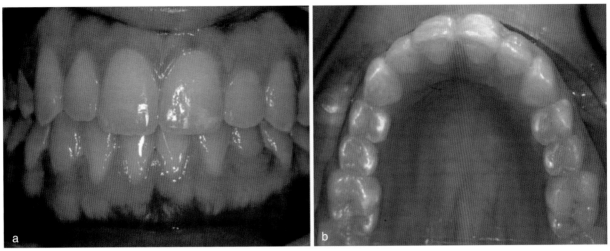

图 11.31　主动矫治结束后的口内照：中线齐，覆𬌗、覆盖正常

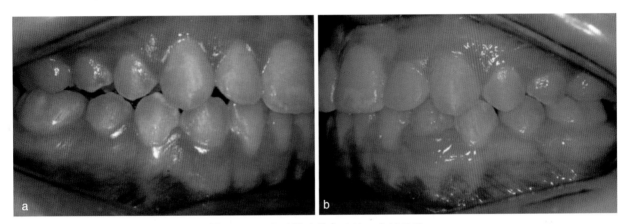

图 11.32　主动矫治结束后的口内侧面照

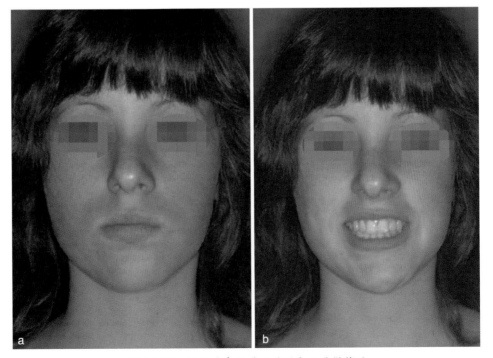

图 11.33　矫治结束后的正面照和正面微笑照

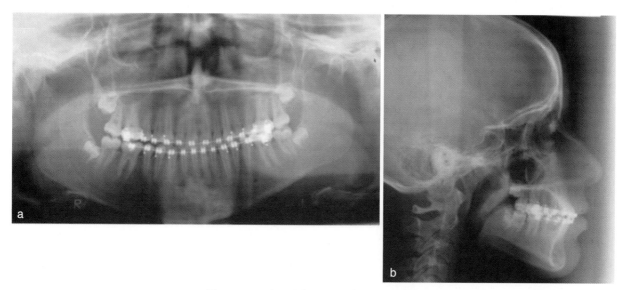

图 11.34　矫治结束后的全景片和侧位片

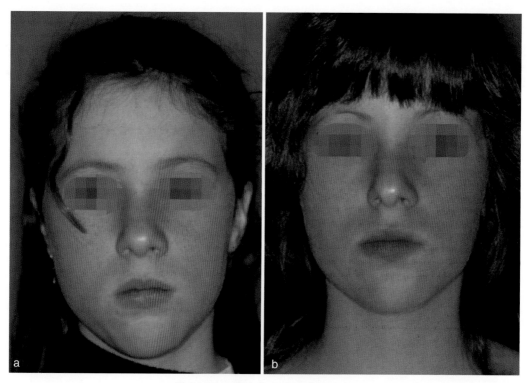

图 11.35　矫治前、后正面照对比

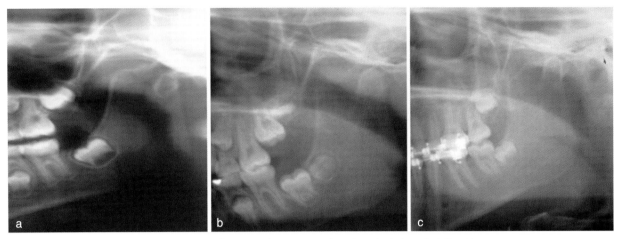

图 11.36 矫治前、矫治中、矫治后的髁突形态对比，结果较预期好

病例 4

一位 7 岁 6 个月大的患者，因为张口时下颌偏斜被送至正畸科就诊，张口时下颌偏向右侧，无弹响及疼痛，面中和面下 1/3 可见明显不对称（图 11.37）。患者希望矫治后能获得良好的疗效。

家长不记得症状何时出现，但老师非常担忧患者的这种状况。患者唇闭合不全，有夜间口呼吸习惯，除此之外，病史中没有发现其他重要信息。

正面口内照片显示中线明显偏斜伴深覆𬌗，牙龈边缘不平（图 11.38），右侧安氏Ⅰ类尖牙、磨牙关系；左侧安氏Ⅱ类尖牙、磨牙关系（图 11.39）上下牙弓为卵圆形伴轻微拥挤，第二乳磨牙依旧在位，没有发现牙龈牙周问题（图 11.40）。

当时没有拍摄影像资料，患者母亲咨询了创伤科医生，医生建议一周两次适当锻炼。

患者没有接受任何矫正或矫形治疗，14 个月后，张口偏斜的症状依旧存在（图 11.41）。

最重要的矫治目标是重建骨和肌肉的正常生长发育。因为患者咀嚼、吞咽、发音等生理功能都和他自身神经肌肉功能密切相关，所以选择功能矫治器进行矫治。

为患者制作个性化的肌激动器（图 11.42），

嘱咐她每天戴用 20~22h。但是患者因影响发音和吞咽而致配合程度不足，戴用时间不够。10 个月后，患者及家长决定做固定矫治，口内情况变化不大，依旧为中线明显偏斜伴深覆𬌗（图 11.43），右侧安氏Ⅰ类尖牙、磨牙关系；左侧安氏Ⅱ类尖牙、磨牙关系，所有恒牙都已经萌出（图 11.44）。

全口曲面断层片示：所有恒牙均已萌出，无发育不全的牙齿及多生牙，无牙根吸收（图 11.45）。正位片显示：患者左右两侧明显不对称；侧位片显示患者为平均生长型，上前牙明显前突（+11°），上下切牙交角减小为 112°，下面高正常（图 11.46）。

因为患者的不对称问题包含骨骼、肌肉、软组织，所以为患者设计了个性化方案以达到好的治疗结果。在牙齿上粘接 0.022 英寸槽沟的直丝弓托槽，使用 0.016 英寸的不锈钢丝进行排齐和整平（图 11.47）。

使用Ⅱ类牵引调整咬合关系，覆𬌗、覆盖已达正常范围，但中线依然不齐。根据临床诊断，因为骨性偏斜很难达尖牙磨牙Ⅰ类咬合关系（图 11.48）。上、下牙弓均为方圆型，所有扭转的牙齿均得到矫正，建议继续固定保持 5~6 个月待牙槽骨达到稳定（图 11.49）。

经过 2 年零 6 个月的矫治，所有的矫治目标均已达成，中线正常，覆𬌗、覆盖正常，𬌗平面与牙龈平面平行，右侧尖牙和磨牙为Ⅰ类咬合关系，左侧尖牙磨牙为Ⅱ类咬合关系，口腔卫生良好（图11.50，图11.51）。

在上、下颌粘接舌侧丝进行保持，同时嘱咐患者继续戴用相似的功能矫治器进行功能保持4~5年，因为肌肉功能恢复正常通常需要若干年（图11.52）。

主动治疗过程结束之后可观察到面部轻微的不对称（图11.53），全景片显示良好的牙根平行度且没有发生牙根吸收，第三磨牙萌出道正常（图11.54a），侧位片显示侧貌得到一定改善（图11.54b）。

通过前后对比发现尽管仍旧有轻微的面部不对称，但矫治目标基本已经达到且关节区无疼痛或功能紊乱（图11.55）。

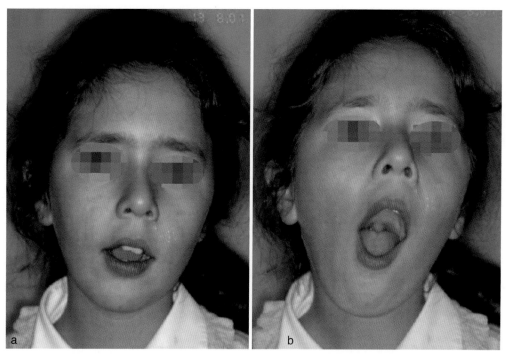

图11.37 正面照：休息和张口时下颌明显偏斜，白天和夜间口呼吸习惯

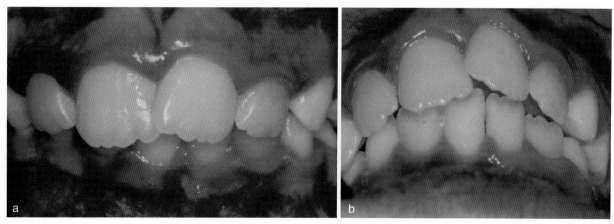

图11.38 术前正面口内照：中线明显偏斜伴深覆𬌗

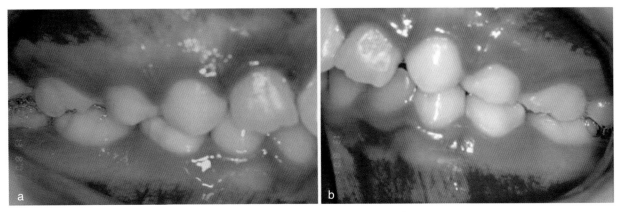

图 11.39　术前侧面口内照：前牙深覆盖

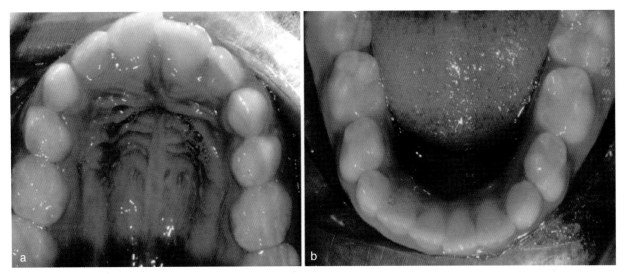

图 11.40　可见上下颌第二乳磨牙

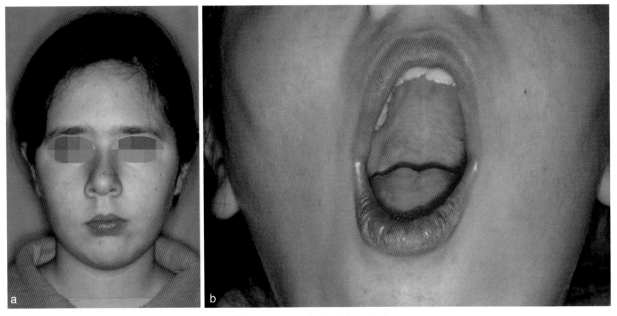

图 11.41　14 个月后的正面照

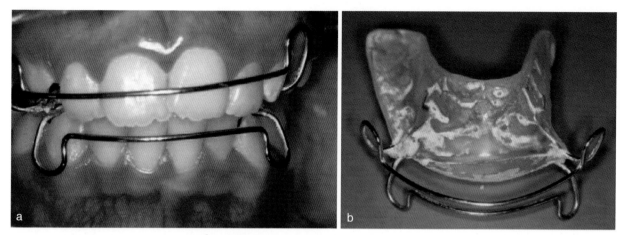

图 11.42　个性化的肌激动器

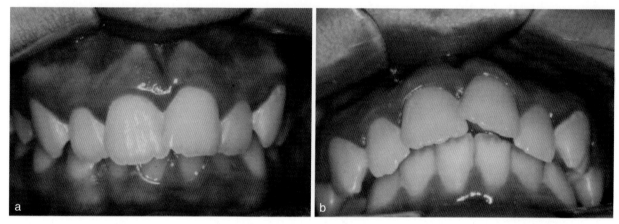

图 11.43　术前口内正面照

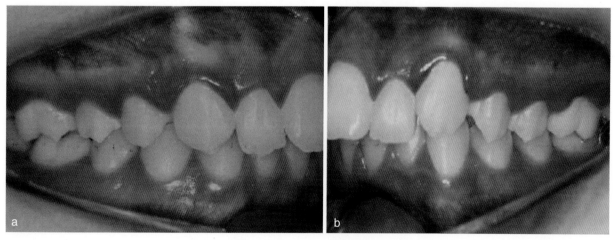

图 11.44　术前口内侧面照

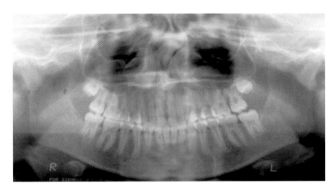

图 11.45　术前曲面断层片

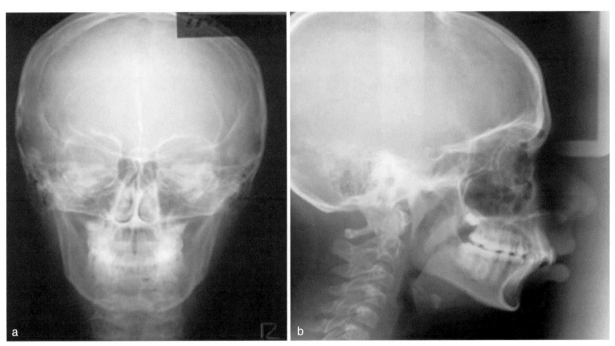

图 11.46　术前正侧位片

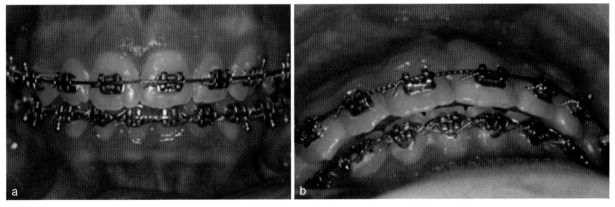

图 11.47　20 个月直丝弓托槽治疗后的口内照：牙龈线和𬌗平面平行

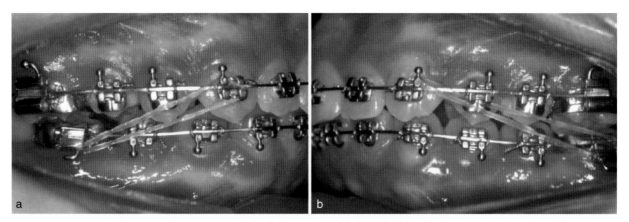

图 11.48　每天戴用橡皮圈 20h，行Ⅱ类牵引改善咬合关系

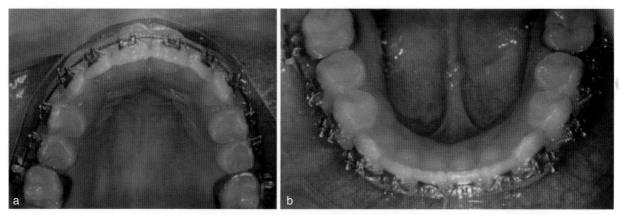

图 11.49　正畸治疗结束后的上、下颌弓形

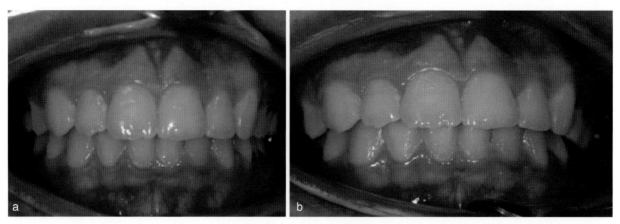

图 11.50　术后口内正面照

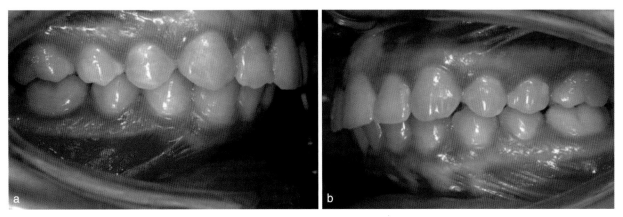

图 11.51　术后口内侧面照

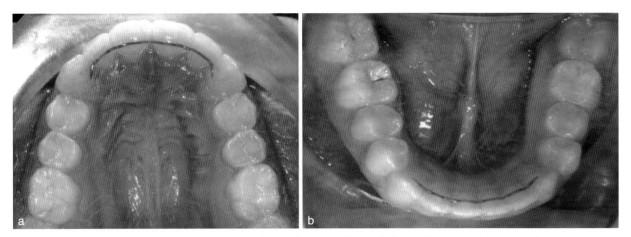

图 11.52　上、下颌粘接舌侧丝进行保持，同时嘱咐继续戴用功能矫治器进行功能保持

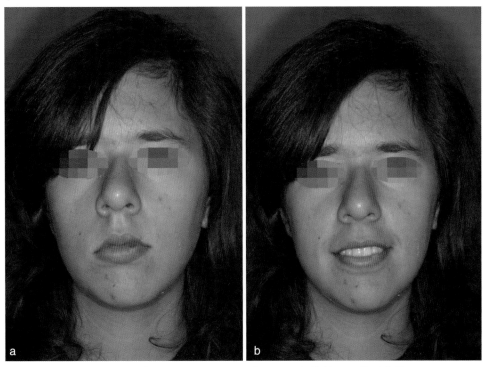

图 11.53　术后正面照和正面微笑照：面部偏斜已经得到改善

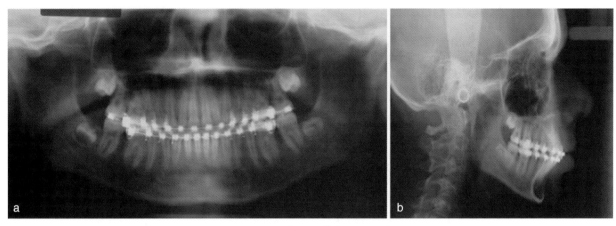

图 11.54 术后全景片和侧位片

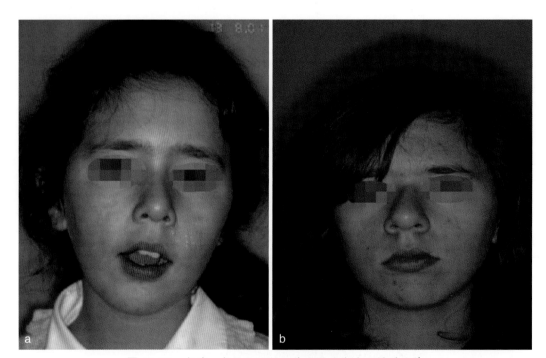

图 11.55 术前、术后正面照：美观和功能均已得到改善

结　论

正畸医生最大的挑战是治疗牙槽骨和颌骨的不对称。

找出真正的病因、制定合适的治疗策略，以及良好的保持至关重要。

对于混合牙列早期面部不对称的治疗应当详细了解病史及相关资料——包括模型、照片和影像资料等，确定疾病的部位、病变程度及可能的病因（Thilander et al，1984）。

为了精确诊断，所有的正面、侧面、水平面的不对称都应该在正中关系位时诊断。

全口曲面断层片对于观察上颌和下颌骨的牙齿和骨骼结构、下颌升支和髁突形态十分有用。

对骨折的适应性改变会造成功能紊乱，影响颌面部生长。

保持方式对每一位患者而言应该是个性化的，而且在制定方案时就应该确定下来。长期的功能性保持对每位患者都是值得推荐的。

这种治疗方法是否对面部不对称患者产生长期的骨效应值得继续探索。

参考文献

Bishara SE, 2001. Texbook of orthodontics. Philadelphia, London, New York, St Louis, Sydney, Toronto: WB Saunders Company: 532–545.

Burstone C, 1998. Diagnosis and treatment planning of patients with asymmetries. Semin Orthod, 4:153–164.

Chatzistaurou E, Basdra E, 2007. Conservative treatment of isolated condylar fractures in growing patients. WJO, 8:241–248.

Da Silva Andrade A, Hauber Gameiro G, DeRossi M, et al, 2008. Posterior crossbite and functional changes. Angle Orthod, 79:380–386.

Egermark-Eriksson I, Carlsson GE, Magnusson T, et al, 1990. A longitudinal study on malocclusion in relation to signs and symptoms of craniomandibular disorders in children and adolescents. Eur J Orthod, 12:399–407.

Kilic N, Kiki A, Oktay H, 2008. Condylar asymmetry in unilateral posterior crossbite patients. AmJ Orthod Dentofacial Orthop, 133:382–387.

Kutin G, Hawes RR, 1969. Posterior cross-bites in the deciduous and mixed dentitions. Am J Orthod, 56:491–504.

McNamara JA, 2002. Early intervention in the transverse dimension: is it worth the effort? Am J Orthod Dentofacial Orthop, 12: 572–574.

Schmid W, Mongini F, Felisio A, 1991. A computer-based assessment of structural and displacement asymmetries of the mandible. Am J Orthod Dentofacial Orthop, 100:19–34.

Tavares CA, Aligayer S, 2012. Conservative orthodontic treatment for a patient with a unilateral condylar fracture. AJODO, 141: e75–84.

Thilander B, Wahlund S, Lennartsson B, 1984. The effect of early interceptive treatment in children with posterior crossbite. Eur J Orthod, 6:25–34.

第 12 章

青少年颞下颌关节紊乱症

Elsa Pérez Ruiz

颞下颌关节紊乱综合征是一系列肌肉骨骼症状，包括咀嚼肌、颞下颌关节本身和相关组织等。

最近，美国颌面部疼痛协会（AAOP，2013）将颞下颌关节紊乱病分为两大类：咀嚼肌紊乱性疾病和颞下颌关节疾病。

咀嚼肌紊乱包括肌肉疼痛、肌肉运动障碍、肌肉张力障碍、肌痉挛、肌肉肥大、肌瘤等。

颞下颌关节疾病包括关节区疼痛、关节盘紊乱疾病（可复性或不可复性盘前移位），关节可动性减小（关节强直或关节粘连），关节可动度增大（颞下颌关节脱位），关节本身病变（骨关节炎、关节囊炎、多发性关节炎、新生物、髁突骨折等）

据科学文献报道，青少年颞下颌关节紊乱病发病的情况变化很快（Thilander et al，2002）；儿科学相关杂志数量不足，很多信息需要从成人相关研究中推断，成人与儿童在很多情况下有相似之处，但是确实也存在很大的不同，尤其是涉及颌面部生长发育的情况，所以为生长发育期儿童制定矫治方案时，一定要考虑到这些不同之处。

大量流行病学调查提示，颞下颌关节紊乱病在儿童及青少年中发病非常普遍，却只有少数患者抱怨这个问题。中重度的疾病症状并不常见并且仅有少部分需要治疗。进一步的研究表示，发病率随年龄增大呈局部增高的趋势，对治疗的需求也进一步增加，女生比男生的治疗需求高。

颞下颌关节由三个部分组成，包括下颌髁突、颞骨关节窝及周围组织、关节盘。怀孕 8 周后可第一次见到胎儿颞下颌关节的发育。在 0~10 岁时，下颌骨髁突附着血管逐渐减少，髁突基本形态渐渐发育完成。

在 10~20 岁时，髁突继续渐进性生长，并且髁突形态在 12~16 岁还有可能继续发生变化（Dibbets，Van der Weele，1992）。

从青少年到成年时期，髁突宽度逐渐大于长度。尽管在 20 岁之前，髁突生长活跃，但在之后的时间，髁突仅仅只做一些适应性的改建。

髁突生长受到干扰常见于颞下颌关节本身的疾病，也可见于由咀嚼肌紊乱造成的颞下颌关节功能紊乱（Isberg，2001）。

颞下颌关节紊乱综合征不仅可以阻碍下颌生长，还能影响髁突、喙突和下颌角的发育。

颞下颌关节紊乱综合征的病因多样且颞下颌关节区结构和咀嚼系统十分复杂，需要研究者对其组织结构、血管、神经成分等做深入了解（Greene，2001）。

目前有关颞下颌关节紊乱综合征预防与诊断并没有科学的指南。但是有某些危险因素或

E. Pérez Ruiz
Department of Orthodontics, Maimonides University,
Buenos Aires, Argentina
e-mail: elsaperezruiz@yahoo.com.ar

者诱发因素会导致颞下颌关节紊乱综合征。另外，医生必须把可能减少咀嚼系统改建能力并且导致颞下颌关节疾病的全身系统性病因及社会心理因素考虑进去。颞下颌关节紊乱综合征的病因分为如下几个方面：

1. 大面积创伤：口颌面损伤，如儿童时期的颏部损伤常伴发于跌落伤。据研究，颏部损伤是小儿患者患颞下颌关节紊乱综合征的因素之一（Fischer et al，2006）。其他因素，如机动车车祸、运动、躯体虐待、暴力插管和单双侧髁突关节囊内或髁突下骨折都是引起儿童下颌骨折的常见因素。

2. 微小创伤：大部分来自于口颌系统的副功能运动。众所周知，重度夜间磨牙症（Huynh，Guileminault，2009）、过度拉伸及其他习惯性行为可引起关节超负荷，导致髁突软骨的损坏及囊内滑膜液回流障碍，以及关节内其他改变，最终发展为颞下颌关节紊乱综合征。

3. 解剖因素：包括骨骼及咬合因素。咬合因素与颞下颌关节紊乱综合征的发生有弱相关性。最新文献认为无论治疗前前磨牙是否被拔除，没有证据表明正畸治疗可导致或者加重颞下颌关节紊乱综合征（Henrikson，Nilner，2003）。大多数孩子能够在无咬合问题的情况下代偿关节紊乱问题，而某些孩子的咀嚼系统则无法代偿，以至有更大功能失调的风险。以下是目前发现与颞下颌关节紊乱综合征相关的错𬌗畸形：

– 骨性前牙开𬌗；

– 超过6~8mm的深覆盖；

– 安氏Ⅲ类错𬌗；

– 后牙反𬌗。

据研究，颅颈姿势与咬合及颞下颌关节功能失调相关。引起颞骨的关节结节过于陡峭的原因如下：

·包括精神压力在内的社会精神因素。

·系统性疾病包括结缔组织疾病（如类风湿性关节炎、红斑狼疮、青少年特发性关节炎和牛皮癣关节炎），关节伸展过度，遗传易感性疾病及激素波动变化。

正确的诊断是成功治疗的关键。全面的牙科检查包括对颞下颌关节及周边组织结构的全面评估。医生应结合患者既往史、临床检查及颞下颌关节成像结果进行诊断。患者必须同时具备面部疼痛史和相应体征，以及影像资料证据支持才可作相应诊断（Okeson，2013）。

作为健康病史的一部分，筛查病史可包括初步调查问卷。临床评价包括对肌肉及颞下颌关节的初诊，分析口内外下颌、颈部肌肉及颞下颌关节的压痛。医生可以用毫米尺测量下颌运动范围：包括最大开口度、导致疼痛的最大开口度、最大侧方运动量及下颌最大前伸范围；并绘制下颌开口类型，如开口偏移（开口路径在中途发生改变并在最大开口时下颌回到正常中线关系）或开口偏斜（开口路径偏于一侧且在最大开口时下颌偏离中线）。医生可于下颌开闭口时使用听诊器鉴定颞下颌关节发出的声音（哒哒声、摩擦声或爆破声）。影像（TMJ断层、MRI、核素影像）可用来诊断颞下颌关节病理性变化。同时也应该把和颞下颌关节症状相关的社会心理因素考虑进去，如情绪障碍、焦虑、偏头痛、紧张性头痛、情绪因素等。

另外，对于不是原发于颞下颌关节的关节区疼痛的鉴别诊断也很重要。某些医学上的疾病有时候可被误诊为颞下颌关节紊乱综合征：如三叉神经痛、中枢神经系统病变、牙源性疼痛、窦性疼痛、耳道疼痛、发育异常、瘤性病变、腮腺疾病、血管疾病、肌筋膜疼痛、颈部肌肉障碍及埃格尔综合征等。可以导致类似颞下颌关节紊乱综合征类似症状的疾病有中耳炎、过敏、气道充血、类风湿关节炎等（Loosand Aaron，1989）。

一般来说，颞下颌关节紊乱综合征的预后良好。大多数患者的症状和体征都能自我缓解；因此治疗的目标应该是遵循自然过程，减少关节疼痛，提高愈合修复能力，恢复功能。

对于儿童来说，通过相应简单保守，可逆的治疗手段可以有效治疗颞下颌关节疾病。

1. 可逆的治疗方式

（1）患者教育：放松训练，对于存在的紧咬牙及磨牙习惯有相应意识。

（2）生理治疗：下颌锻炼数十下、超声、电离子疗法、冷却剂治疗（Medlicott，Harris，2006）。

（3）行为治疗：避免过度咀嚼硬物或口香糖，减少压力，焦虑和（或）抑郁。

（4）处方药：非甾体抗炎药，抗焦虑药，肌肉松弛剂。

（5）𬌗板：目的是稳定上下颌骨颌位矫形治疗中关节的稳定性（Wahlund et al，2003）。这能够暂时性改变患者的咬合并减少副功能运动。当患者处于闭口状态，下颌位于肌肉骨骼位置时，𬌗垫得以稳定，所有的牙齿处于咬合状态。

2. 不可逆性治疗

（1）调𬌗：通过选择性调磨或者全口修复治疗永久性改变咬合或下颌位置。

（2）正畸：下颌位置重定位装置用于改变颌骨生长或重新定位下颌位置（面弓）（Reyetal，2008）。少量研究证据表明正畸治疗可以预防或者缓解颞下颌关节紊乱综合征。

（3）A型肉毒素注射：这种方式还未批准用于儿童。

（4）关节手术：一般不建议进行，特别是对于髁突囊内骨折的患者，只有当绝对指征时选择手术治疗。

对于有颞下颌关节紊乱综合征症状和体征的儿童及青少年应避免不可逆治疗，考虑可逆

性治疗。当怀疑有原发性头痛、中耳炎、过敏、躯体姿势异常、气道堵塞、类风湿性关节炎、结缔组织疾病、身体障碍或者其他临床疾病时应找相应的专家会诊。

通过对这些年来提出的大量不同类型的TMD治疗手段的广泛回顾和讨论（Stohler，Zarb），笔者得出这样的结论：在选择合适的治疗方法时，患者的安全应作为最高筛选条件；同时临床医生必须选择技术难度低，且极为谨慎的治疗手段来解决患者的问题。因此治疗目标可以简单地概括为减轻疼痛、抗炎和减少心理上的影响，同时增加肌肉的力量，下颌运动范围及咬合的舒适感。

如上文所示，对于髁突骨折处理可以是不做任何处理（如下颌可以强制回到固定后退位的患儿），也可以是对小学学龄儿童的功能矫治，对青少年儿童下颌前导治疗及对年轻儿童关节强直的手术治疗。同样的标准也可适用于骨关节炎的青少年，医生应以减轻疼痛为首要治疗目标，并采取缓解性的治疗措施。目前已有相应的病例可以证实治疗的可行性。

12.1 髁突骨折

颞下颌关节骨折不仅是损伤骨性结构的直接原因，更是影响牙颌面生长发育的重要因素。

髁突骨折的治疗目标为重建正常的颞下颌关节功能、咬合功能和矫正面部偏斜。髁突骨折如果发生在生长发育旺盛、下颌形态还没有完全定型的儿童时期，影响更大。

一般认为，随着年龄增加，髁突骨折对发育的影响程度随之下降。但实际情况并非这样，下面两个原因说明这个问题：髁突的再生和改建过程是在青少年的阶段完成；12岁以下的孩子组织再生的能力最强（Profft et al，1980）。

与非骨折侧相比，骨折侧有更强的代偿生

长能力，所以有时候并非必须解决因骨折所带来的偏差。如果确实发生了严重的生长差异，有可能是以下原因：失去了正常生长所需要的刺激或者继发于瘢痕等导致的机械限制。以前认为髁突表面的软骨优先生长，现在认为髁突软骨和髁突均继发于其他组织的生长，所以髁突软骨并非是潜在髁突生长中心（McNamara，1975）。

发生骨折后，翼外肌可能会将骨折断端从关节窝中拉出，但是如果恢复了正常的咬合关系功能，髁突表面会发生重建和再生，甚至长出新的纤维层，同时下颌的位置也会回到正常。

对于任何形式的创伤，恢复功能、减少伤害是首要任务，对于髁突骨折，同样也是如此。

下颌骨髁突骨折的治疗方式现在仍有争议。根据最新的研究，建议采用保守方法，外科手术（Hall，1994）的方式可能给儿童生长发育带来更大的影响，闭合时复位（Walker，1994）加上理疗的方式可能更值得推荐。

髁突骨折患者恢复功能的指征：①无疼痛，开口度可达40mm以上；②良好的颌运动；③恢复原本的咬合关系；④稳定的颞下颌关节；⑤面部基本对称。

成功治疗髁突骨折是要重建良好的髁突解剖形态和功能，非手术治疗需要治疗师密切监督患者以及患者应有良好配合。

病例1

一位9岁6个月的女孩，在车祸一个月之后来到颞下颌关节科就诊（图12.1，图12.2），该患者右侧髁突骨折伴关节区疼痛，下颌向右偏斜（图12.3）。

CT显示髁突内侧骨折且断端向内侧移位。颞骨关节窝和周围软组织未发生改变（图12.4，图12.5）。

关节的改建依赖于健康的颌运动，所以需要尽早地使用下颌，在上下颌第一磨牙处粘接带环以在夜间挂用橡皮筋弹性牵引以维持牙齿的正确位置（图12.6，图12.7）。早上去除橡皮筋，全天可以使用下颌且没有饮食限制，咀嚼带来的载荷可以诱导骨折的髁突改建以满足功能需要。该过程持续3个月，并且每3个月需要复查。

在治疗开始至少10~14d内，监督患者练习张口，尽可能恢复张口度至40mm。如果发现颌位开始偏斜或者张口度开始减小，医生会立刻施加控制，保证在康复过程中，咬合和颌骨是对称的。然后，与运动相关的髁突表面软组织也随之愈合，如果未能保证颌运动在正常范围内，那么将会出现软组织的错位愈合。

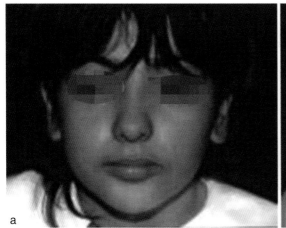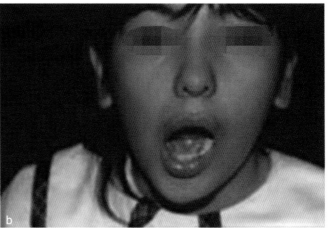

图12.1 初诊时正面照（a）和开口正面照（b）

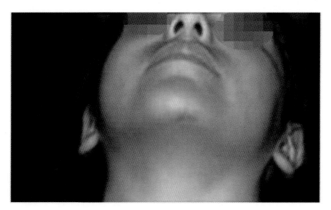

图 12.2　可见颏部瘢痕

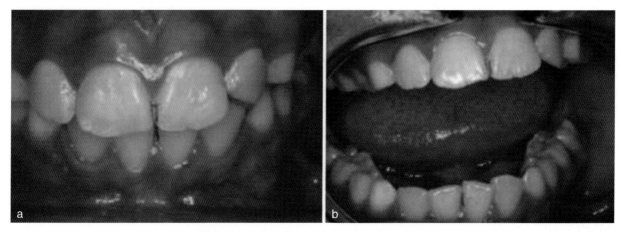

图 12.3　a.闭口时口内照。b.开口时口内照.

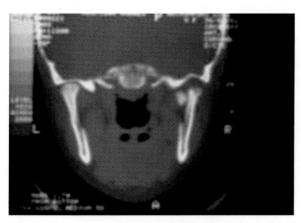

图 12.4　CT：右侧髁突内侧骨折

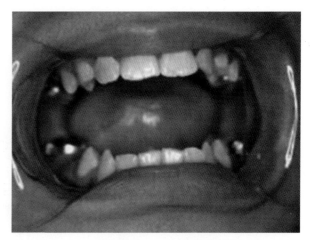

图 12.5　CT 矢状位

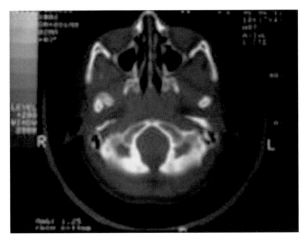

图 12.6 上下第一磨牙放置带环

对于依从性良好的患者，可以嘱咐患者张口咬住厚度不断增加的压舌板以增加开口度（图 12.8）。24 个压舌板叠在一起即可达到 40mm，即恢复开口度的最低目标。

大部分患者治疗开始时只能忍受 17~18 个压舌板叠在一起的厚度，但是在 5~10d 的训练后，不难将厚度提升至 24 个压舌板；嘱咐患者在 3 个月恢复期内每天使用 4~5 次。

治疗后 15d，患者开口度仍较小且张口时下颌仍向右偏斜（图 12.9），但咬合关系维持正常（图 12.10）。2 个月后，患者咬合平面基本呈水平（图 12.11），开口型偏斜的情况得到改善（图 12.12），配合度最好的患者可以使用 30 个压舌板，开口度可达到 45mm。

除了开口练习之外，患者也被要求主动或者辅助被动做侧方及前伸运动以恢复这些重要的功能运动。

2 年后，CT 显示髁突头部得到生长，位置正常（图 12.13）。

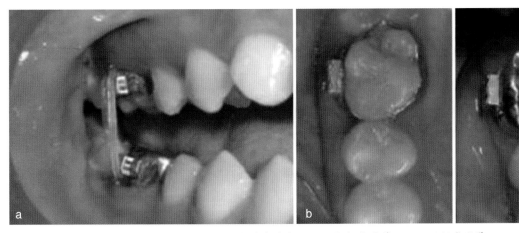

图 12.7 a.上下颌橡皮筋牵引在位。b.上颌磨牙带环。c.下颌磨牙带环

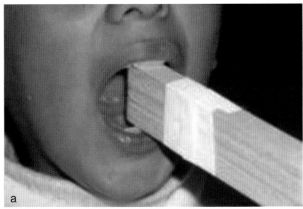
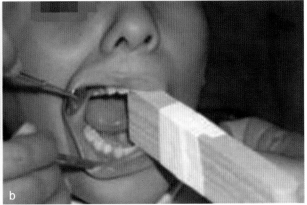

图 12.8 压舌板

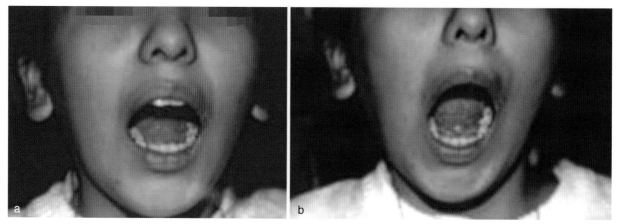

图 12.9　治疗 15d 后的开口位和最大开口位

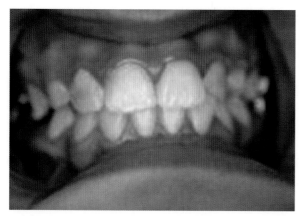

图 12.10　正面口内照

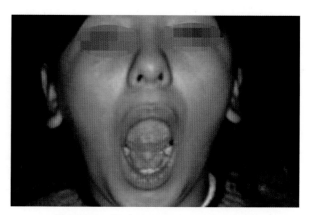

图 12.12　治疗两个月后的最大开口位

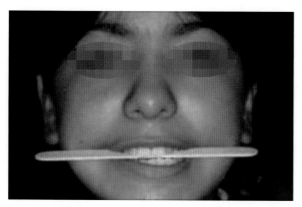

图 12.11　治疗两个月后的骀平面

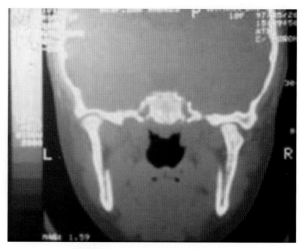

图 12.13　24 个月治疗后的 CT

2 年 10 个月后，口内正面照和侧面照显示：患者上下颌咬合关系正常（图 12.14，图 12.15）。

下颌髁突骨折的非手术治疗意味着要尽快恢复骨折区域正常的颌运动和咬合关系。当严格控制正常的颌位关系时，骨折处就开始缓慢愈合了。

7 年 4 个月后随访可发现：患者咬合关系正常（图 12.16），开口型无偏斜，且最大开口度达 48mm（图 12.17，图 12.18）。X 线片显示：髁突位置正常，生长状况令人满意且维持上下颌中线位置正常（图 12.19~ 图 12.21），无关节区疼痛、功能紊乱，无远期障碍。

只要通过𬌗板或者咬合控制好下颌的位置，这种非手术方式治疗髁突骨折也被证明是非常有效和可靠的。但需要行开放式手术的髁突骨折不在讨论范围之内。

按照年龄来划分，10 岁以内的儿童髁突骨折一般发生在内侧。12 岁以下的儿童可作为一个特殊类别，其髁突颈部一般较短，单纯的髁突骨折常见与髁突颈部较长的患者。

考虑患儿的愈合能力，复位和固定髁突头部的技术难题在于骨折向冠状切口的内侧移位和大量需要切开的软组织，所以切开复位术在 12 岁以下的儿童中较少实施。

12~18 岁的患者骨折的复位虽然仍得益于潜在的生长潜力，但是骨折类型已经和成人接近，切开复位同时坚强内固定术是一个推荐的选择。

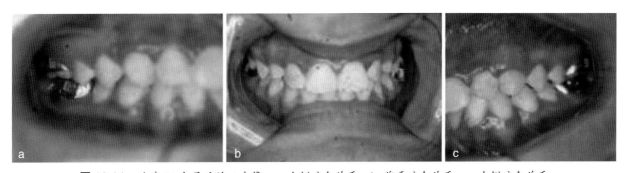

图 12.14 治疗 24 个月后的口内像。a. 右侧咬合关系。b. 前牙咬合关系。c. 左侧咬合关系

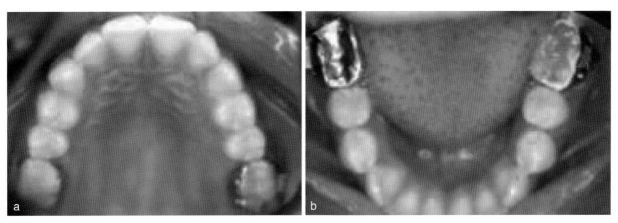

图 12.15 a. 上颌𬌗面照。b. 下颌𬌗面照

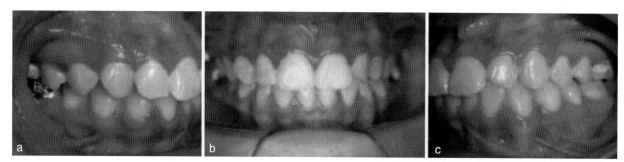

图 12.16　治疗 7 年零 4 个月后的口内照。a. 右侧咬合关系。b. 前牙咬合关系。c. 左侧咬合关系

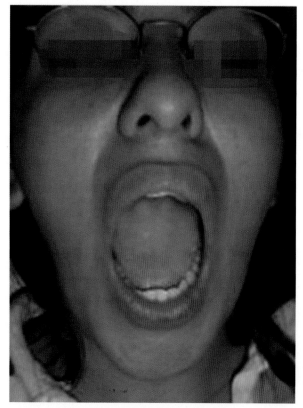

图 12.17　最大开口位时的正面照

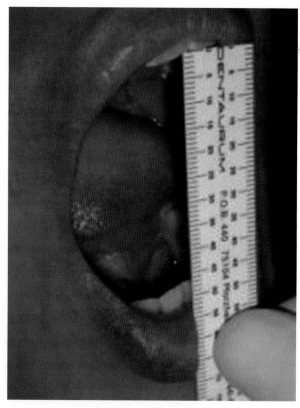

图 12.18　最大开口度：48mm

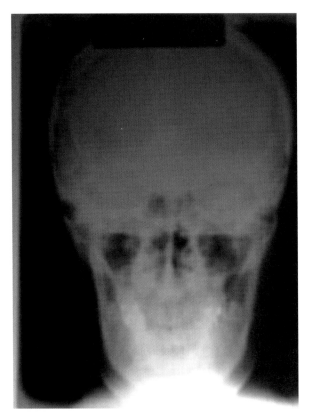

图 12.19　正位片

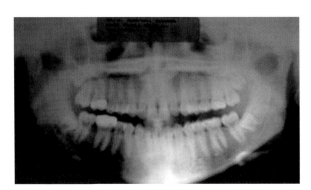

图 12.20　全口曲面断层片

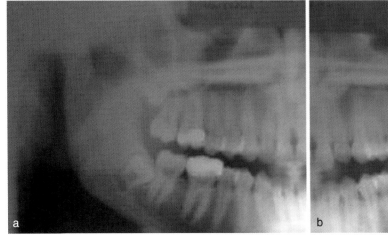
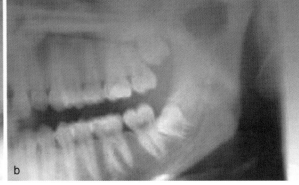

图 12.21　a. 右侧全口曲面断层片。b. 左侧全口曲面断层片

12.2 关节强直

颞下颌关节强直是影响颌面骨骼发育最为常见病因之一，同时也是在儿童发育过程中最容易被忽视和管理不善的问题。颞下颌关节强直导致下颌张口受限，从部分受限直到完全受限；同时可影响生长发育期儿童颌骨和咬合关系的发育。

下颌张口受限是由于髁突头部和颞骨关节窝发生纤维或骨结合而导致的（Shashikiran et al, 2005）。

关节强直常与创伤、局部或全身感染和系统性疾病有关，在10岁之前发病率较为频繁。

儿童颞下颌关节强直临床表现：张口受限、口腔卫生差、猖獗龋、颜面不对称、下颌巨颌症、鸟嘴畸形、安氏 II 类错𬌗畸形伴后牙反𬌗或前牙开𬌗。

颞下颌关节强直可损害儿童下颌正常的生长发育进而导致下颌后缩和颜面不对称；颞下颌关节强直的早期诊断非常重要，并且推荐早期进行手术干预以恢复下颌张口度（Chidzonga, 1999）。

颞下颌关节强直的治疗因为技术难题和较高的复发率而面临着很大的挑战。

复发是颞下颌关节强直治疗后的一个主要问题。

目前颞下颌关节强直常用的手术方式如下：

1. 在髁突颈部截开形成假关节，不需要移植进行关节重建。

2. 截骨后，采用带自体肌肉皮瓣的肋骨、髂骨进行游离移植重建关节。

病例 2

这是一个3岁的患者，张口受限，颜面不对称（图12.22，图12.23）。临床检查开口度只有10mm，下颌偏向左侧，下颌后缩，鸟嘴畸形。

患者母亲不记得是否有外伤史，但是在患者出生时因为其母亲有局部感染患上了化脓性中耳炎，但这个问题及时得到解决。

X线片（图12.24，图12.25）和CT（图12.26，图12.27）显示畸形的左侧髁突头部和左侧下颌角前切迹，下颌升支较右侧短小。

关节外强直一般包括喙突（图12.28~图12.32）及CT（图12.33~图12.35）可见细长的喙突。

基于这些发现，诊断为分娩后感染的继发

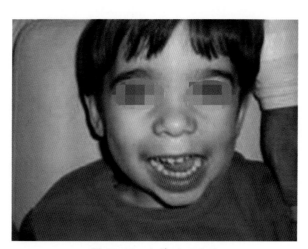

图12.22　初诊时正面照

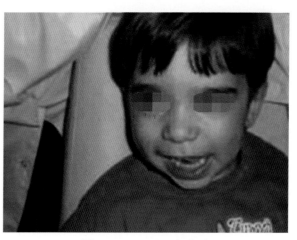

图12.23　可见下颌偏斜

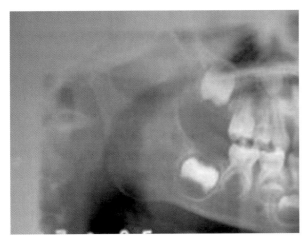

图 12.24　右侧全口曲面断层片

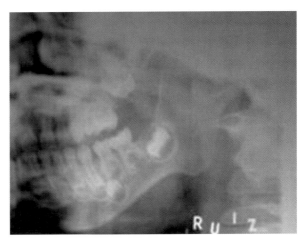

图 12.25　左侧全口曲面断层片

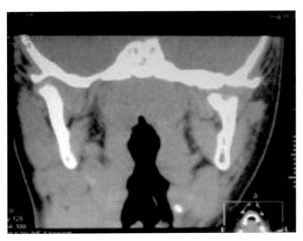

图 12.26　初始 CT 像

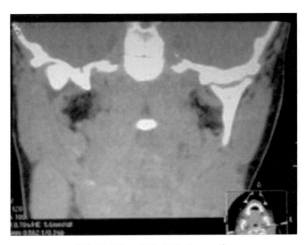

图 12.27　其他层面的 CT 像

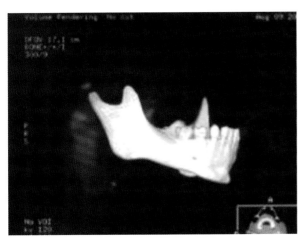

图 12.28　右侧 CT 三维重建

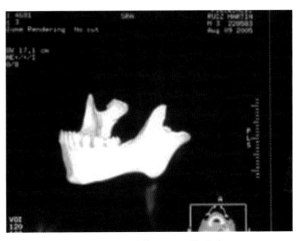

图 12.29　左侧 CT 三维重建

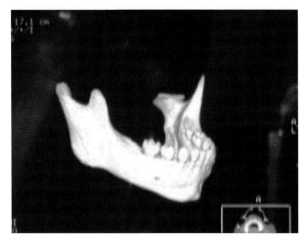

图 12.30　喙　突

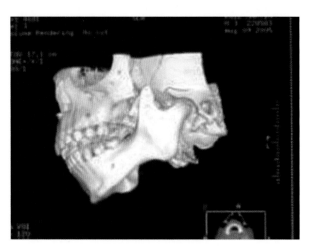

图 12.31　左侧喙突

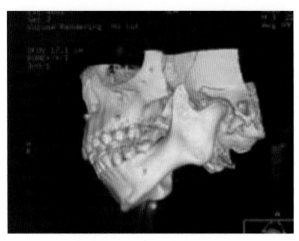

图 12.32　左侧喙突

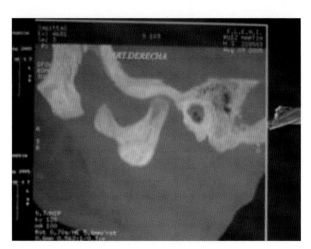

图 12.33　右侧髁突 CT

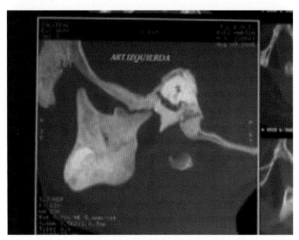

图 12.34　左侧髁突 CT

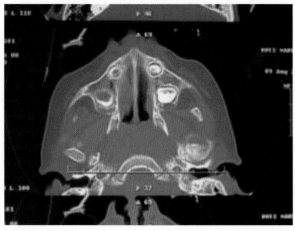

图 12.35　矢状位 CT

性关节强直，并且建议手术治疗。

　　同时建议在术前和术后使用功能矫治器，因为功能矫治器在刺激持续的功能运动时保证了下颌处在相对上颌合适的位置（图12.36~图12.38）（kirk，Farrar，1993）。

　　经过全面评估之后，该患者在全麻下实施了单侧关节成形术结合颞肌移植。当血肿和组织恢复之后开始使用功能矫治器，功能矫治器可以刺激肌肉以促进排除肌肉痉挛的代谢物并且可以帮助下颌保持在正确的位置。

　　肌肉活动的早期激动和控制是治疗的关键，关节内和关节周围组织的活动有助于解除周围纤维组织的限制，并且侧方关节突增加了关节盘的灵活性，减小了集中载荷，有利于髁突重

建和咀嚼系统功能的恢复，防止因为瘢痕产生的机械限制和运动丧失。

　　就笔者经验而言，相比传统理疗练习的难以配合，功能矫治器更为实用有效。一些治疗表明，不仅是在治疗期间，在随后至少两年内仍可发现骨再生和代偿性生长。

　　笔者在术中、术后都对患者及其家长进行了心理辅导，家长受到鼓舞，同时也积极鼓励孩子为手术做准备。

　　术后X片显示：与右侧髁突相比，左侧髁突仍有缺陷（图12.39~图12.41）。CT冠状位片显示，左侧髁突头部已经和骨面分离但仍处于早期愈合过程（图12.42，图12.43）。

　　使用功能矫治器治疗后，应定期监测评估症状、咀嚼功能和面部生长发育。

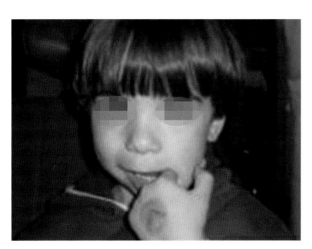

图12.36　术　前

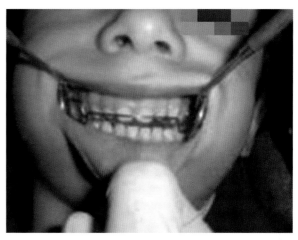

图12.38　功能矫治器口内照

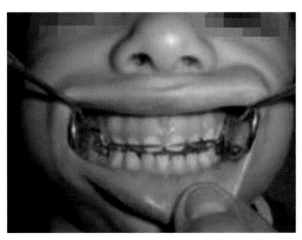

图12.37　功能矫治器口内正面照

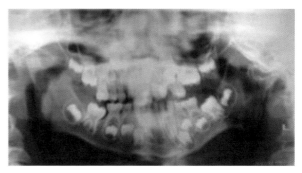

图12.39　术后全口曲面断层片

CT 显示临床治疗 7 个月的结果（图 12.44~图 12.46）。这个时候，理疗非常重要，治疗包括坚持双侧使用衣夹练习张闭口（图 12.47）。

同时，来自父母的支持也是很关键。

术后 6 个月，面部不对称和张口困难的情况得到明显改善（图 12.48，图 12.49）。通过

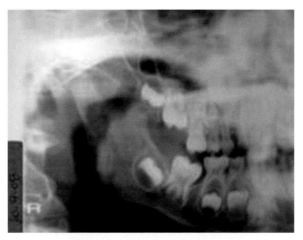

图 12.40　右侧全口曲面断层片

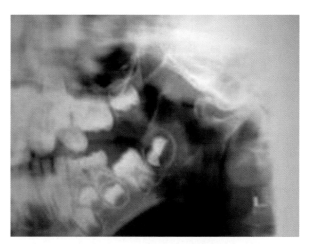

图 12.41　左侧全口曲面断层片

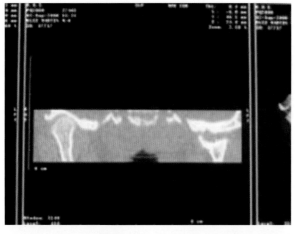

图 12.42　术后 CT

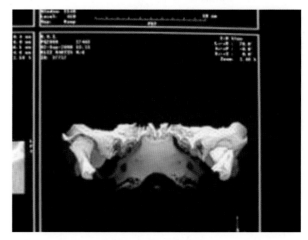

图 12.43　正面观

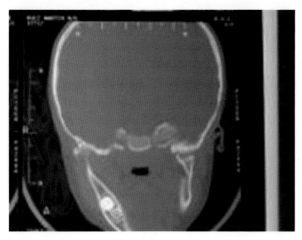

图 12.44　CT I

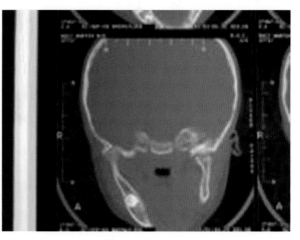

图 12.45　CT 2

坚持理疗，患者的情况应该会有更大的改善并且可以有效防止复发。

没有坚持做张闭口锻炼是复发的主要原因，有时候需要行二次手术，这种情况常见于为保证中线的对正和缺乏持续的理疗，理疗必须持续到骨面愈合。

完善的手术治疗和长期细致的理疗都是达到满意治疗结果必不可少的条件。

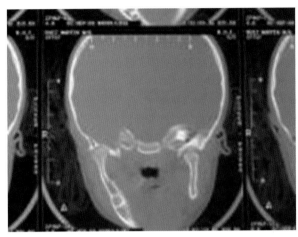

图 12.46 CT 3

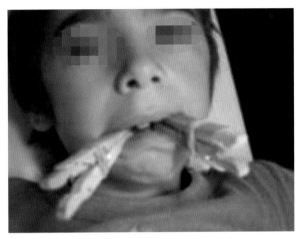

图 12.47 使用衣夹术后理疗

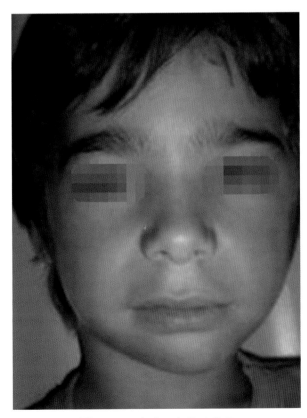

图 12.48 术后 6 个月正面照

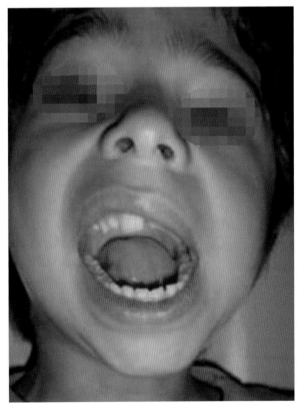

图 12.49 术后 6 个月最大开口位正面照

12.3 骨关节病

骨关节病是一种关节的慢性退行性改变，可由关节结构紊乱继发产生（Isberg，2001）。

由于关节区的机械负荷过重或应力过大使得关节组织不能承受或修复这些损伤从而造成骨关节病。骨关节病一旦发生，将会快速进展，但是有文献证实该过程是可逆的（Bland，1983）。

骨关节病可分为原发性骨关节病和继发性骨关节病两类。原发性骨关节病的病因不明，常见于老年人。继发性骨关节病比原发性骨关节病更为常见，可发生于儿童、青少年和成人，常继发于其他问题，如创伤、关节内结构紊乱或者炎性疾病等。

头颈部创伤常出现短期或长期的后遗症，对颜面口颌系统有影响的区域包括颞下颌关节。已证明从高处坠落导致的颏部创伤是12~14岁儿童颞下颌关节紊乱病的发病因素。

婴幼儿下颌损伤并不少见，但相对于下颌皮肤破裂容易被忽视。下颌髁突损伤对下颌形态发育的影响随着时间逐渐增大，最终导致颌面部偏斜。

颞下颌关节紊乱的临床表现（如功能障碍、疼痛）可见于青少年。在急性期，患者在颞下颌关节和耳前区触诊时表现出严重的压痛，因为疼痛是颞下颌关节紊乱最明显的症状，患者常常会因此就医，笔者会检查之前的头颈部损伤是否与颞下颌关节紊乱疼痛有关。

在16岁以下儿童患者中，骨关节炎是以滑膜炎为共同特征和发病因素的一类疾病。

研究发现被骨关节炎影响的髁突常表现为髁突形态变小，下颌角及下颌角前切迹变钝。

临床表现为下颌运动异常、疼痛、弹响和杂音。骨关节炎被认为是由于髁突不断受到损害而最终形成骨赘的一种关节软骨疾病。在一些病例中，即使患者疼痛症状已经消失且下颌功能运动已经恢复，但在关节运动的过程中仍可听到一些摩擦音。

治疗的原则是缓解疼痛、恢复功能、减小畸形的发生。治疗方式包括药物治疗、物理治疗或殆板治疗，通过治疗来减轻关节区的负荷。少数患者可以采用外科手术治疗，以期望能缩短病程和缓解患者不适感。

病例3

一位12岁女孩，在正畸的过程中出现前牙开殆并且抱怨张闭口时频繁疼痛，同时开口度只有30mm（图12.50~图12.53）。有关节弹响史，但是在张口受限时消失，患者为凹面型，面部基本对称。

根据临床检查、X线片（图12.54~图12.56）和磁共振（图12.57~图12.62）可诊断继发于创伤的青少年骨关节病，可见双侧非关节盘移位的结构紊乱伴髁突表面形态改变。

随着关节组织退行性改变，晚期关节盘开始脱位。病变开始时，髁突表面变平，随后关节组织破坏，骨关节病开始快速发展。

决定中止正畸治疗。患者除吃饭时间外，全天戴用殆板治疗观察（图12.63，图12.64），疼痛渐渐减轻并且在6~7个月之后消失（图12.65，图12.66）。

磁共振可显示关节退行性病变与面部畸形的关系。该病例展示了由骨关节炎导致的下颌旋转而突然发生开殆的情况。此后该患者的上下颌关系可能会维持在切对切的关系，在病情稳定后，可以继续开始正畸治疗，但是需要注意控制可能引起关节负荷增加的生活习惯。

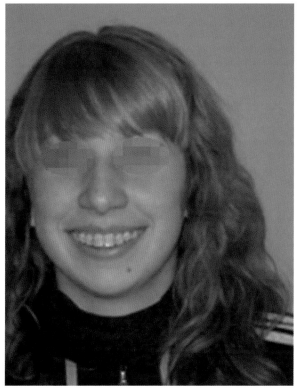

图 12.50 初诊正面照

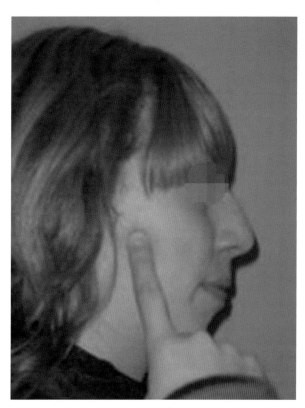

图 12.51 初诊侧面照

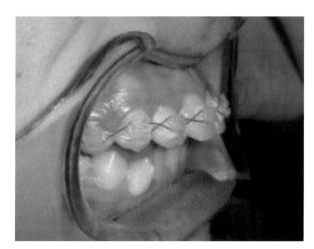

图 12.52 初诊口内侧面照

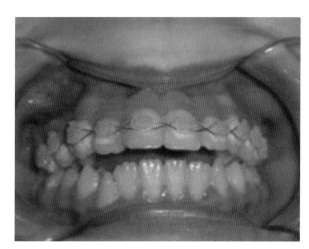

图 12.53 初诊口内正面照

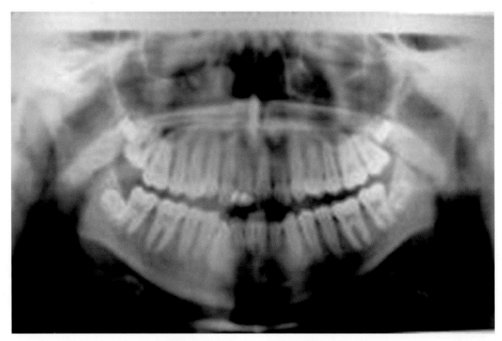

图 12.54　术前全口曲面断层片

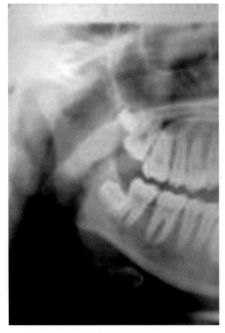

图 12.55　右侧全口曲面断层片

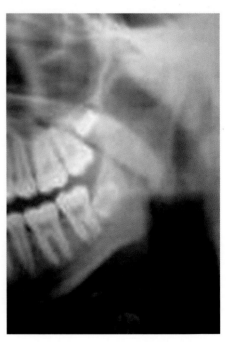

图 12.56　左侧全口曲面断层片

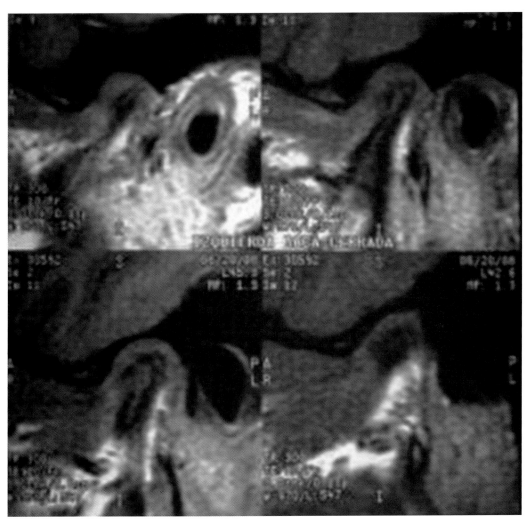

图 12.57 　闭口时左侧关节磁共振

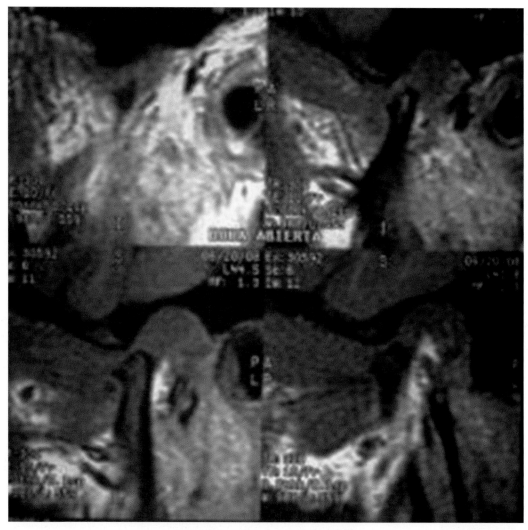

图 12.58　开口时左侧关节磁共振

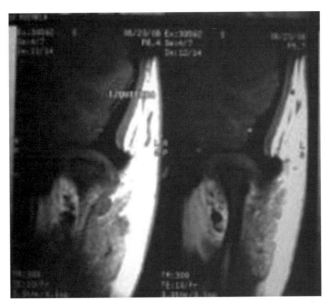

图 12.59　左侧喙突磁共振

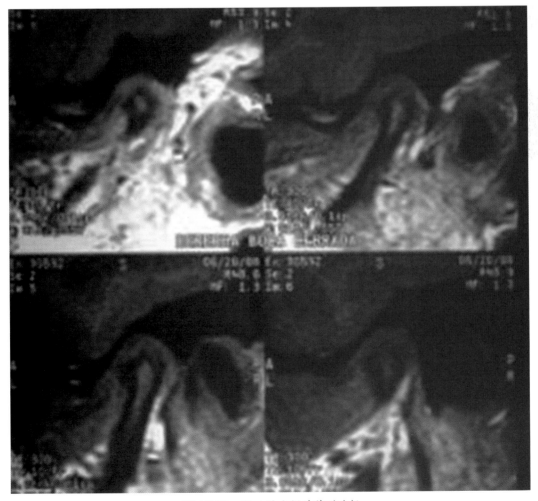

图 12.60　闭口时右侧关节磁共振

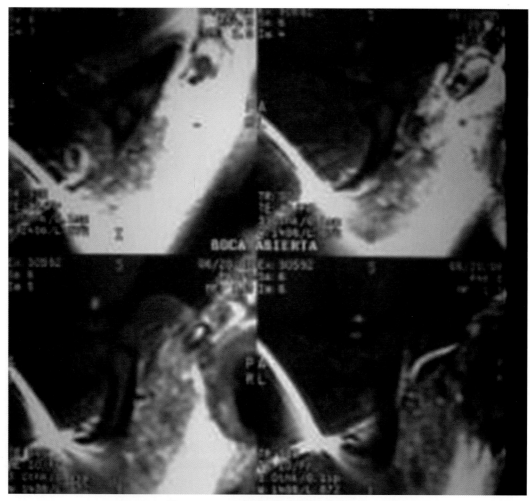

图 12.61 开口时右侧关节磁共振影像

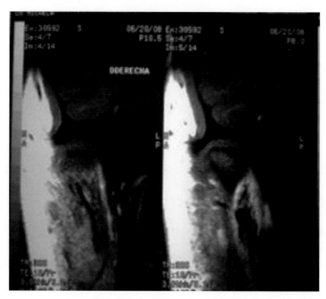

图 12.62 右侧喙突磁共振

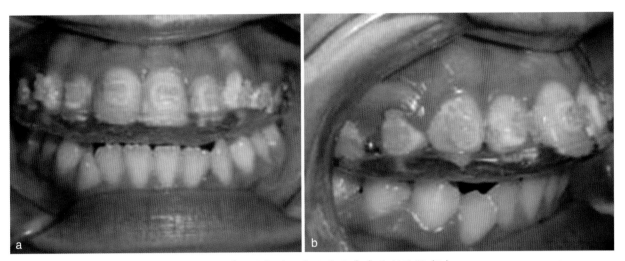

图 12.63　戴用殆板时口内正面照（a）和侧面照（b）

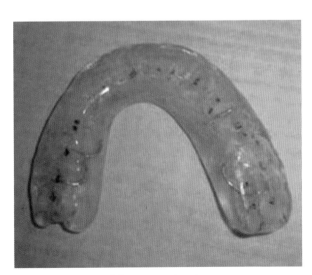

图 12.64　殆　板

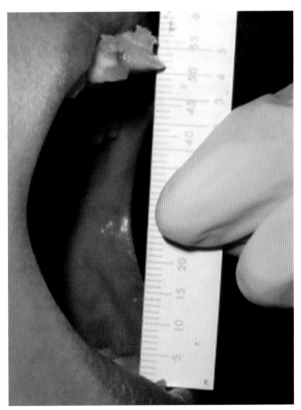

图 12.65　治疗 7 个月后的开口度

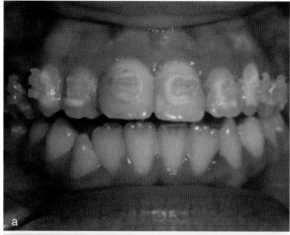

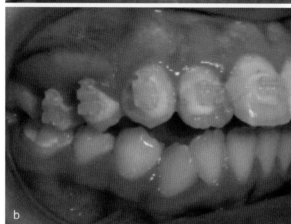

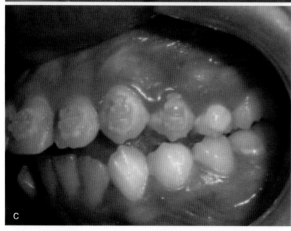

图12.66 治疗结束后患者口内咬合关系

结 论

突发的儿童口颌面部损伤一般发生在前牙或者唇部，但还有一些其他的创伤，如闭合头颅创伤、软组织撕裂伤和颌骨骨折等。尽管下颌骨髁突是颌面部最容易受伤的结构，但它同时也是最容易被忽略的头颈部区域损伤。

下颌骨髁突损伤会影响儿童颌骨的生长和发育，同时也会给后续阶段带来较难治疗的后遗症。因此，受到牙外伤的患者应该注意检查是否伴有髁突的损伤。

早期诊断和严密监控可以有效防止之后发生严重长期下颌骨生长功能缺陷。

所有的牙科医生应当意识到髁突损伤对儿童生长发育的严重影响。

参考文献

American Academy of Orofacial Pain, de Leeuw R, Klasser GD, 2013. Orofacial pain: guidelines for assessment, diagnosis, and management. 5th ed. Chicago: Quintessence Publishing: 127–186.

Bland JH, 1983. The reversibility of osteoarthritis: a review. Am J Med, 74:16–26.

Brusati R, Raffaini M, Sesenna E, et al, 1990. The temporalis muscle flap in temporomandibular joint surgery. J Craniomaxillofac Surg, 18:352–358.

Carlsson GE, Egermark I, Magnusson T, 2002. Predictors of signs and symptoms of temporo-mandibular disorders: a 20-year follow up study from childhood to adulthood. Acta Odontol Scand, 60(3):180–185.

Chidzonga MM, 1999. Temporomandibular joint ankylosis. Review of thirty two cases. Br J Oral Maxillofac Surg, 37:123–126.

Dibbets JM, Van der Weele LT, 1992. Prevalence of structural bony change in the mandibular condyle. J Craniomandib Disord, 6(4): 254–259.

Fischer DJ, Mueller BA, Critchlow CW, et al, 2006. The association of temporomandibular disorder pain with history of head and neck injury in adolescents. J Orofac Pain, 20(3):191–198.

Greene CS, 2001. The etiology of temporoman-dibular disorders: implications for treatment. J Orofac Pain, 15(2):93–105.

Hall MB, 1994. Condylar fractures: surgical management. J Oral Maxillofac Surg, 52:1189–1192.

Henrikson T, Nilner M, 2003. Temporomandibular disorders, occlusion and orthodontic treatment. J Orthod, 30(2):129–137. discussion 127.

Hovinga J, Boering G, Stegenga B, 1999. Long term results

of nonsurgical management of condylar fractures in children. Int J Oral Maxillofac Surg, 28:429–440.

Huynh N, Guilleminault C, 2009. Sleep bruxism in children. In: Lavigne GJ, Cistulli PA, Smitth MT, editors. Sleep medicine for dentists. A practical overview. Chicago: Quintessence Publ. Co, Inc.:125–131.

Isberg A, 2001. Temporomandibular joint dysfunction. A practitioner's guide. Isis Medical Media Ltd, British Library Cataloguing.

Kirk WS, Farrar JH, 1993. Early surgical correction of unilateral TMJ ankylosis and improvement in mandibular symmetry with use of an orthodontic functional appliance. A case report. J Craniomandibular Pract, 11(4):308–311.

Loos PJ, Aaron GA, 1989. Standards for management of the pediatric patient with acute pain in the temporomandibular joint or muscles of mastication. Pediatric Dent, 11(4):331.

Lund K, 1974. Mandibular growth and remodelling processes after mandibular fractures. Acta Odontol Scand, 32(Supp 64):3–117.

McNamara JA, 1975. Determinants of mandibular form and growth. Ann Arbor. Center for Human Growth and Development, University of Michigan.

Medlicott MS, Harris SR, 2006. A systematic review of the effectiveness of exercise, manual therapy, electrotherapy, relaxation training and biofeedback in the management of temporomandibular disorder. Phys Ther, 86(7): 955–973.

Okeson J, 2013. Etiology of functional disturbances in the masticatory system//Management of temporoman-dibular disorders and occlusion. 7th ed. St Louis: Else-vier Mosby Inc.: 102–169.

Proffit WR, Vig KWL, Turvey TA, 1980. Early fracture of the mandibular condyles: frequently an unsuspected cause of growth disturbances. AJO-DO, 78(1):1–24.

Rey D, Oberti G, Baccetti T, 2008. Evaluation of temporomandibular disorders in Class III patients treated with mandibular cervical headgear and fixed appliances. Am J Orthod Dentofacial Orthop, 133(3):379–381.

Shashikiran ND, Reddy SV, Patil R, et al, 2005. Management of temporomandibular joint ankylosis in growing children. J Indian Soc Pedod Prev Dent, 23(1):35–37.

Thilander B, Rubio G, Pena L, et al, 2002. Prevalence of temporomandibular dysfunction and its association with malocclusion in children and adolescents. An epidemiologic study related to specific stages of dental development. Angle Orthod, 72(2):146–154.

Wahlund K, List T, Larsson B, 2003. Treatment of temporomandibular disorders among adolescents. A comparison between occlusal appliance, relaxation training, and brief information. Acta Odontol Scand, 61(4):203–211.

Walker R, 1994. Condylar Fractures: Nonsurgical management. J Oral Maxillofac Surg, 52:1185–1188.

第 13 章

非综合征性口腔裂隙畸形的跨学科治疗

Ricardo D. Bennun

13.1 概　述

本章的目的是从多学科联合的角度对乳牙列期唇腭裂患儿的治疗提供相关的信息。

从围生期开始就对唇腭裂患儿进行早期评估是十分必要的。事实上，唇腭裂的多学科联合治疗应始于孕期对该畸形的检查。

在适当的时间对唇腭裂进行干预至关重要，由于医疗、手术、社会心理学以及相关社会因素的复杂性，与之相协调的护理也是很有必要的。

对唇腭裂的早期管理可以促成更好的结果，如手术操作更少、恢复期更短以及社会经济成本更低。

对唇腭裂治疗疗效的评估贯穿于患儿的整个生长和发育过程，在同一团队标准下对患儿提供持续的护理也是必不可少的（Campbell et al，2010；PAIVA et al，2014）。

只有当治疗计划进行至患儿 6 岁且患儿能接受正常的学校教育时，才可认为治疗是成功的。

R.D. Bennun, MD, MS, PhD
Post Graduate Program In Pediatric Plastic & Craniofacial Surgery,
National University of Buenos Aires, Maimonides University,
Association PIEL, Buenos Aires, Argentina
e-mail: ricardobennun@gmail.com

13.2 年龄主导的关键性治疗（Bennun-Harfin 治疗方案）

产前诊断

· 父母与团队协调员的协商。

· 家庭对诊断和治疗需求的理解和处理。

· 主要干预措施的指征。

产后维护

· 避免患儿与家长分离、避免使用口腔插管、避免延长不必要的住院时间。

口腔颌面部畸形

· 参与诊断和相关记录的收集。

· 鉴别是否为综合征。

口腔健康

· 口腔检查。

· 口腔医生取印模并制作殆板。

· 早期术前治疗。

社会心理支持

· 解决家庭医疗和保健障碍。

· 监测评估亲子关系。

· 介绍家长至互助小组。

吮吸

· 跨学科小组评估喂养和吞咽习惯。

语音治疗

· 给予父母早期干预治疗的建议。

· 评估早期语音和交流行为。

儿童全身健康

- 儿科护理人员对患儿进行筛查和术前评估。

耳鼻喉（ENT）部

- 口腔和咽部的体格检查。
- 中耳的健康状况。

手术重建

- 2~6 个月时唇、鼻部初步重建。

麻醉学

- 为了最大限度地获得手术成功并减小风险，在手术过程中需要对气道相关技能经验丰富的儿童麻醉师给予支持。
- 肾上腺素作为局部麻醉和区域麻醉的补充药物，可以减少出血、减轻疼痛及减少麻醉药物用量，且允许用于门诊手术。

口腔健康

- 去除部分鼻部组织，适应配载殆板。
- 龋齿预防的早期指导。

ENT 健康

- 对伴有感染反复发作、听力丧失、咽鼓管功能障碍、鼓膜切开指征患者进行随访。

儿童全身健康

- 儿科护理人员对患儿进行筛查和术前评估。

手术重建

- 8~14 个月时完成腭裂修复。
- 同步鼓膜切开术、置管。

完成诊断学评估（2 岁）

- 解决家庭内药物及医疗保健障碍。
- 发展语音能力。
- 面部生长发育。
- 瘢痕与美学评估。

完整的后续检查（4~6 岁）

- 儿科护理者每年进行筛查。
- 监测牙齿发育及错殆畸形状况。
- 评估咽鼓管功能障碍、反复感染、睡眠呼吸暂停和气道问题。

- 监测学习成绩并早期筛查学习障碍者，评估情绪和行为功能。
- 评估语言理解能力和语言发展状况。

完成后续治疗（6~12 岁）

- 恒牙萌出后必须接受正畸治疗。
- 跨学科团队需及时应对并解决功能障碍。

13.3 产前诊断的重要性

使用 3.5MHz 的扫描仪进行的常规超声检查表明，在 21 周时可以较容易地发现唇腭裂畸形。然而，从第 15 周起，即可以通过使用 6.5MHz 的阴道内扫描仪来识别面部和腭部结构（Bäumler et al，2001；Maarse et al，2011；Dong Wook et al，2005）。

胎儿口腔颌面部裂的产前诊断有助于患儿父母从情感和现实的角度做好准备，通过与专家的讨论可以帮助患儿父母更好地接受妊娠结果。产前诊断能够给予专家小组足够时间就喂养方式、母婴关系及出院时期等问题进行讨论。以上措施可以在一定程度上减少唇腭裂患儿对父母和家庭带来的伤害（Jones，2002；Manganaro et al，2011；Wang et al，2011；Martinez-Ten et al，2012）。

治疗团队在准父母第一次就诊咨询时应提供相关的信息手册，其内容包括如何处理父母的担忧、如何对唇腭裂进行长期的管理和相关联系方式（Moss，2001；Nusbaum et al，2008；Grollemund et al，2012；Ribeiro Soares，Alonso，2012）（图 13.1）。

13.4 畸形的发生过程

在正常情况下，婴儿的唇部、面部和咽部的肌肉通过括约肌样动作来对抗上、下颌牙弓的发育。外部肌肉的收缩力可以对抗舌的张力。

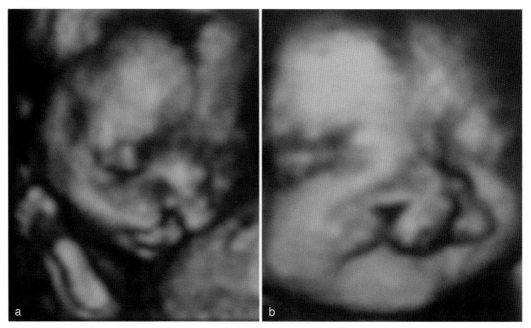

图 13.1 单侧和双侧唇裂的超声影像

随着婴幼儿的生长发育，其肌肉力量也随之变化，伴随而来的是婴幼儿上下牙弓形的改变，然而相应的肌肉总是保持着精确的平衡关系。当这种肌肉平衡被打破时，弓形和咬合关系也会发生改变（Shi，Losee，2015）。

唇腭裂是胚胎发育 8 周内，唇部和腭部未能融合的结果。

在单侧或双侧完全裂开时，口轮匝肌 – 颊肌 – 咽上缩肌环的肌肉连续性被破坏，进而影响正常的肌肉强度。

由于裂隙的位置和大小不同，唇裂和腭裂在畸变程度、尺寸和形态上都有所差异。作用于上腭和咽部的肌肉力量在胎儿早期就已存在，因此在出生时，婴儿的腭部和咽部的主要结构在出生前就已成形（Tse，2012）。

唇腭裂畸形是非常复杂的，不仅累及唇腭部，还累及鼻部，且鼻子的形状在三维层面都会受到影响（图 13.2）。

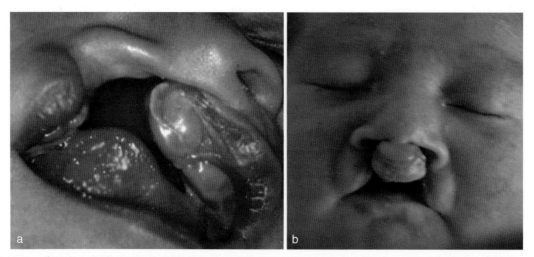

图 13.2 单侧完全唇裂时舌体位于裂隙内会加重畸形的程度，双侧完全唇裂时颌骨前部突出、鼻小柱短小

13.5 术前婴儿矫形治疗适应证

13.5.1 背 景

外科手术前上颌矫正术的概念是用一系列的矫治器来匹配上牙槽骨裂隙部分（McNeil，1950）。在矫治器的设计上，从 McNeil 的理念到动态鼻牙槽重塑的理念，已经发生了诸多变化（Hotz, Gnoinski, 1976; Murthy et al, 2013）。

矫治器可以从以下几个方面进行分类：
- 主动的或被动的；
- 术前的或术后的；
- 口内的或口外的。

主动型矫治器以预先设定的方式控制一定的力量来移动牙槽裂隙部分。而被动型矫治器不传递力量，仅作为支点接受来自外科手术后唇闭合产生的力量并按可预测的方式来移动牙槽骨（Berkowitz，1977）。

唇腭裂是由于胚胎发育受到干扰所致，出生后应尽快修复各组织结构的缺损，以促进面部的正常生长发育（Millard，1986）。

早期可以使用一些方法来减少鼻部的不对称和牙槽裂隙，这些方法既可以单独使用，也可以联合应用。

在唇裂鼻畸形的治疗中，鼻的矫正仍然是目前最大的难点。在单侧唇腭裂的患者中，鼻唇缺损会影响患儿的外貌，且往往由于通气功能不全而影响其面部的生长发育（Talmant，2006）。因此，建议在初次唇部修复前进行鼻部重塑。

如果在出生后 6 周内开始治疗，耳廓软骨重建的结果可以得到长期的保证（Matsuo et al，1984）。这一阶段，胎儿体内的循环中存在高水平的母体雌激素，从而在血液中产生较多的透明质酸（HA）。HA 可以通过破坏

细胞间基质来改变软骨、韧带和结缔组织的弹性（Hardingham, Mir, 1972; Kenny et al, 1973）。

雌激素水平在 6 周开始下降，基于这一原理，才得以提出鼻牙槽重塑的理念（Shetty et al，2012）。

妊娠早期胎儿皮肤的修复是在没有急性炎症的情况下发生的，并且没有过多的成纤维细胞浸润和大量的胶原沉积。愈合的伤口类似于正常皮肤，因此，一定程度上反映了再生的过程（West, Kumar, 1989; Thomas et al, 1998）。

在婴儿皮肤修复的整个过程（几周）中，HA 始终处于较高的水平，而成人的修复中 HA 仅在开始的 2~4d 处于高峰，而后迅速下降。结果表明，HA 在细胞和基质水平影响着婴儿皮肤的愈合，提示 HA 在婴儿组织再生过程中起重要作用（Adzick et al, 1985; Chen et al, 1989; Adzick, Lorenz, 1994）。

同时，与鼻形态改建密切相关的是鼻牙槽骨重塑刺激了鼻软骨细胞，从而产生更多的间质组织（Hamrick，1999）。

早在 1987 年就开始对单侧或双侧唇腭裂的新生儿使用术前刚性鼻支架，其目的是防止对鼻翼软骨破坏形成记忆固定。这一治疗方案由 Dogliotti 等人提出并应用于 80 例患者（1991）。

同一批患者 6 年随访的结果得以公开发表（Bennun et al, 1999, 2001）。该方案被称为鼻牙槽骨成型（NAM）技术（Grayson et al, 1999）并逐渐得到广泛认可（Shetty et al, 2012）（图 13.3）。

13.6 动态鼻牙槽骨重建技术

修复医学的基本原理是构建修复环境，包括模拟组织形成和生长的胚胎微环境，这

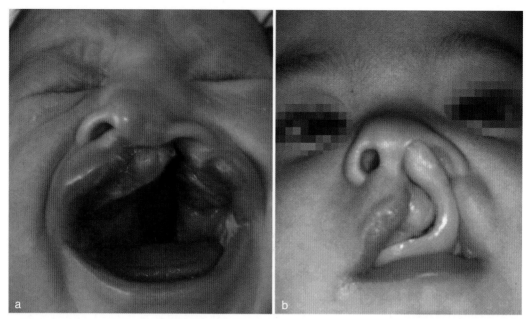

图 13.3 鼻翼畸形的初始照，显示了鼻翼软骨塌陷。在传统的口内殆板的唇侧前庭边缘处添加鼻部成分，可以帮助修复鼻部畸形

能够帮助我们实现不同组织的再生（Caplan，2002）。

组织工程技术不应关注于是否使用了体内组织重建的方法，而应关注如何诱导出最佳的组织结构（Caplan，2002）。

动态鼻牙槽骨重建（DPNR）是临床组织工程的一种独特形式。

通过利用容易控制的力学条件，儿童整形外科医生能够引导新生组织的位置、形状改变以及其空间定位。且不需要使用任何生长因子或其他制剂。

该方法的原理是利用患儿自身吮吸和吞咽时产生的力量，这些力量可以传递至鼻部，进而对鼻部结构产生重塑效应，同时可传递至唇部并通过刺激唇肌收缩对唇功能产生影响。

这种新的口腔矫治器由两个部分组成：

（1）完美贴合的传统丙烯酸口内殆板。

（2）附着于口内殆板前庭缘的动态鼻托（Bennun et al，2002；Bennun，Figueroa，2006）

牙槽骨裂隙两端的校准对齐和鼻部结构的重新定位为原发性唇裂和鼻组织的良好修复提供了基础（Bennun，Langsam，2009）。

本节旨在说明唇腭裂患者手术前应用动态鼻牙槽骨重塑技术以获得牙槽嵴和唇鼻组织重新定位的过程（图 13.4）。

13.7 步骤详解

首先放置腭板以关闭口鼻间交通，避免舌头位置异常，并对牙槽骨起引导作用。此外，还可以使用弹性面罩牵引面部肌肉，同样可以发挥引导牙槽骨的作用。

鼻支架最初放置于鼻翼的外缘，目的是使肌肉和黏膜松弛，支撑鼻梁，防止鼻翼塌陷。

第二步，儿童牙科医生通过控制鼻翼软骨成分以防止软骨塌陷。如果在患儿出生第一个月内完成这一修整，则可以在软骨记忆的角度消除组织畸形。

后期复诊时，医生将逐步使鼻支架位置中

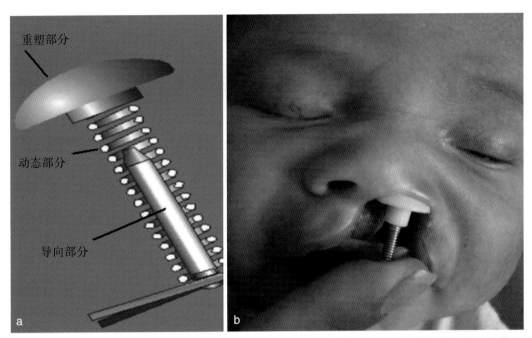

图 13.4　动态鼻腔支架。导向部分可以协调来自各个方向的力量。动态部分可以调节冲击力并减少回弹。重塑部分可以避免软组织损伤。当与腭板相接的鼻部组件位于正确位置，即可准备开始治疗

心化，通过抬高鼻支架促进鼻小柱伸长。

完成上述步骤后，用更长的鼻支架替换原有的装置，使鼻尖获得良好的形状。通过这种方式，鼻支架还可以使唇肌产生牵引力，并使裂隙两侧附属组织的垂直高度增加（Bennun，Langsam et al，2015）（图 13.5~ 图 13.13）。

13.8　儿童麻醉的考虑因素

通过逐渐增加吸入的三氟溴氯乙烷或七氟醚的剂量，保证诱导麻醉的安全。达到足够的麻醉深度后再进行静脉麻醉是相对更安全的。

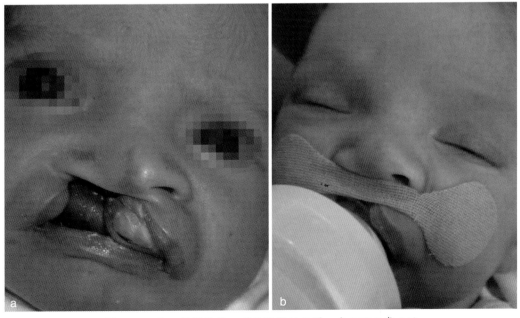

图 13.5　使口腔板就位，并放置弹性面罩，患儿可正常吮吸

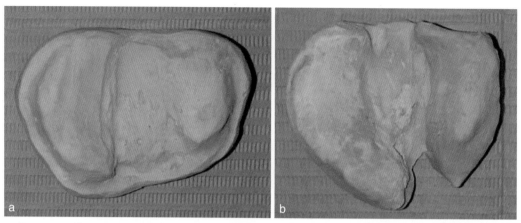

图 13.6　骨印模显示牙槽突初始裂隙。使用弹性牵引 1 周后，显示裂隙变窄，上颌骨变窄

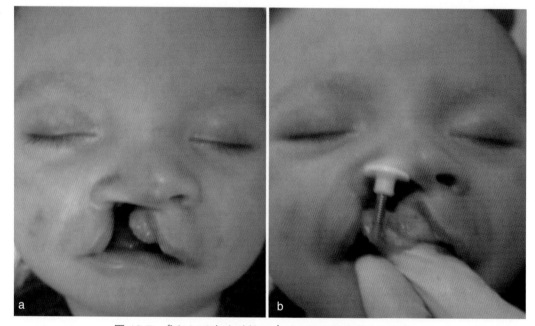

图 13.7　鼻组织逐渐改型纠正畸形，防止形成软组织记忆

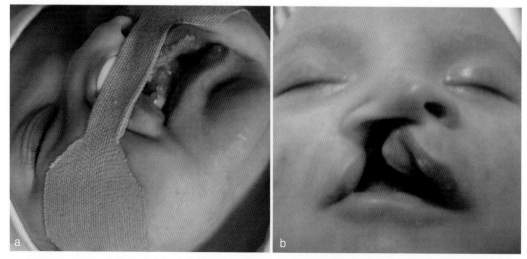

图 13.8　DPNR 技术通过松弛鼻横肌来发挥作用。软组织重塑与复位术有助于消除鼻内桥

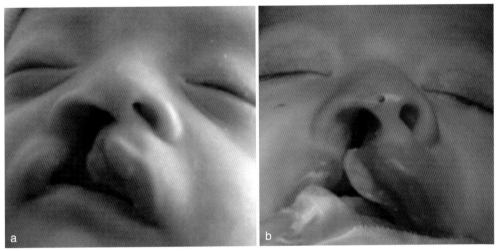

图 13.9　治疗 1 个月后可以观察到所有组织的实质性改变。唇和鼻部的重塑过程已经完成，患儿已经准备好进行重建手术。这种方法的优点是不仅考虑到软组织的重塑，也考虑到了骨组织的改建

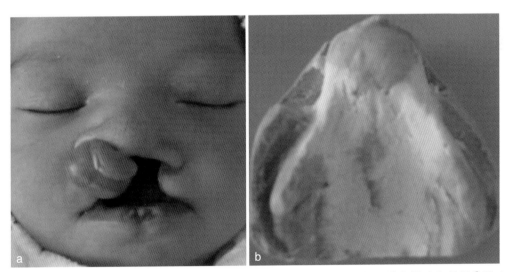

图 13.10　双侧完全唇裂病例，伴有严重的颌骨前部突出和扭转。取初始骨印模后即刻颌骨矫正

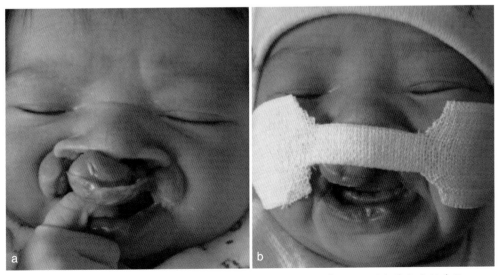

图 13.11　前颌骨集中视图。面部肌肉牵引的目的是使裂隙两侧的颌骨向中间靠拢

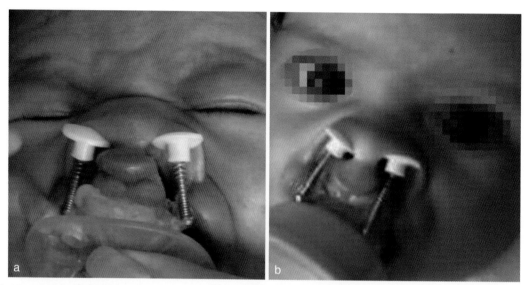

图 13.12 DPNR 技术的原理是通过吮吸和吞咽，产生可控的、不连续的、定向的力施加或传递到鼻唇部结构

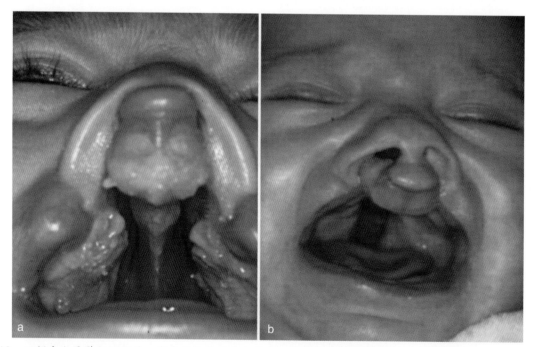

图 13.13 双侧完全唇裂初始照片。患者经手术前动态重建，并准备进行重建手术。治疗的策略是通过重塑邻近的皮肤和黏膜形成新的鼻小柱和鼻尖，解剖学上重新定位鼻翼软骨，这样会使重建手术侵略性减小

气管插管应在深部挥发性麻醉下进行。剂量应为 13 ml/（kg·h）的 0.85% NaCl 溶液。同时使用神经肌肉阻滞剂使肌肉松弛：苯磺酸阿曲库铵 0~0.4mg/kg，枸橼酸芬太尼 1~3μg/kg，盐酸萘丁 30μg/kg。

通过缓慢注射含肾上腺素的局部麻醉剂，借助其渗透作用，达到面部和腭部的局部麻醉效果，以获得良好和持久的神经感觉阻滞。

手术结束时，停止给药，进行呼吸恢复，并使用拮抗剂（阿托品 10μg/kg，新斯的明为 30μg/kg）。在被动呼吸下进行气管拔管，并将患儿转移至麻醉监护病房，在家长的陪同下进行麻醉恢复。

单侧唇裂和腭裂修复的手术时间为（49±13）min，双侧唇裂修复的手术时间为（75±28）min，修复术时间为（68±31）min（Moggi et al，2015）。

面部和腭部的局部麻醉是全身麻醉的重点，这样便可使用更少的中枢神经系统抑制剂、复苏时间更短，基于此，有可能将该手术转移至门诊进行（Bingham，2012）。

在世界范围内，非卧床手术的比例正在增加，它能够减少住院时间，减少家庭隔离，降低健康保险的成本，因此从长远来看结果更为

理想（Maestre，2000）。

此外，了解这些病理生理学有助于降低营养风险，这些措施可促进在卫生保健方面实施更好的政策和策略（Kundra et al，2009；Paine et al，2014）（图 13.14）。

13.9　单侧唇裂及鼻修复术

自 Millard（1958）提出旋转推进技术以来，手术的稳定性和可预测性都得到了明显的提升。

手术的目的除了修复先天缺陷，还要实现对称性和美学平衡，因此对患儿恰当的教育、训练和长久的监测是很有必要的（Gillies，Millard，1957）。

手术一般在患儿 3 个月龄时进行（Labr GE，2007）。

在唇、鼻部整形后，气道的大小会发生急剧变化，呼吸时有更大的阻力。对于这些婴儿，术后的呼吸道监测和专业护理必不可少。幸运的是，如果婴儿处于清醒状态、且没有疼痛，其适应过程非常短，患儿可以在 30 min 后开始母乳或奶瓶喂养。

笔者认为，对于单侧唇腭裂患儿来说，鼻唇初次修复手术前应用动态鼻牙槽骨重塑是最

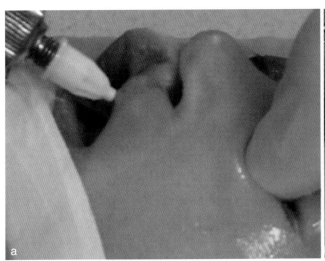
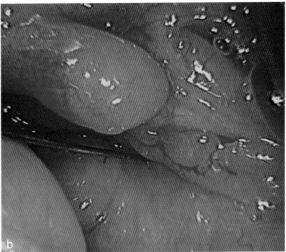

图 13.14　局麻下行唇腭裂重建术

佳的选择（Bennun，Genecov，2015）。在牙胚区进行初步骨移植和牙槽间隙闭合不是必需的。建议进行保守的高龈成形术、鼻底肌层重建，以防止口鼻瘘。修整少意味着更小的瘢痕和更好的可预测性结果。首次治疗是获得良好疗效的关键（图 13.15~ 图 13.19）。

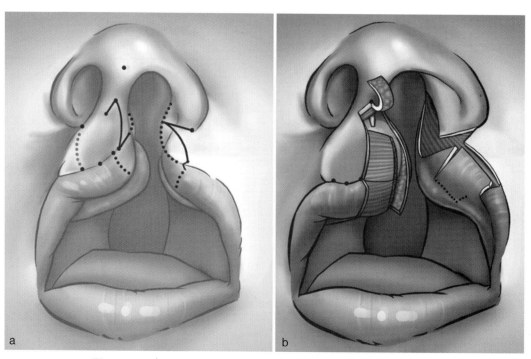

图 13.15　单侧完全性唇裂修复术。旋转 / 推进方法的平面剖视图

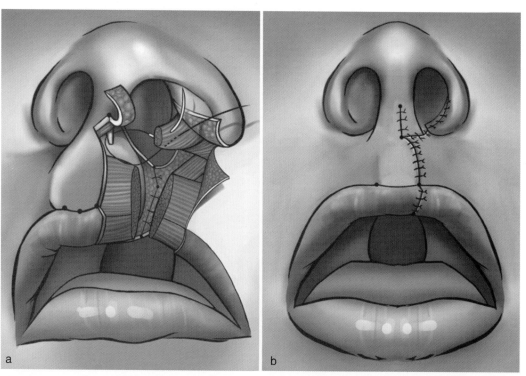

图 13.16　三维重建示意图，显示口腔黏膜已完全闭合，鼻部和唇部肌肉即将吻合。最终手术缝合后示意图

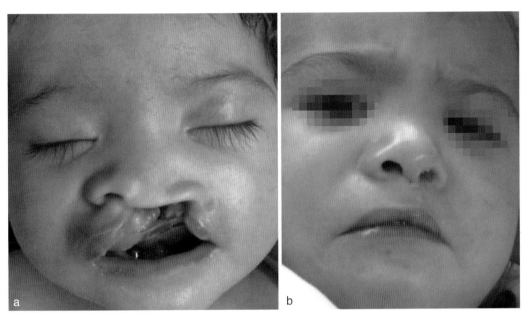

图 13.17 单侧完全性唇裂，未行鼻腔重塑术，术前照和术后 6 个月复查照

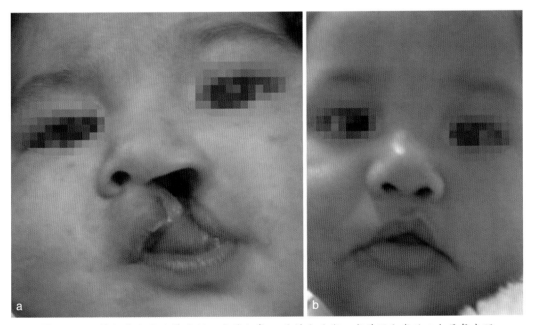

图 13.18 单侧完全性唇裂病例，术前行鼻 – 牙槽突重塑，术前照和术后 6 个月复查照

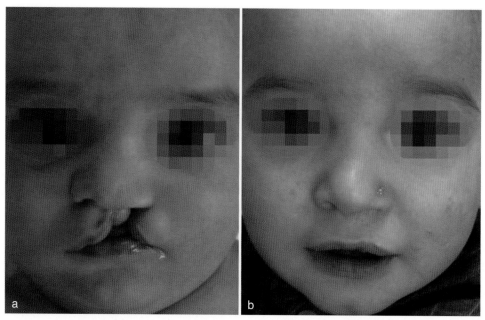

图 13.19 单侧完全性唇裂，术前照和术后 1 年复查照

13.10 双侧唇裂及鼻修复术

双侧完全唇裂表现为突出的前唇和前颌柱头体，由于口轮匝肌不连续导致的两侧侧唇分离、鼻小柱短、鼻扁平、鼻翼软骨畸形。单期双侧唇裂的唇鼻修复术消除了畸形，并允许组织正常生长，有利于长期维护外形和功能。

这一概念的提出基于过去 25 年间双侧唇裂手术治疗的两个主要进展。

第一个进展是对唇腭裂上颌骨骨块和鼻唇组织在术前发生改建的需求有了深刻的认识。

第二个进展是对双侧唇部修复原则、特别是同期矫正鼻畸形意义的认识（Mulliken，2009）。

有学者提出了一种完全和不完全双侧唇裂和鼻畸形的单期手术方法。手术重点在于闭合唇部肌肉、矫正鼻底部、矫正牙槽裂以及通过鼻内途径重建鼻结构（Bennun，Sandor，2015）（图 13.20~ 图 13.24）。

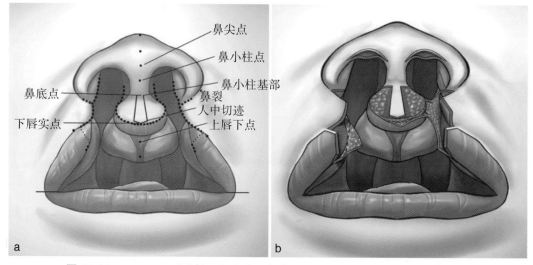

图 13.20 Mulliken 型图解。主要的形态学标记点已标明。三个平面的剖视图

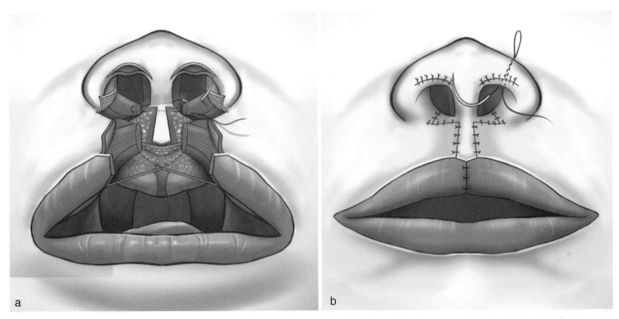

图 13.21　平面的重建视图。两侧口腔黏膜已封闭，鼻部和唇部肌肉即将吻合。最终手术缝合后示意图

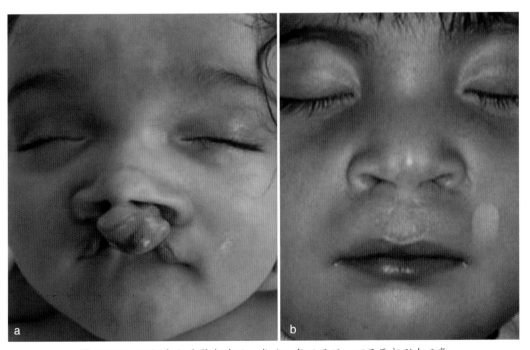

图 13.22　双侧完全唇裂术前照。术后 1 年正面照，可见唇部形态正常

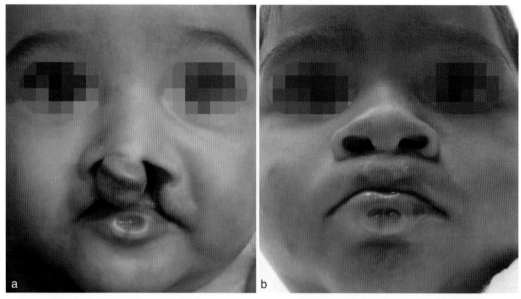

图 13.23 双侧完全唇裂术前照。术后 1 年复查照，可见鼻腔正常的形态和对称性

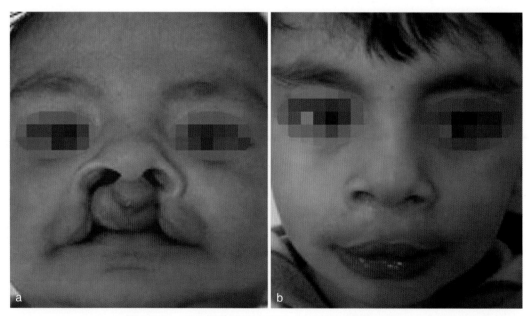

图 13.24 双侧唇裂病例术前照。4 年随访观察正面照

13.11 单期完全腭裂修复

腭裂修复主要有三种技术。

第一种是硬腭修补术，第二种是软腭修补术，第三种基于手术安排。

硬腭修复技术主要有 Veau-Wardill-Kilner V-Y、von Langenbeck、双瓣、牙槽扩展转化、

梨骨瓣、原区域游离腭成形术等。

软腭成形术有腭内成形术、双反向 Z 字成形术、根治性肌层剥离术、原发性咽瓣成形术等。Schweckendiek 与 Malek 等人的方法将上述技术融为一体，并将治疗流程调整为在唇裂修补术前先进行软腭成形。

如今，大多数人认为 8~14 个月是行腭裂闭合的最佳年龄。正常情况下，婴儿牙牙学语时

可视为重建腭部结构最佳时段的一个指标。

传统的唇裂修复方法中断了自颌面部 – 上颌骨对前牙（颊舌）牙槽黏膜的血液供应。6个月后，在腭成形术中，舌部切口永久性地阻断了腭大动脉对舌黏膜骨膜的血液供应。因此，成骨性牙槽黏骨膜的血供原本来自于两组丰富

的血供区域，成为了仅依赖于骨回流的孤立组织。

从这一角度，医生还需要考虑裂隙侧组织生长紊乱的可能。骨膜下技术保留了该组织的血液供应，可被认为是裂隙管理的连续性方案的一部分（Carstens，1999；Rossell-Perry et al，2015）（图 13.25~ 图 13.30）。

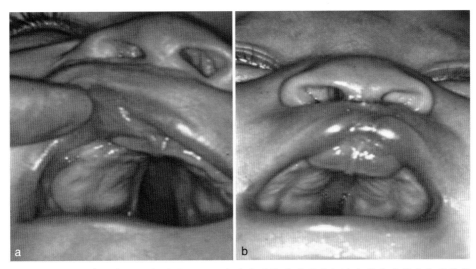

图 13.25　在腭完全闭合的时候，正确的牙弓位置对于施行适当的手术是十分必要的

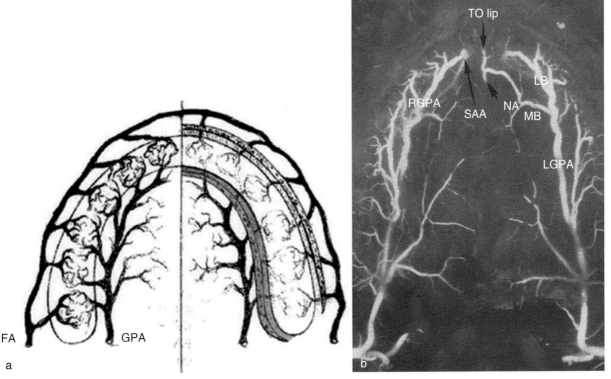

图 13.26　熟悉解剖概念及充分冲洗是很有必要的，避免出现并发症和后遗症。lip：唇；FA：面动脉；GPA：腭大动脉；RGPA：右侧腭大动脉；LGPA：左侧腭大动脉；NA：鼻腭动脉

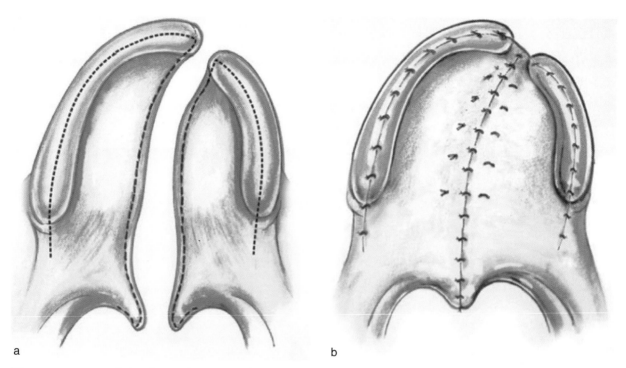

图 13.27 Carstens 术式图解。图中可见从牙槽突延伸至腭部的切口。较大的皮瓣使手术闭合裂隙更加简单，也可以减少术后并发症的出现

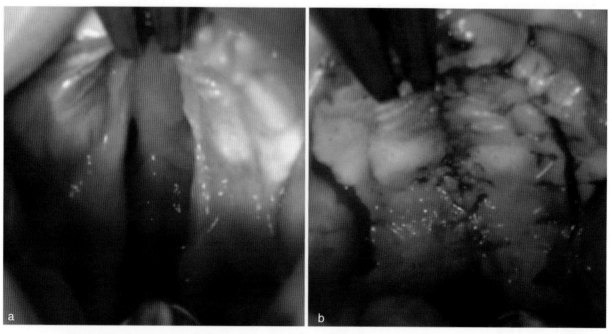

图 13.28 单侧完全性唇裂术前照。术后即刻照。原发性和继发性腭裂在一次手术中完全闭合

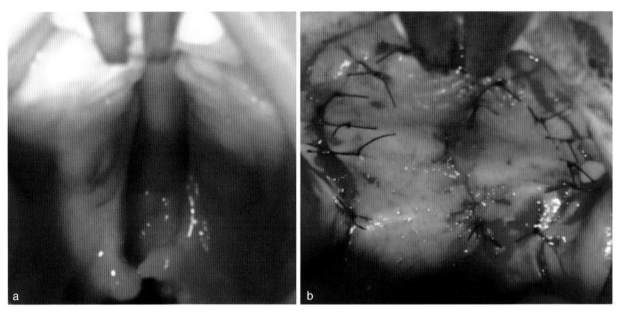

图 13.29 双侧完全性腭裂术前照。一次手术即完全闭合裂隙，同时进行了双层肌肉重建

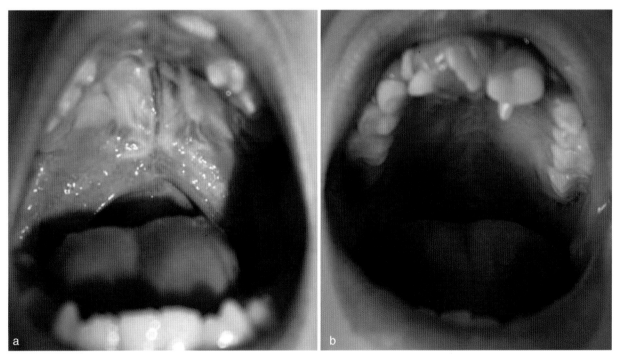

图 13.30 单侧和双侧唇裂术后 7 年的随访照片。无前部瘘管，无横向萎缩，软腭生长良好

13.12 讨 论

在鼻尖部进行的一些手术，如唇腭裂患者的二期鼻成形术，由于难以维持手术建立的状态，最终结果可能难以确定。

经验表明，应用动态鼻夹板可通过对抗愈合收缩来维持手术结果（Cenzi，Guarda，1996）。

基于文献回顾，鼻成型似乎更有益和有效，具有更好的长期效果（Matsuo et al，1991；Singh et al，2005）。

因此可以得出结论，要提高唇腭裂的长期疗效，重要的不仅是跨学科的治疗方法，还有不断发展变化的鼻牙槽骨成型的观念以及开始治疗的时间（Matsuo et al，1989；Abbott，Meara，2012）。

考虑到鼻唇畸形的病理学机制，早期预防不利因素非常重要。基于伤口愈合的概念，可以得出结论——对组织"没有记忆"的早期治疗可以避免鼻翼软骨畸形的定型。

DPNR 技术不依赖于通过胶带或黏结剂固定在适当位置的矫形板所施加的相对静止的力量。口内结构的改变使长时间佩戴口内殆板更为舒适，同时说明胶带黏结剂也不是必需的。

这种新的、适应性良好的鼻部装置具有更好的重塑效果，能够减少复诊的时间和频率，并可避免组织损伤。

该装置可用于任何儿童的任何类型裂隙，相比于其他方法以更少的经济和社会成本得到更好的疗效。通过改变装置的尺寸和作用力方向，逐步分阶段治疗鼻部组织畸形，以相反的方式（倒序）再现畸形出现的过程。

通过松弛鼻部和唇部组织，重新定位鼻翼软骨能够使气道恢复正常，并促进颌面部正常的生长和发育。

此外，它避免了激进的手术组织解剖，减少了手术瘢痕，防止后遗症的出现。

外科手术次数的减少和治疗时间的缩短有助于减少社会和经济负担，促进学龄儿童正常融入社会（图 13.31~ 图 13.35）。

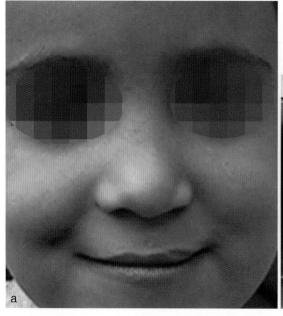
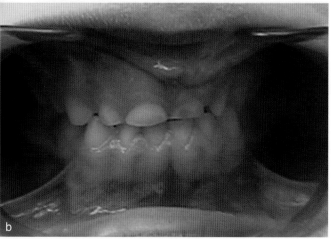

图 13.31 单侧不完全性唇裂患者术后 5 年随访的正面照及咬合照

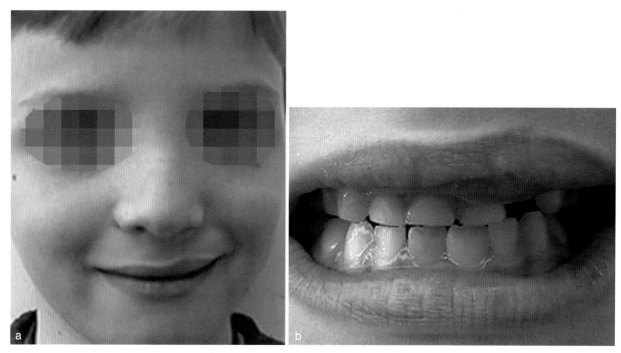

图 13.32　单侧完全性唇裂患者术后 7 年随访的正面照及咬合照

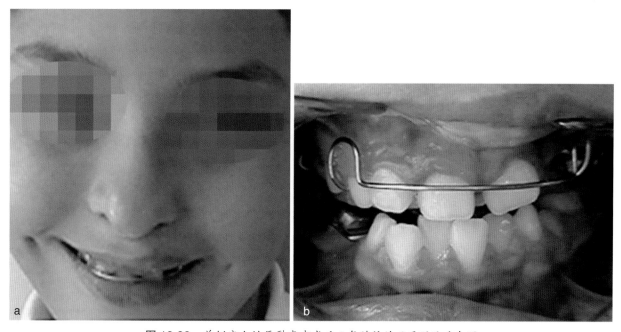

图 13.33　单侧完全性唇裂患者术后 8 年随访的正面照及咬合照

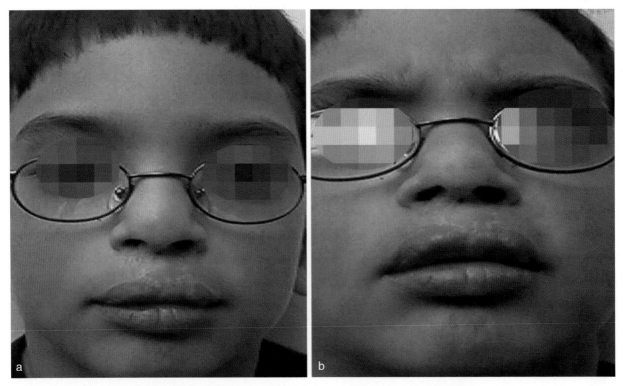

图 13.34 双侧完全性唇裂患者术后 7 年随访的正面照及仰视照

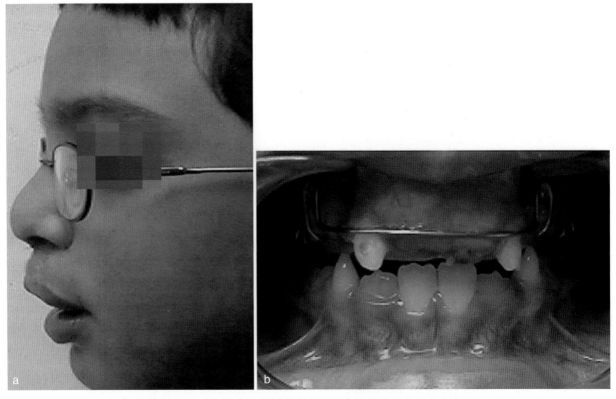

图 13.35 双侧完全性唇裂患者术后 7 年随访的侧面照及咬合照

总　结

唇腭裂患者存在多种功能障碍。

跨学科治疗应在怀孕期间开始产前诊断。

在分娩后，使用口腔殆板对关闭腭裂十分必要。

目前，术前矫形治疗是改善组织畸形、呼吸功能障碍的一种重要方法。

早期和恰当的方法将有利于减小手术的创伤性、减少手术次数，并防止后遗症出现。

在单侧和双侧病例中，初次唇鼻重塑在3~6 个月进行，完全性腭裂修复应在 8~14 个月时进行。

跨学科随访对于避免后期面部生长发育改变、听力和语言功能障碍以及不良的美学效果至关重要。

正畸治疗将是治疗的最后一步，保证形成良好的咬合关系。

参考文献

Abbott MM, Meara JG, 2012. Naso alveolar molding in cleft care. Is it efficacious? Plast Reconstr Surg, 30(3):659–666.

Adzick NS, Lorenz HP, 1994. Cells, matrix, growth factors, and the surgeon. The biology of scarless fetal wound repair. Ann Surg, 220:10–18.

Adzick N, Harrison M, Glick P, 1985. Comparison of fetal, newborn and adult wound healing by histologic, enzyme-histochemical and hudroxyptoline determination. J Pediatr Surg, 20:315.

Bäumler M, Faure JM, Bigorre M, et al, 2011. Accuracy of prenatal three-dimensional ultrasound in the diagnosis of cleft hard palate when cleft lip is present. Ultrasound Obstet Gynecol, 38(4):440–444.

Bennun RD, Perandones C, Sepliarsky VA, et al, 1999. Non-surgical correction of nasal deformity in unilateral complete cleft lip: a 6 years follow- up. Plast Reconstr Surg, 3:616–630.

Bennun RD, Perandones C, Sepliarsky VA, et al, 2001. Non-surgical correction of nasal deformity in unilateral complete cleft lip: a 6 years follow-up//Year Book Plast Reconstr and Aesthetic Surg vol 1. St Louis: Mosby: 16–17.

Bennun RD, Zaszczynski S, Celnik R, 2002. Remodelacion nasolabial prequirúrgica en fisura labio alveolo palatina: Nuevo diseño del componente nasal. Rev Arg Ortodon, 66:16–21.

Bennun RD, Figueroa AA, 2006. Dynamic presurgical nasoalveolar remodeling in patients with unilateral and bilateral cleft lip and palate: modification to the original technique. Cleft Palate Craniofac J, 43:639–648.

Bennun RD, Langsam AC, 2009. Long term results after using Dynamic Presurgical Nasoalveolar Remodeling technique in patients with unilateral and bilateral cleft lips and palates. J Craniofac Surg, 20(1):670–674.

Bennun RD, Langsam AC, 2015. Dynamic Presurgical nasoalveolar remodeling in unilateral and bilateral complete cleft :the DPNR technique. Chapter 6:65–78. In: Cleft Lip and Palate Management: a comprehensive Atlas. Hoboken: Wiley Blackwell Ed.

Bennun RD, Genecov D, 2015. Unilateral cleft lip and nose repair. Chapter 9:113–141//Cleft Lip and Palate Management: a comprehensive Atlas. Hoboken: Wiley Blackwell Ed.

Bennun RD, Sandor GKB, 2015. Bilateral cleft lip and nose repair. Chapter 10:143–162//Cleft Lip and Palate Management: a comprehensive Atlas. Hoboken: Wiley Blackwell Ed.

Berkowitz S, 1977. Cleft lip and palate research: an updated state of the art. Section Ⅲ : orofacial growth and dentistry: a state of the art report on neonatal maxillary orthopedics. Cleft Palate J, 14: 288–301.

Bingham AE, Fu R, Horn JL, et al, 2012. Continuous nerve block: a systematic review and meta-analysis of rando-mized controlled trials. Reg Anesth Pain Med, 37(6):583–594.

Campbell A, Costello BJ, Ruiz RL, 2010. Cleft lip and palate surgery: an update of clinical outcomes for primary repair. Oral Maxillofac Surg Clin North Am, 22(1):43–58.

Caplan AI, 2002. In vivo Remodeling. Ann N Y Acad Sci, 961:307–308.

Carstens MH, 1999. Sequential cleft management with the sliding sulcus technique and alveolar extension palatoplasty. J Craniofac Surg, 10(6):503–518.

Cenzi R, Guarda LA, 1996. A dynamic nostril splint in the surgery of the nasal tip: technical innovation. J Cranio Maxillofac Surg, 24(2):88–91.

Chen WY, Grant ME, Schor AM, et al, 1989. Diffe-rences between adult and fetal fibroblasts in the regulation hyaluronate synthesis: correlation with migratory activity. J Cell Sci, 94:577.

Dogliotti PL, Bennun RD, Lozoviz E, et al, 1991. tratamiento no quirurgico de la deformidad nasal en el paciente fisurado. Rev Ateneo Argent Odontol, 27:31–35.

Dong Wook K, Seung-Won C, Hwi-Dong J, et al, 2015. Prenatal ultrasonographic diagnosis of cleft lip with or without cleft palate; pitfalls and considerations. Maxillofac Plast Reconstr Surg, 37(1):24.

Grayson BH, Santiago P, Brecht L, et al, 1999. Presurgical naso-alveolar molding in patients with cleft lip and palate. Cleft Palate Craniofac J, 36:486–498.

Greisler HP, 2002. Regulated in Vivo remodeling. Ann N Y Acad Sci, 961:309–311.

Grollemund B, Guedeney A, Vazquez MP, et al, 2012. Relational development in children with cleft lip and palate: influence of the waiting period prior to the first surgical intervention and parental psychological perceptions of the abnormality. BMC Pediatr, 12:65.

Hamrick MW, 1999. A chondral modeling theory revisited. J Theor Biol, 201(3):201–208.

Hardingham TE, Muir H, 1972. The specific interaction of hyaluronic acid with cartilage proteoglycans. Biochim Biophys Acta, 279:401–405.

Hozt M, Gnoinski W, 1976. Comprehensive care of cleft lip and palate children at Zurich University: a preliminary report. Am J Orthod, 70:481–504.

Jones MC, 2002. Prenatal diagnosis of cleft lip and palate: detection rates, accuracy of ultrasonography, associated anomalies, and strategies for counseling. Cleft Palate Craniofac J, 39:169–173.

Kenny FM, Angsusingha M, Chen PK, et al, 1973. Uncon-jugated estrogens in the perinatal period. Pediatr Res, 10: 976–981.

Kundra P, Supraja N, Agrawal K, et al, 2009. Flexible laryngeal mask airway for cleft palate surgery in children: a randomized clinical trial on efficacy and safety. Cleft Palate Craniofac J, 46:368–373.

Laberge LC, 2007 . Unilateral cleft lip and palate: Simul-taneous early repair of the nose, anterior palate and lip. Can J Plast Surg, 15(1):13–18.

de Ladeira RS, Alonso N, 2012. Protocols in cleft lip and palate treatment: systematic review. Plast Surg Int. 2012: 1–9.

Maarse W, Pistorius LR, Van Eeten WK, et al, 2011. Prenatal ultrasound screening for orofacial clefts. Ultrasound Obstet Gynecol, 38(4):434–439.

Maestre JM, 2000. Control de calidad en cirugía mayor ambulatoria. Rev Esp Anestesiol Reanim, 47:99–100.

Manganaro L, Tomei A, Fierro F, et al, 2011. Fetal MRI as a complement to US in the evaluation of cleft lip and palate. Radiol Med, 116(7):1134–1148.

Martinez-Ten P, Adiego B, Illescas T, et al, 2012. First-trimester diagnosis of cleft lip and palate using three-dimensional ultrasound. Ultrasound Obstet Gynecol, 40(1):40–46.

Matsuo K, Hirose T, Tomono T, 1984. Nonsurgical correction of congenital auricular deformities in early neonatal period. Plast Reconstr Surg, 73:38–50.

Matsuo K, Hirose T, Otagiri T, et al, 1989. Repair of cleft lip with non surgical of nasal deformity in the early neonatal period. Plast Reconstr Surg, 83(1):25–31.

Matsuo K, Hirose T, Otagiri T, et al, 1991. Preoperative non surgical over correction of cleft lip nasal deformity. Br J Plast Surg, 44(1):5–11.

McNeil CK, 1950. Orthodontic procedures in the treatment of congenital cleft palate. Dent Rec, 70:126–132.

Millard Jr DR, 1958. A redical rotation in single harelip. Am J Surg, 95:318–322.

Millard Jr DR, 1986. Pincipalization of Plastic Surgery. Boston: Little Brown.

Moggi L, Ponce D, Bevilacqua M, 2015. Pediatric anesthesia considerations//Cleft Lip and Palate management. a comprehensive atlas. Hoboken: Wiley Blackwell Ed.

Moss A, 2001. Controversies in cleft lip and palate management. Ultrasound Obstet Gynecol, 18:420–421.

Mulliken JB, 2009. Repair of bilateral cleft lip and its variants. Indian J Plast Surg, 42(Suppl): S79–90.

Murthy PS, Deshmukh S, Bhagyalakshmi A, et al, 2013. Pre surgical nasoalveolar molding: changing paradigms in early cleft lip and palate rehabilitation. J Int Oral Health, 5(2):76–86.

Nusbaum R, Grubs RE, Losee JE, et al, 2008 . A qualitative description of receiving a diagnosis of clefting in the prenatal or postnatal period. J Genet Couns, 17:336–350.

Paine KM, Tahiri Y, Wes A, et al, 2014. Patient risk factors for ambulatory cleft lip repair: an outcome and cost analysis. Plast Reconstr Surg, 134:275e–82e.

Paiva TS, Andre M, Paiva WS, et al, 2014. Aesthetic evaluation of the nasolabial region in children with unilateral cleft lip and palate comparing expert versus nonexperience health professionals. Biomed Res Int. 2014:460106.

Rossell-Perry P, Cotrinal-Rabanal O, Caceres-Nano E, 2015.

One-flap palato plasty: a cohort study to evaluate a technique for unilateral cleft palate repair. Plast Reconstr Surg Glob Open, 3(4):e373.

Shi B, Losee JE, 2015. The impact of cleft lip and palate repair on maxillofacial growth. Int J Oral Sci, 7(1):14–17.

Singh GD, Levy-Bercowski D, Santiago PE, 2005. Three-dimentional nasal changes following nasoalveolar molding in patients with unilateral cleft lip and palate; Geometric morphometrics. Cleft Palate Craniofac J, 42(4):403–409.

Tse R, 2012. Unilateral cleft lip: principles and practice of surgical management. Semin Plast Surg, 26(4):145–150.

Talmant JC, 2006. Evolution of the functional repair concept for cleft lip and palate Patients. Indian J Plast Surg, 39(2):197–209.

Thomas BL, Krummel TM, Melany M, et al, 1998. Collagen synthesis and type expression by fetal fibroblasts in vitro. Surg Forum, 39:642–644.

Shetty V, Vyas HJ, Sharma SM, et al, 2012. A Comparison of results using nasoalveolar molding in cleft infants treated within 1 month of life versus those treated after this period: development of new protocol. Int J Oral Maxillofac Surg, 41(1):28–36.

Wang G, Shan R, Zhao L, et al, 2011. Fetal cleft lip with and without cleft palate: comparison between MR imaging and US for prenatal diagnosis. Eur J Radiol, 79(3):437–442.

West DC, Kumar S, 1989. The effect of hyaluronate and its oligosaccharides on endothelial cell proliferation and monolayer integrity. Exp Cell Res, 183:179–196.

第 14 章

关于早期矫治的争议

Julia Harfin   Kurt Faltin Jr

为什么在全世界范围内的会议中关于早期治疗的争议会持续一百年以上？这一问题在未来 10 年内会得到解决吗？

首先需要回答的问题是：这是一种有效的治疗方法吗？通过完整的诊断流程建立的生物学优先顺序提示我们，答案是肯定的。

不幸的是，这个问题的答案不是唯一的，因为每个患者都具有各自的特性，他们的错𬌗畸形是骨骼、牙齿及神经生理结构在生长方向和生长量出现偏差的结果。

个体化诊断是临床医生决定哪些类型的病例需要治疗的标准，以便为每一位患者提供最佳的方案。

在替牙列时期会出现大量的组织生长，因此在这一时期进行骨骼矫治会有明显优势来避免问题恶化，尤其是存在颅颌面功能障碍时。

需要特别强调的是，早期矫治不能避免第二阶段的矫治，但能在一定程度上降低矫治的难度，缩短治疗时间。

因此，许多早期受环境因素影响的错𬌗畸形是可以预防的。口周肌肉组织与口腔结构之间的相互作用决定了未来的咬合关系。

去除口腔不良习惯在早期矫治中发挥重要的作用，常见的口腔不良习惯包括口呼吸、吐舌吞咽、吮指习惯和咬唇习惯等。在确定治疗方案时，患者和父母与语音治疗师之间的合作是基本的。不幸的是，没有一种矫治器能适用于所有的患者，但是根据不同病因因素，选择相应的治疗方法是可行的。

早期矫治的风险、成本和益处是什么？回答这一问题应基于准确的诊断和对颅颌面与牙齿发育的深刻认识。

从生物、功能和社会角度来看，有些错𬌗畸形的早期矫治是非常有必要的。最佳的结果是恢复正常功能并纠正生长趋势。

关于混合牙列早期矫治最常见的争议之一是何时、如何进行第一、第二、第三或更多阶段的治疗。

正畸学关注的问题是使牙齿与面部相协调，并在治疗后保持稳定（Horn 2005）。混合牙列到恒牙列之间的过渡期是正畸决策中的一个重要时期。这一时期之所以如此重要是因为这是利用青春期前生长高峰的唯一机会。

毫无疑问，为了防止出现更复杂的错𬌗畸形，必须早期纠正前牙反𬌗或后牙反𬌗。无论使用何种矫治器，切牙和磨牙的位置和倾斜度都与上颌和下颌的生长方向密切相关。

尽管有学者建议在生长发育高峰期之后一次性完成所有问题的矫正，但是很多文献都证

J. Harfin (✉)
Department of Orthodontics, Maimonides University,
Buenos Aires, Argentina
e-mail: harfinjulia@gmail.com

K. Faltin Jr
Universidade Paulista UNIP,
São Paulo, Brazil

实了早期矫治的有效性（Mandal et al，2010；Sugawara et al，1990），否则很可能需要进行拔牙或正颌手术。

在决定最终治疗方案之前，重要的是确定病因、严重程度和错𬌗畸形的性质。此外，了解孩子养成不良习惯的时间长短、何时养成（白天、晚上或整天）以及孩子改正不良习惯的意愿也是很有必要的。

以下例子说明了尽早开始早期矫治的重要性，以及通过这一方式可以避免错𬌗畸形的进一步发展，并且在一些情况下可以避免拔牙和（或）正颌手术，无论安氏Ⅱ类或Ⅲ类错𬌗畸形初始时严重程度如何。

病例1

该临床病例表明双期矫治的重要性。

患者，女，8岁9个月，为咨询错𬌗畸形的最佳治疗时机前来就诊。患者有反复发作感冒并伴发高热哮喘的病史。此前医生建议待第二磨牙萌出后进行一次性矫正，并建议早期咨询颌面外科医生。

面像显示侧貌较突，上唇较短且放松的下唇无法完全闭合，下唇位于上切牙唇侧方，鼻唇角较锐，下颌后缩严重。由于口呼吸和鼻阻塞在正畸患者中很常见，所以强烈建议尽早咨询耳鼻咽喉科医生。异常的呼吸功能可影响颅颌面生长，形成或加重错𬌗畸形。

早期干预是必要的，以减小上切牙折断的风险和减轻错𬌗畸形对心理的影响（图14.1）。

上切牙和下切牙完全萌出，上颌存在散在间隙。上切牙间龈乳头无（图14.2），口腔卫生良好。下颌侧切牙舌侧倾斜。

口内侧位照片可见深覆盖（8mm），这意味着在学校或家里上颌切牙折断的风险很高（图14.3）。此外，患儿覆𬌗也较大，咬合时下切牙抵于上切牙腭侧软组织。

治疗前咬合照片显示，上颌牙弓呈卵圆形伴有散隙，下牙弓轻度拥挤，未见明显的龋齿或牙周问题（图14.4）。

参考患者年龄，全景片显示恒牙萌出顺序正常，

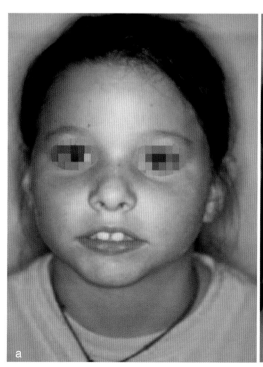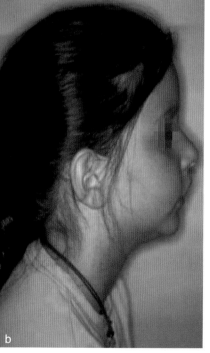

图14.1 治疗前正面和侧面照。可见患者面型较突，上唇短小，下唇位于上切牙后方

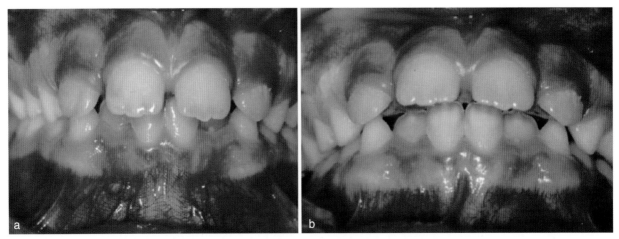

图 14.2　治疗开始时的口内正面照。上切牙间存在间隙

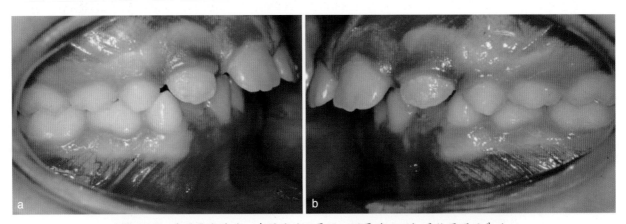

图 14.3　磨牙 I 类关系，有严重的深覆𬌗、深覆盖，下切牙位置明显靠后

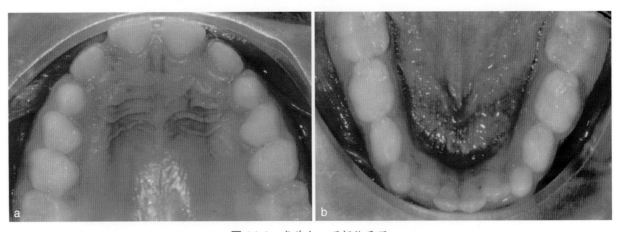

图 14.4　术前上、下颌𬌗面照

不存在牙齿发育不全或多生牙（图 14.5a）。侧位片显示上切牙前突，且上唇前突（图 14.5b）。

考虑到首先要恢复功能，所以医生设计了以下治疗方案：①移动第一磨牙位置至正常位置，这在第二恒磨牙萌出前较容易完成；②尽快纠正不良习惯，以促进牙齿萌出至正常位置，并使下颌骨能够正常发育。

尽早纠正不良习惯非常重要，目的是重建上、下颌骨正常的生长方向，并缩短 II 期治疗的时间。

在所有需要考虑的因素中，最重要的是确定最佳的治疗方案，以及增强侧貌轮廓协调和长期稳定性。

众所周知，在第二磨牙萌出之前，移动第一磨牙至正常位置更为容易。为了达到这个目的，后牙粘接摆式矫治器，同时在上颌中切牙粘接托槽，以关闭中切牙间散隙（这也是家长重点关心的问题之一），初始建议激活期为 8 周（图 14.6）。

第二乳磨牙远中移动后，上颌侧切牙粘接托槽，用 0.016 英寸不锈钢弓丝纠正其位置和倾斜度。为了维持上颌第一磨牙前后的位

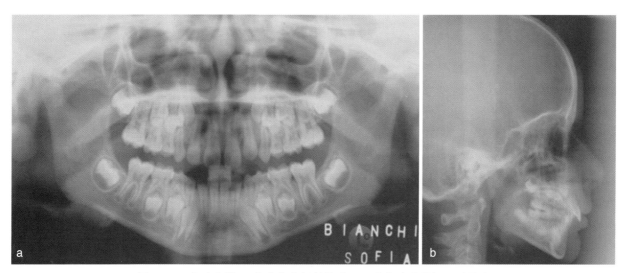

图 14.5 术前全景 X 线片和头颅侧位片。可见上前牙唇倾、深覆 $\overline{\text{拾}}$

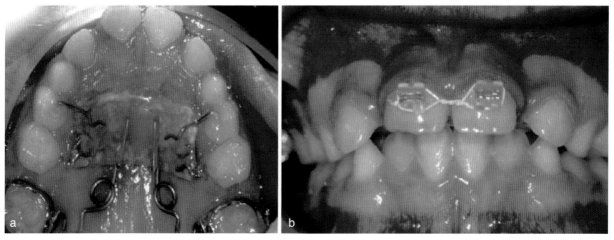

图 14.6 通过粘接摆式矫治器使第一磨牙位置恢复正常，上前牙粘接陶瓷托槽以关闭间隙

置，建议使用 Nance 弓。上、下颌放置多用途弓（0.016 英寸 ×0.016 英寸镍钼合金）以纠正覆𬌗、覆盖。通过这一措施关闭上颌牙列间隙，并调整上颌切牙的位置和倾斜角度（图 14.8）。前磨牙萌出后，上颌中切牙腭侧粘接两个舌侧托槽，同时用 0.018 英寸不锈钢弓丝与上颌侧切牙远中的两个垂直曲连接，以进一步改善覆盖和覆𬌗（图 14.9）。侧面照可见磨牙和尖牙处于 I 类关系，为了维持这一关系，在尖牙和第一磨牙之间使用"8"字扎（图14.10）。

正畸主动矫治后，患者的覆𬌗和覆盖恢复正常，牙间隙关闭，中线对齐。龈缘连线与咬合平面也处于平行关系（图 14.11）。

在获得磨牙和尖牙 I 类关系的同时，前磨牙区未出现咬合异常。患者在整个治疗过程中均保持良好的口腔卫生（图 14.12）。

治疗结束 2 年后的正面和侧面照，显示患者能够闭上嘴唇，无肌肉紧张，鼻唇角正常，呼吸状态为鼻呼吸（图 14.13）。

治疗前后照片的比较清晰地表明了在患者和家长依从性良好的情况下早期矫治的重要性。患者面下三分之一的变化十分显著（图14.14），达到了预期的治疗目标。

对比侧面照时，也得出了相同结论。由于口腔颌面部功能已恢复正常，上唇的位置和长度变化显著（图 14.15）。

治疗前后的头颅侧位片显示当功能恢复

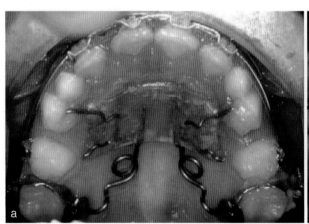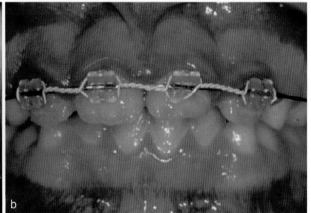

图 14.7　第二乳磨牙完成远中移动，间隙关闭，上颌为 0.016 英寸不锈钢丝，"8"字结扎保持

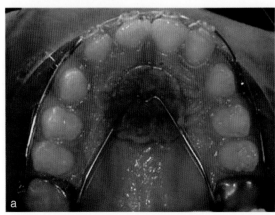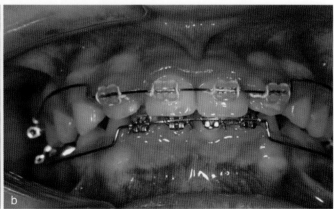

图 14.8　Nance 弓维持第一磨牙位置，利用多用途弓调整覆𬌗、覆盖

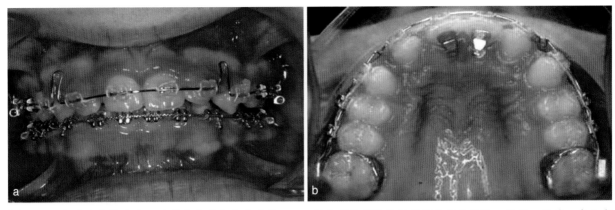

图14.9 在前磨牙萌出后，放置具有两个垂直曲的0.018英寸不锈钢弓丝以获得正常的覆牙合、覆盖。此外，在上中切牙的舌侧放置舌侧托槽

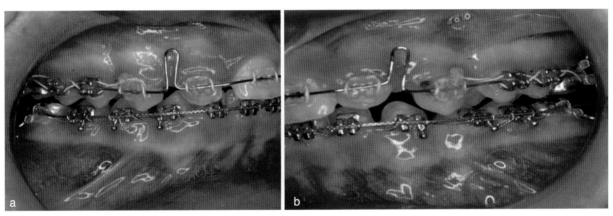

图14.10 左、右两侧利用垂直曲获得双侧尖牙和磨牙的Ⅰ类关系

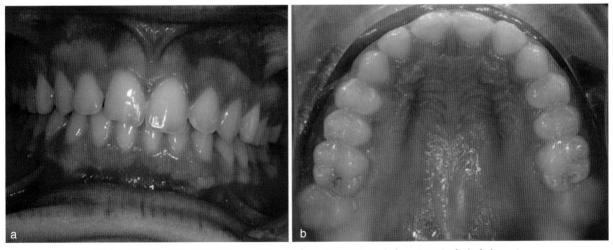

图14.11 治疗后的正面和咬合照。所有治疗目标均已完成；上下颌中线基本一致

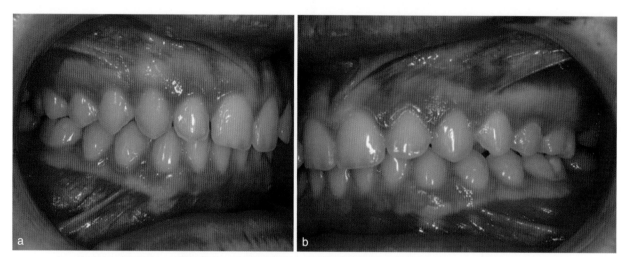

图 14.12　主动治疗结束后双侧 I 类磨牙和尖牙关系

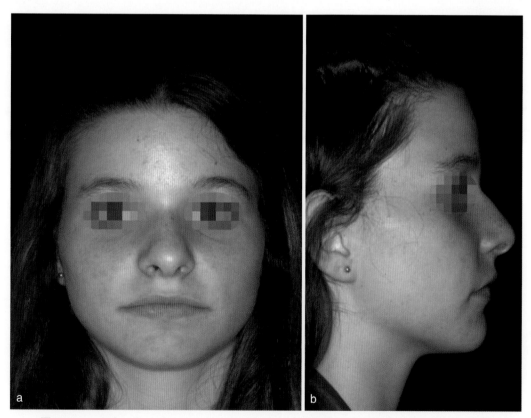

图 14.13　治疗 2 年后的正面和侧面照。患者可以在无明显肌肉张力的情况下闭合嘴唇

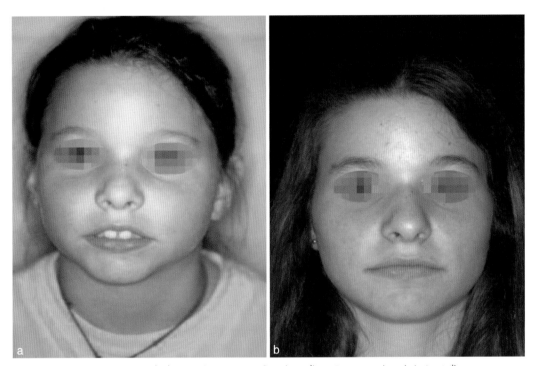

图 14.14 治疗前、后的正面照。唇闭合正常，面下 1/3 的肌肉组织正常

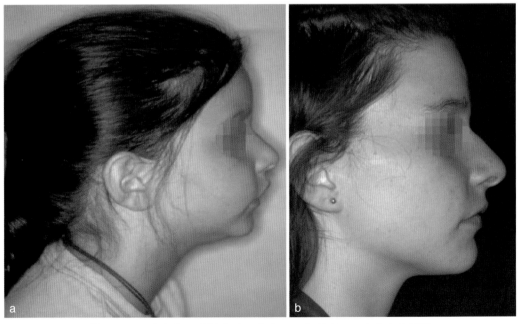

图 14.15 治疗前、后侧面照。面中 1/3 和面下 1/3 改善十分显著

正常时，软硬组织会朝向正常的方向生长。由于前后的侧位片拍摄于不同的机构，因此难以对两张头颅侧位片描记重叠来进行比较（图14.16）。

早期矫正深覆𬌗是很有必要的，深覆𬌗未经治疗可能会导致下前牙拥挤、上颌牙唇倾和牙周组织破坏等后果（Franchi et al，2011）。对于该患者，对于深覆𬌗和下前牙拥挤的矫正效果是显著的（图14.17）。

2年后的随访显示，矫正所获得的侧貌较直面结果得以较好的维持。正如预期的那样，患者侧面仍较直，能轻松地闭合上下唇。不仅在功能上得到显著的改善，在面部美观方面也有了较大的提升（图14.18）。

2年后的口内正面和侧面照显示所有的治疗目标都得以实现，覆𬌗、覆盖均正常，咬合关系良好（图14.19）。

早期矫治的主要目标之一是纠正异常的口

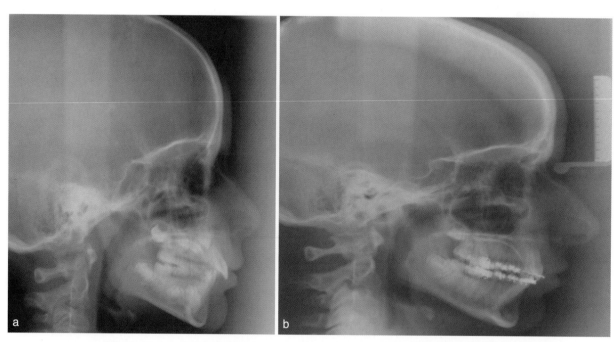

图14.16 治疗前和治疗后的头颅侧位片。前牙咬合关系和侧面轮廓变化明显

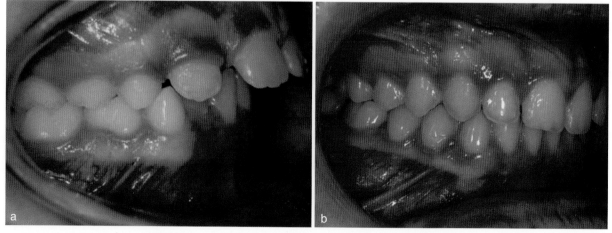

图14.17 获得磨牙和尖牙Ⅰ类关系。覆𬌗、覆盖恢复正常

腔习惯，因为口腔功能与面部的生长发育密切相关（Bahreman，2013）。已有研究表明，许多由乳牙列期和混合牙列期肌肉功能障碍引起的错𬌗畸形不能自我纠正，并会在恒牙列期变得更严重。

因此需要强调，早期消除口腔不良习惯是

这个阶段最重要的治疗目标之一。

吮指和咬下唇习惯要尽早纠正。这些不良习惯在 4 岁后仍持续存在被认为是慢性非营养性不良习惯，要在对咬合关系和面部美观产生影响之前进行纠正（Bahreman，2013）。

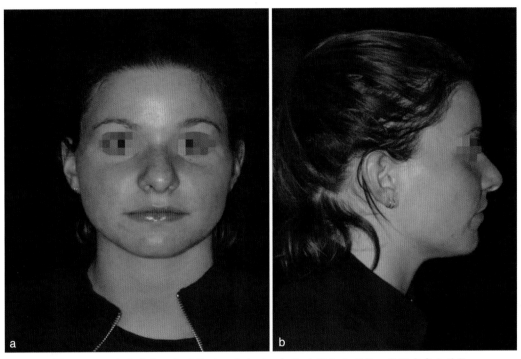

图 14.18　治疗结束 2 年的情况。患者可以轻松地闭合上下唇，且肌肉完全放松

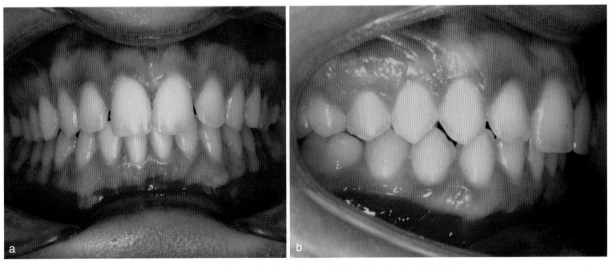

图 14.19　治疗后 2 年的咬合照，所有的治疗目标均已达成

病例 2

患者，女，8 岁 3 个月，由于自行车摔伤中上切牙折断为寻求保护上切牙的矫治器而前来就诊，此外无明显病史。

需要考虑的问题是患者下唇位于上颌切牙舌侧、侧貌呈凸面型。此外，患儿有口呼吸习惯，上唇较短，面部轻微不对称（图 14.20）。众所周知，口呼吸对上颌结构及上颌与下颌的位置关系有不良影响。上颌切牙唇倾则有较高的外伤风险。此外，还可见患儿嘴唇干燥、黑眼圈明显。

确定治疗方案要考虑到纠正不良习惯、改善口腔功能以及面部美观。

口内正面照显示患儿前牙区覆𬌗过大、上切牙唇倾角度过大、下切牙伸长，以及上下中线未对齐（图 14.21）。前牙覆𬌗过大是常见的错𬌗畸形，且较难改善，并在一定程度上会影响骨骼发育。

根尖片证实，右下侧切牙和乳尖牙异位。建议拔除右下乳尖牙以恢复侧切牙的正常位置（图 14.22）。

为了改善右下侧切牙的位置，在下颌第二

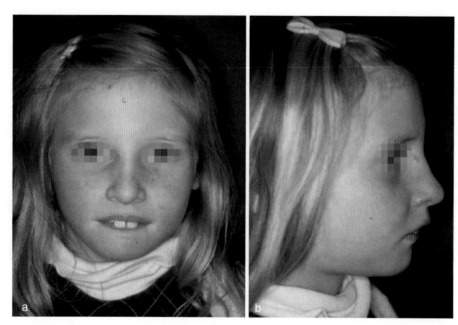

图 14.20 治疗前正面和侧面照。观察可见口呼吸习惯，下唇位于上切牙舌侧

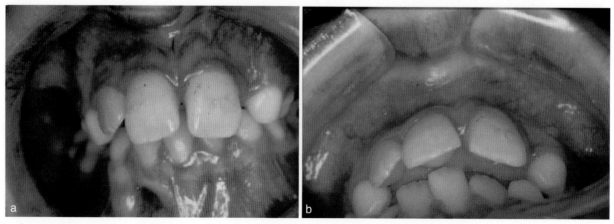

图 14.21 中切牙区有严重的深覆𬌗、深覆盖，上下中线未对齐

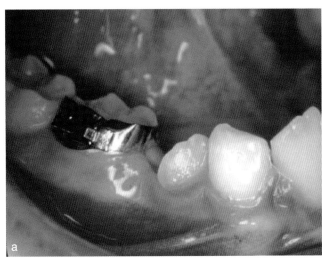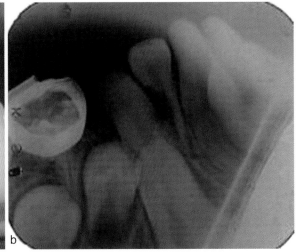

图14.22 可见右下侧切牙和尖牙异位

乳磨牙上粘接带环，配合使用镍钛推簧，并在下切牙粘接预成托槽（图14.23a）。上颌放置四眼簧以调整上颌弓形和上颌左侧切牙的位置，每月加力（图14.23b）。

　　6个月后，使用预成（preprogra-mmed）的0.022英寸托槽和上、下多用途弓（Elgiloy 0.016英寸×0.016英寸）矫正上切牙唇倾和过深的覆𬌗（图14.24）

　　9个月后，尖牙磨牙为Ⅰ类关系，覆𬌗、覆盖正常，中线对齐，龈缘线与咬合面平行（图14.25）。此外，口腔卫生也明显改善。

　　治疗后面像显示软组织随上下牙齿的变化

而发生的积极改变。治疗后，患者可以正常闭合上下唇，侧貌呈直面型（图14.26）。早期矫治的优势是可以使上下尖牙和前磨牙正常萌出，以尽量减少影响正常生长发育的牙槽性问题，且无须拔牙即可获得尖牙和磨牙的Ⅰ类关系和正常的覆𬌗、覆盖。

　　3年后随访无明显变化。覆𬌗、覆盖及尖牙和磨牙的Ⅰ类关系保持稳定（图14.27）。龈缘线和咬合平面平行，口腔卫生保持良好。

　　参考其年龄和面部类型，患者的面部照片显示生长发育处于正常水平（图14.28）。

　　治疗前、后侧面照比较显示：治疗后唇部

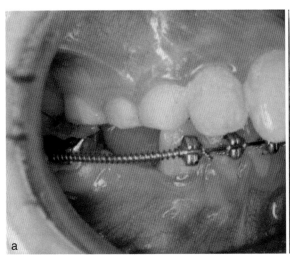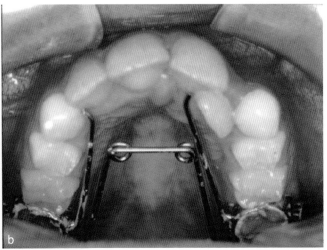

图14.23 使用推簧以近中移动右下侧切牙，同时上颌使用四眼簧以改善左上侧切牙的位置

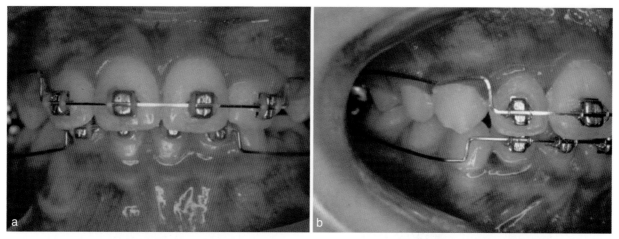

图 14.24　上下多用途弓（0.016 英寸 ×0.016 英寸）调整前牙覆𬌗、覆盖

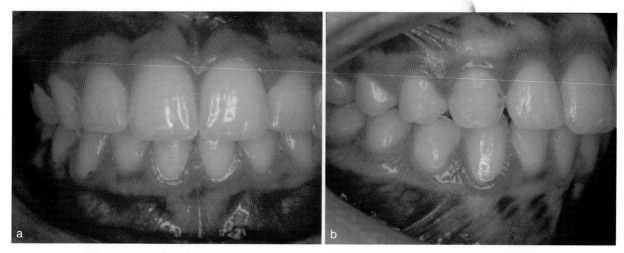

图 14.25　正畸治疗结束时的口内照。所有治疗目标均已达成，包括咬合平面的平行度

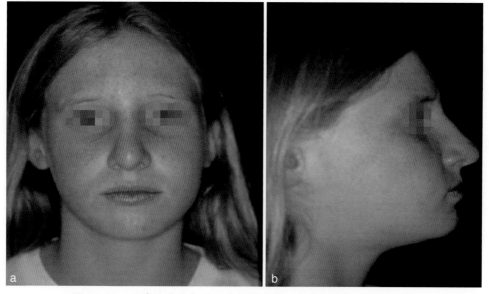

图 14.26　正畸治疗结束时正面和侧面照。患者闭唇时无明显张力

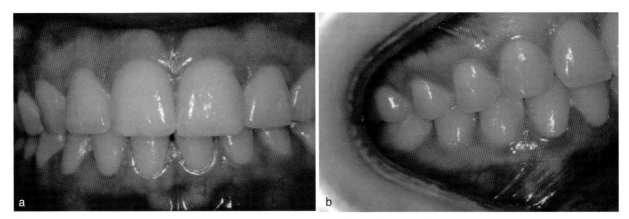

图 14.27　治疗后 3 年随访时的正面和侧面口内照

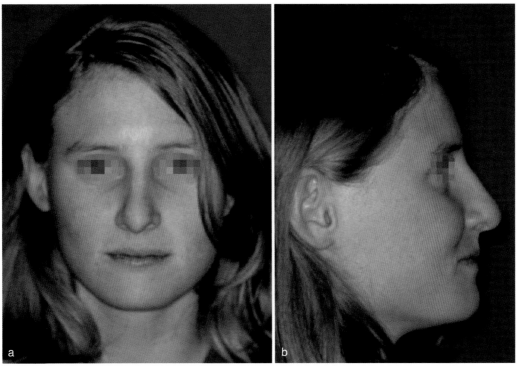

图 14.28　3 年后的面部照片证实上颌骨和下颌骨发育正常

突度和颏肌紧张均有显著改善。对这些患者进行早期矫治的另一个好处就是可以维护患者的自尊（图 14.29）。

这些结果清楚地表明，6~9 岁前牙前突的患者接受正畸治疗可以获得较好的长期效果。早期干预的最佳时机是混合牙列早期。

Ricketts 头颅侧位片重叠图显示了治疗前后的变化（图 14.30）。

前牙拥挤是需要在混合牙列时期治疗的错𬌗畸形，尤其是下颌牙弓拥挤时，一个主要原因是乳牙、恒牙的大小、体积不同，这可能是形态学、病因学因素共同作用的结果。

牙列拥挤可以分为轻度、中度和重度，是牙齿大小和牙弓大小不调的结果。最常见的情况是侧切牙萌出导致乳尖牙脱落。下切牙萌出时没有明显的拥挤，但下颌中线会偏向乳尖牙脱落的一侧。

争议在于何时是开始治疗的最佳时机，以避免出现磨牙近中移动、前牙远中移动而导致恒尖牙、前磨牙间隙不足。

根据个体面部类型和生长情况，引导牙齿按一定顺序萌出是比较好的方案，在这一过程中软组织分析也发挥着重要的作用。

制定治疗计划时需要考虑最有利于患者疗效和长期稳定性的方法，同时对牙齿的形成和发育的全面了解对于确定何时介入治疗也非常重要。

建议每个儿童 7 岁时应前往正畸科就诊，对潜在的错𬌗畸形进行全面的评估。

一旦确定存在间隙不足，决定采用何种治疗方案将是首要的问题。

病例 3

患者前来就诊时要求拔除左侧乳尖牙以使中线对齐。通过全景 X 线片观察到右下尖牙没有足够的萌出间隙（图 14.31）。此外患者具有明显的深覆𬌗。进行替牙间隙的分析（后牙区乳、恒牙大小的差异）。

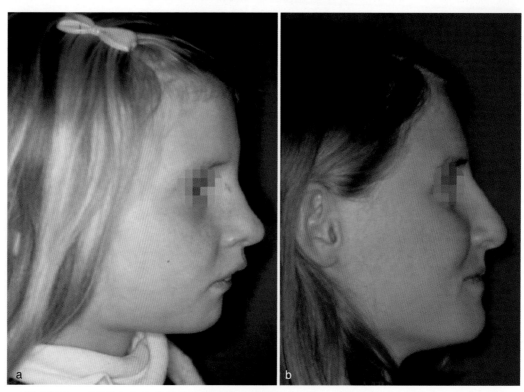

图 14.29 可见软组织和牙槽骨变化显著，结果优于预期，不需要拔除上颌牙齿来改善侧貌

为了获得右下尖牙和前磨牙的萌出间隙，对乳磨牙进行顺序片切有助于控制替牙间隙。第二乳磨牙粘接带环以维持第一恒磨牙的萌出位置（图14.33a）。

3个月后右下尖牙和第一前磨牙开始萌出（图14.33b），采用0.016英寸不锈钢弓丝维持下牙弓长度。

有几种方法可以改善或保持下牙弓长度，以避免后续的拔牙矫治。以下方法被认为是最保守的，因此被用于该患者。

为了协调乳、恒尖牙及前磨牙区间隙不足的情况，选择在0.016英寸×0.016英寸的不锈钢丝上利用Ni-Ti推簧加力开辟间隙（图14.34），推荐加力6周。

6个月后，下颌尖牙和前磨牙均已萌出，于下颌第一恒磨牙粘接带环，尖牙粘接托槽，放置弓丝使尖牙位置恢复正常（图14.35）。

6个月后尖牙和第一恒磨牙达到Ⅰ类关系。在整个治疗过程中，上颌未粘接托槽（图14.36）。为了避免后期拥挤的复发，可以在下颌双侧尖牙之间粘接固定保持弓丝，使其长期保持在适当的位置。

比较治疗前、后全景X线片，显示治疗后右下尖牙位置得以恢复，中线上下一致（图14.37）。

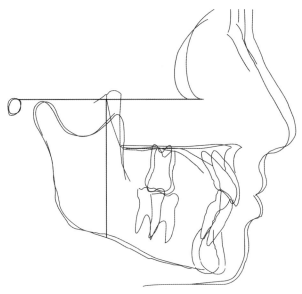

图14.30 术前术后Ricketts重叠图可以清晰地看到其中的变化

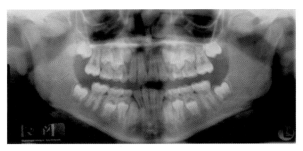

图14.31 治疗前全景X线片，表明右下尖牙萌出间隙不足

口内右侧照和下颌𬌗面照显示右侧磨牙Ⅰ类关系、由于下颌恒切牙偏向右侧而中线偏移（图14.32）。

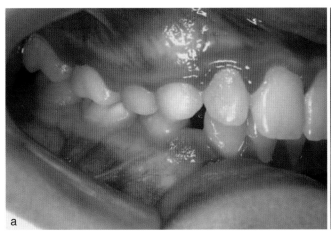

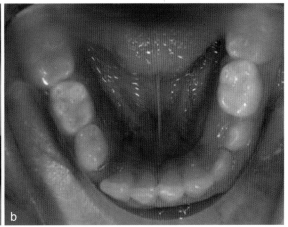

图14.32 治疗前口内侧面照和下颌𬌗面照，右下尖牙萌出间隙明显不足

297

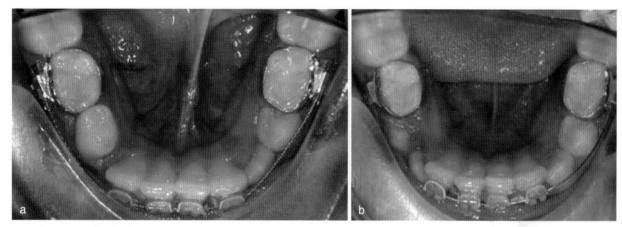

图14.33 比较两个阶段的治疗情况。a. 第二乳磨牙粘接带环，保持下颌初始的牙弓长度。b. 可见右下尖牙和第一前磨牙开始萌出

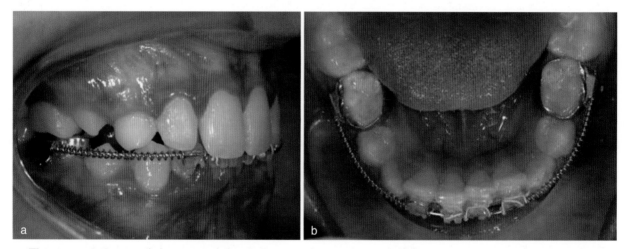

图14.34 放置0.016英寸×0.016英寸不锈钢弓丝，左右两侧NiTi推簧每6周加力一次，保持下颌牙弓长度

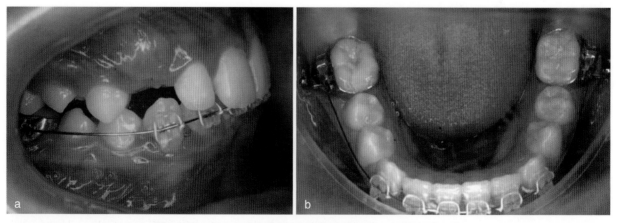

图14.35 （a，b）双侧尖牙粘接美学托槽，调整尖牙位置

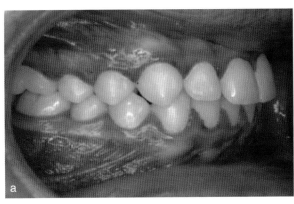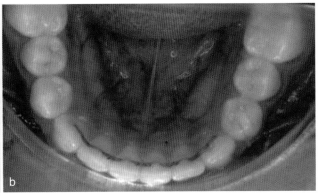

图 14.36 治疗结束时口内侧面照（a）和下颌𬌗面照（b）。磨牙和尖牙为Ⅰ类关系，覆𬌗、覆盖正常

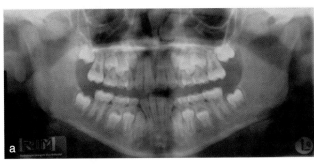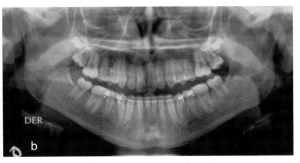

图 14.37 治疗前（a）和治疗后（b）的全景 X 线片，所有治疗目标均已达成

对每一个患者进行全面、准确的诊断是确定治疗计划的前提。

一些拥挤可以通过咬合引导和间隙管理来纠正。

重要的是如何确定问题所在，以更有效的方式获得最佳的结果。

保持剩余间隙以维持或改善下牙弓的长度，并引导尖牙和前磨牙的萌出是至关重要的。

确定治疗方案时应充分考虑患者的面部类型和牙量骨量之间的不调，为每个患者提供个性化的方案。早期混合牙列在第一阶段的治疗中发挥了重要的作用，因为在这一阶段，患儿颌面部发生着巨大变化。在这一阶段，使生长方向恢复正常化的重要性是毋庸置疑的。

总 结

人们普遍认为，早期治疗不能完全避免第二阶段的治疗。然而，它缩短了第二阶段的治疗时间并且减少了并发症。

干预治疗的时机受错𬌗畸形的严重程度和患者在开始治疗时的年龄和发育情况的影响（Jang et al，2005）。

虽然有些观点认为正畸治疗可以在一个阶段内完成，但是在一些病例中，早期干预可以缩短治疗时间、降低治疗的复杂程度，如避免拔除恒磨牙或正颌外科手术。

此外，粘接托槽无法促进颌骨的生长。从功能和美学的角度来看，早期治疗是改善某些错𬌗畸形的最佳选择。

正畸医生需要理解：不同类型的错𬌗畸形开始正畸治疗的时机是不同的，通过这种方式可以获得长期疗效的稳定性（Di Biase，2002）。

没有一种治疗方案是万能的，根据患者的具体情况制定个性化的方案、选择特定装置才是正畸治疗的方法。

临床医生之间关于一期或双期治疗的争议能达成共识是必要的，但更重要的是准确诊断。

在过去的三十年间，越来越多的家长开始关注早期矫治，特别是当他们本身就接受过正畸治疗时。在这一充满挑战的阶段，家庭口腔医生发挥着举足轻重的作用。

早期矫治成功的关键在于正确诊断、全面的治疗计划和持续积极的复查直到恒牙萌出（Dugoni et al，1995）。

因此只有密切关注牙列情况，患者才能获得更好的远期疗效。

参考文献

Bahreman A Early age orthodontic treatmnet, 2013. Quintessence: Bahreman Quintessence Publishing Co. Chicago/Berlin/Tokyo/London/ ParisMilan/Barcelona.

Di Biase A, 2002. The timing of orthodontic treatment. Dent Update, 29:434–441.

Dugoni S, Lee J, Varela J, et al, 1995. Early mixed dentition treatment : post-retention evaluation of stability and relapse. Angle Orthod, 65:311–320.

Franchi L, Baccetti T, Giuntini V, et al, 2011. Outcomes of two-phase orthodontic treatment of deepbite malocclusions. Angle Orthod, 81:945–952.

Gianelli A, 1995. One-phase *vs* two-phase treatment. Am J Orthod Dentofacial Orthop, 108:556–559.

Graber T, 2001. Mixed dentition guidance of occlusion. Serial extraction procedures in Bishara Samir Texbook of Orthodontics WB Saunders Company. Graber Mosby St Louis/Philadelphia/London/Sydney/ Toronto, 257–289.

Horn A, Thiers-Jegou I, 2005. Class Ⅱ deep bite faces One phase or two-phase treatment ? World J Orthod, 2:171–179.

Jang JC, Fields HW, Vig KW, et al, 2005. Controversies in the timing of Orthodontic Treatment. Semin Orthod, 11(3):108–111.

King GJ, McGorray SP, Wheeler TT, et al, 2003. Comparison of peer assessment ratings (PAR) from 1-phase and 2-phase treatment protocols for Class Ⅱ malocclusions. Am J Orthod Dentofacial Orthop, 123(5):489–496.

Littlewood S, Nute S, Stivaros N, et al, 2010. Is early Class Ⅲ protraction facemask treatment effective? A multicentre, randomized, controlled trial: 15-month follow-up. J Orthod, 37:149–161.

Mandall N, DiBiase A, Littlewood S, et al, 2010. Is early Class Ⅲ protraction facemask treatment effective? A multicentre, randomized, controlled trial: 15-month follow-up. J Orthod, 37:149–161.

Sugawara J, Asano T, Endo N, et al, 1990. Long-term effects of chincap therapy on skeletal profile in mandibular prognathism. Am J Orthod Dentofacial Orthop, 98:127–133.